21世纪学前教师教育系列教材

0~3岁婴幼儿发展与照护

主　编　洪秀敏
副主编　宋秋菊　戎计双

U0386122

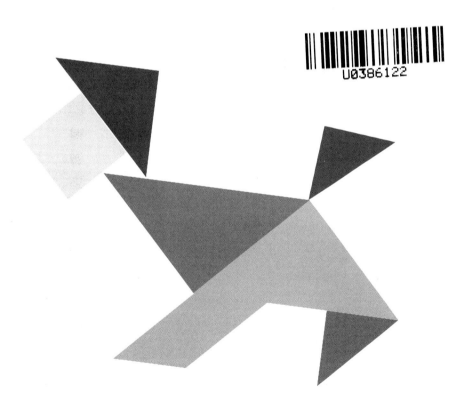

中国人民大学出版社
·北京·

图书在版编目（CIP）数据

0～3岁婴幼儿发展与照护 / 洪秀敏主编. --北京：
中国人民大学出版社，2022.3
21世纪学前教师教育系列教材
ISBN 978-7-300-30208-9

Ⅰ.①0… Ⅱ.①洪… Ⅲ.①婴幼儿-哺育-幼儿师
范学校-教材②婴幼儿-护理-幼儿师范学校-教材
Ⅳ.①R174

中国版本图书馆 CIP 数据核字（2022）第 010506 号

21 世纪学前教师教育系列教材
0～3 岁婴幼儿发展与照护
主　编　洪秀敏
副主编　宋秋菊　戎计双
0～3 Sui Yingyouer Fazhan yu Zhaohu

出版发行	中国人民大学出版社			
社　　址	北京中关村大街 31 号		**邮政编码**	100080
电　　话	010 - 62511242（总编室）		010 - 62511770（质管部）	
	010 - 82501766（邮购部）		010 - 62514148（门市部）	
	010 - 62515195（发行公司）		010 - 62515275（盗版举报）	
网　　址	http://www.crup.com.cn			
经　　销	新华书店			
印　　刷	中煤（北京）印务有限公司			
开　　本	787 mm×1092 mm　1/16		**版　次**	2022 年 3 月第 1 版
印　　张	13.75		**印　次**	2024 年 7 月第 2 次印刷
字　　数	278 000		**定　价**	39.00 元

前　言

　　0～3岁是人生的开端，是个体发展的起点，是教育的启蒙和最基础阶段，对后续发展具有极其深远的影响。重视0～3岁婴幼儿的早期发展与教育已成为世界学前教育发展的重要趋势。然而，长期以来，由于教育资源严重短缺，我国婴幼儿照护服务发展不充分、供给不足等问题较为突出，无法满足婴幼儿照护和儿童早期教育发展的需要。随着全面两孩政策的施行，我国婴幼儿照护和儿童早期教育服务的需求日益增长，供需矛盾日益凸显。不少婴幼儿家长缺乏婴幼儿发展的相关知识，部分婴幼儿照护服务机构教师照护经验不足，无法进行有效引导和教养。

　　近年来，党中央和国务院已经开始意识到民众对婴幼儿照护服务的强烈需求。2019年5月，国务院办公厅发布《关于促进3岁以下婴幼儿照护服务发展的指导意见》（简称《指导意见》），为我国当前婴幼儿照护服务的发展指明了方向和要求；2019年10月，国家卫健委颁布了《托育机构设置标准（试行）》和《托育机构管理规范（试行）》，为托育机构规范化建设提供政策保障。随着各地婴幼儿照护服务政策的推动，提高婴幼儿照护服务的质量，特别是提升婴幼儿照护者的科学照护水平，成为新时代托育服务面临的现实课题，也是补齐民生短板、实现"幼有所育"的重要议题。

　　编写组致力于婴幼儿照护和托育服务有益经验的探索，查阅大量文献资料，吸纳婴幼儿护理、营养、保健、心理、教育等各领域专家学者意见，咨询大量一线托育机构保育人员和0～3岁婴幼儿家长，等等。本书共十一章：第一章为0～3岁婴幼儿发展特点与照护要领概述，第二章到第十章为0～3岁婴幼儿不同月龄的发展特点与照护要领，第十一章为婴幼儿照护常见问题及解答。

　　本书努力追求以下几点：一是参考指标的科学性和权威性。本书编写过程中，查阅了大量0～3岁婴幼儿发展的权威资料，包括：联合国儿童基金会《儿童早期发展养育照护框架》、中国卫生部发布的《三岁前小儿教养大纲（草案）》、各省市地区0～3岁婴幼儿教养方案以及各种婴幼儿保育教育相关文献、专著等，保证指标的科学性。二是所选材料的经典性和专业性。"经典实验"部分，通过选取该年龄段著名的心理学实验，不仅能够让照护者了解发展心理学的专业知识，也能够让照护者更直观地领悟婴幼儿发展的一般规律。三是写作风格的趣味性和通俗性。"案例导读"部分通过分享该月龄段的实践案例，进行简单的分析，帮助读者生动形象地理解该月龄段婴幼儿的典型发展特点。另外，"照护要领"部分根据该月龄段婴幼儿的发展特点，以通俗的方式，提出切实、有效的照护指导意见。四是整体构成的完整性和实用性。为了让照护者在了解婴幼儿照护基础知识的基础上，进一步解决实践中的困惑，本书提供了"活动参考"和"常见问题及解答"。通过婴幼儿照护的具体案例和实际操作规范，帮助照护者更好地开展实践。

本书不仅适合托育机构的照护者，也适合早期教育工作者、管理者和家长。希望本书的出版，能让读者更好地理解婴幼儿的发展特点，树立适宜的照护服务理念，健全婴幼儿照护知识体系、加强早期教育专业教材建设，从而为促进所有 3 岁以下婴幼儿获得高质量的照护服务提供参考和借鉴。本书写作过程中参考了国内外大量文献资料，谨向原作者表示感谢。

由于 0～3 岁婴幼儿发展与照护尚处于新的领域，很多知识仍需探索与完善，敬请广大关心和从事婴幼儿照护工作的专家、同行和读者不吝指正。

编者

2021 年 6 月

目 录

0～3岁婴幼儿发展特点与照护要领概述

人生百年，立于幼学。脑科学、儿科学、发展心理学和教育学等多学科研究成果以及国际社会的诸多实践均表明，从出生至1 000天是个体身心发展的关键时期，科学优质的照护服务不仅有助于促进婴幼儿健康成长、家庭和谐，也有助于提高生育率与女性就业率，促进经济社会持续健康发展①。著名的大教育家夸美纽斯在《母育学校》一书中提出："如果希望儿童在追求智慧方面获得巨大的进展，那就应该从婴儿时期就及早对他们进行教育。"② 生理学家巴甫洛夫提出："婴儿从降生第三天开始教育就已经晚了三天。"婴幼儿时期是人类全生命周期投入回报率最高的时期，诺贝尔经济学奖得主詹姆斯·赫克曼关于对儿童早期投入与健康的最新研究表明，早期阶段没有享受到来自于家庭和社会的健康、营养和保健等方面的照料和服务的婴幼儿，比得到精心照顾和养育的婴幼儿在成年以后具有更高的健康和疾病风险③。婴幼儿生存与发展依赖照护者的照护，只有照护者遵循婴幼儿发展的特点与规律，了解婴幼儿照护应遵循的主要理念与原则，才能更好地为婴幼儿提供生存和发展的机会和条件，最大限度地满足婴幼儿的发展需要，发挥婴幼儿潜能，并为婴幼儿一生发展奠定基础。

第一节　0～3岁婴幼儿照护服务发展的重要意义

随着社会不断发展，重视0～3岁婴幼儿的发展与照护已经成为世界儿童教育普遍的发展趋势。21世纪初，我国政府开始加大对婴幼儿照护事业的关注程度和投入力度。

---

① 洪秀敏. 婴幼儿托育机构设置标准的国际经验与启示 [M]. 北京：北京师范大学出版社，2020：1
② 姚伟. 中外幼儿教育名著解读 [M]. 南京：南京师范大学出版社，2007：35
③ HECKMAN J J. Early childhood investments substantially boost adult health [J]. Science，2014：3 (28)

2001 年，《中国儿童发展纲要（2001—2010 年）》中明确提出要发展 0～3 岁的婴幼儿教育的目标和策略措施；2003 年，教育部等部委颁布的《关于幼儿教育改革与发展的指导意见》明确提出要全面提高 0～6 岁儿童家长及看护人员的科学育儿能力。2010 年卫生部与教育部联合出台《托儿所幼儿园卫生保健管理办法》，以保障儿童身心健康，预防减少托幼机构疾病发生；同年 7 月，《国家中长期教育改革和发展规划纲要（2010—2020 年）》提出"重视 0 至 3 岁婴幼儿教育"。2011 年，国务院颁布了《中国儿童发展纲要（2011—2020）》，明确提出要积极开展 0～3 岁儿童科学育儿指导。2017 年 10 月，党的十九大报告提出必须取得"新进展"的 7 项民生要求，"幼有所育"排在首位；2019 年国务院办公厅印发《关于促进 3 岁以下婴幼儿照护服务发展的指导意见》，标志着婴幼儿照护服务进入全面实施的阶段。随着《托儿所、幼儿园建筑设计规范》《托育机构设置标准（试行）》《托育机构管理规范（试行）》的颁布，婴幼儿照护服务进入快速发展时期；各地区也积极行动，陆续出台地方性的关于促进 3 岁以下婴幼儿照护服务发展的实施意见。2021 年，国家卫生健康委印发《托育机构保育指导大纲（试行）》，指导托育机构为 3 岁以下婴幼儿提供科学、规范的照护服务提供有力保障，我国婴幼儿照护服务体系得到了健康有序的推进。

1. 0～3 岁婴幼儿照护服务发展的政策意义

（1）补齐服务短板，保障和改善民生

伴随现代化进程中社会、人口以及家庭结构的巨大变迁，无论是宏观层面的人口再生产还是微观层面的家庭生活，照料的稀缺性都在不断加剧，家庭抚育子女的功能正在不断削弱[1]。但目前我国 0～3 岁托幼公共服务发展基础薄弱，婴幼儿照护服务仍存在数量短缺、结构失衡、质量良莠不齐的问题[2]。2018 年 3 月，李克强总理在十三届全国人大一次会议上所做的政府工作报告中提出"要多渠道增加学前教育资源供给，运用互联网等信息化手段，加强对儿童托育全过程监管，一定要让家长放心安心"。2019 年 2 月，国家发展和改革委员会联合 17 个部门印发的《加大力度推动社会领域公共服务补短板强弱项提质量 促进形成强大国内市场的行动方案》中明确指出"增加托育服务有效供给"。加快构建 0～3 岁婴幼儿照护服务体系，满足人们日益增长的多元化服务需求，事关国家和民族的未来，也是补齐民生短板、保障和改善民生的重要议题。

（2）规范发展托育机构，解决好"幼有所育"

"坚持以人民为中心"是习近平新时代中国特色社会主义思想的重要内容，也是新时代坚持和发展中国特色社会主义的基本方略之一。近年来，以习近平同志为核心的党中央高度重视婴幼儿照护服务发展。党的十九大报告明确提出"幼有所育"的新要求。2017 年 12 月，习近平总书记在中央经济工作会议上强调提出要"解决好婴幼儿照护和儿童早

---

① 张奇林，刘二鹏. 面向家庭的照料社会政策建构：范式、因应与路径 [J]. 青海社会科学，2019（2）：105

② 洪秀敏，陶鑫萌. 改革开放 40 年我国 0～3 岁早期教育服务的政策与实践 [J]. 学前教育研究，2019（2）：3

期教育服务问题"。2019 年国务院办公厅印发《关于促进 3 岁以下婴幼儿照护服务发展的指导意见》，明确了促进婴幼儿照护服务发展的基本原则、发展目标、主要任务、保障措施和组织实施，并明确提出了要"规范发展多种形式的婴幼儿照护服务机构"——地方各级政府要创造条件，支持举办婴幼儿照护服务机构，支持用人单位在工作场所提供福利性的婴幼儿照护服务，鼓励支持有条件的幼儿园开设托班，支持各类婴幼儿照护服务机构提供多样化、有层次的婴幼儿照护服务。发展 3 岁以下婴幼儿照护服务，是促进婴幼儿健康成长，解决好"幼有所育"的必经之路。

（3）完善家庭发展支持体系，实施好全面三孩政策

现代家庭规模的小型化以及结构的多元化削弱了家庭抚育子女的功能，两个年轻人要负担起 4 个老人的养老重任和至少一个孩子的育儿压力。由于 3 岁以下婴幼儿具有更强的依赖性和脆弱性，因此这一阶段的家庭在育儿方面的压力会更大[1]。随着全面两孩政策的推进和实施，以家庭为单位的个体面临较大的育儿压力，而随着 20 世纪 80 年代末托儿所逐渐萎缩，我国 0～3 岁托育服务机构短缺，质量参差不齐，难以满足广大家庭的需要，这已成为制约全面两孩政策目标实现的关键掣肘。在 2019 年政府工作报告中，李克强总理明确提出，"要针对实施全面两孩政策后的新情况，加快发展多种形式的婴幼儿照护服务"。2021 年 7 月 20 日，国家出台《中共中央国务院关于优化生育政策 促进人口长期均衡发展的决定》，提出组织实施好三孩生育政策，提高优生优育服务水平，发展普惠托育服务体系等措施。婴幼儿照护服务体系的完善，对于完善家庭发展支持体系具有重要的现实意义。

2. 0～3 岁婴幼儿照护服务发展的个体意义

（1）创设良好开端，促进健康发展

0～3 岁是儿童一生中生理和心理发展最为迅速的时期。意大利儿童教育家蒙台梭利说："人生的头三年胜过以后发展的各个阶段。"因为 0～3 岁婴幼儿在身体发育、动作发展、认知发展、语言发展、情感社会性等方面发展都处在快速发展的阶段，0～3 岁婴幼儿的健康全面发展能为人的一生奠定良好基础。

1980 年英国伦敦精神病学研究所卡斯比教授进行了一项试验观察，以当地 1 000 名 3 岁儿童为研究对象，对他们的言行进行调查分析，2003 年这些孩子 26 岁时再次进行调查分析。卡斯比等科学家将两次调查结果进行整理分析并公布：1 000 名调查对象在幼儿时期和成年后的个性特征与行为模式均表现出惊人的相似，他们 3 岁时的言行准确预示了他们成年后的性格。卡斯比教授指出，一个人对 3 岁前所经历的事情会像海绵一样吸收[2]。可见，0～3 岁婴幼儿社会性发展对其成年后的性格影响深远。

---

① 孙艳艳. 0～3 岁儿童早期发展家庭政策与公共服务探索 [J]. 社会科学，2015（10）：65-72
② 张兰香. 0～3 岁婴儿保育与教育 [M]. 北京：北京师范大学出版社，2017：7

（2）把握敏感期，实现终身发展

儿童发展心理学家发现人的能力发展存在敏感期，即某种行为或能力发展的最佳时期，在此期间，儿童对环境影响最为敏感，这一阶段的适宜教育将会收到最佳效果，而错过这一阶段，可能增加教育难度，甚至会对婴幼儿产生无法挽回的负面影响①。

0～3 岁这个阶段存在着儿童生理和心理发展的多个敏感期，如：6 个月以下是儿童视力发展的敏感期②；0～6 岁是感觉发育敏感期，并在 2～2.5 岁时达到顶峰③；1.5～3 岁是感觉运动统合敏感期；2.5～3.5 岁是纪律规则敏感期；0～6 岁是语言敏感期、动作敏感期；2～4 岁是秩序敏感期等④。0～3 岁婴幼儿健康全面发展，能确保儿童在敏感期内接受适宜的环境和教育影响，从而促进儿童生理和心理发展。

（3）提高家庭教育质量，改善家庭成长环境

《指导意见》指出，"人的社会化进程始于家庭，儿童监护抚养是父母的法定责任和义务，家庭对婴幼儿照护负主体责任。发展婴幼儿照护服务的重点是为家庭提供科学养育指导"⑤。家庭是婴幼儿成长的首要环境，父母是孩子的第一任老师。家长通过参与婴幼儿照护，不仅可以促进婴幼儿的发展，也可以提高家庭教育的质量，改善婴幼儿的家庭成长环境。

3. 0～3 岁婴幼儿照护服务发展的社会意义

（1）为国家储备人才，保证可持续发展

儿童是人类的未来，是国家可持续发展的重要资源，儿童的发展和教育是国家人才储备的第一步。联合国教科文组织在 2010 年召开的首届幼儿保育和教育大会上指出：在 21 世纪，各国财富取决于各国培养其人力资本的能力，而不再是物质财富……让所有婴幼儿在他们生命之初享有平等、强大的幼儿保育和教育带来的益处，这符合所有人的最大利益⑥。0～3 岁婴幼儿发展是终身学习和发展的开端，0～3 岁婴幼儿健康全面发展能为国家人力资源储备和人才培养奠定坚实基础。

（2）降低社会问题，提升经济效益

美国经济学家赫克曼教授指出，从经济学和社会学角度看，没有一种投资比投资早期教育具有更大的社会价值和经济效益。投资早期儿童发展，不仅可以促进其今后的学业成绩，还能降低产生以及解决社会问题的代价⑦。各年龄段教育投资回报研究（黄金

① 乌焕焕，李焕稳. 0～3 岁婴幼儿教育概论［M］. 北京：北京师范大学出版社，2019：8

② 陈帼眉. 学前心理学［M］. 北京：人民教育出版社，2005：61

③ 蒙台梭利. 蒙台梭利早教方案：0～3 岁感官系统训练全书［M］. 薛莎莎，译. 北京：北京理工大学出版社，2013：7

④ 蒙台梭利. 蒙台梭利敏感期早教手册：0～6 岁运动系统训练全书［M］. 张丽，孙丽娟，编译. 北京：北京理工大学出版社，2016：4

⑤ 国务院办公厅. 关于促进 3 岁以下婴幼儿照护服务发展的指导意见［Z］. 2019-04-17

⑥⑦ 同①9

三年曲线）表明，人生头三年是儿童发展的黄金期，对婴幼儿教育投资1美元的回报率是大学生毕业后投资的8倍。可见，0~3岁婴幼儿发展具有重要的社会价值和经济效益。

（3）调整人口结构，提高生育率

人口是一个国家竞争力的基本要素，中国社会科学院发布的《经济蓝皮书：2015年中国经济形势分析与预测》认为，中国目前的综合生育率只有1.4，远低于更替水平2.1，已经非常接近国际上公认的1.3的"低生育陷阱"。影响生育率的因素有很多，相关调查显示：无人照顾小孩是限制适龄人口生育意愿和行为的重要因素。

为应对低生育率、少子化和老龄化并存的人口新常态，2015年10月，中国共产党第十八届中央委员会第五次全体会议公报明确指出：坚持计划生育的基本国策，积极开展应对人口老龄化行动，实施全面两孩政策。2016年我国正式实施全面两孩政策，鼓励国民生育二胎。2021年6月，中共中央国务院做出优化生育政策、促进人口长期均衡发展的决定，明确实施一对夫妻可以生育三个子女政策。0~3岁婴幼儿照护事业的健康全面发展对增强国民生育意愿，在一定程度上优化人口结构，促进经济良性发展，完善家庭功能等方面具有重要意义。

（4）实现儿童发展，促进教育公平

很多0~3岁婴幼儿的照护以家庭监护照管为主，家庭成员的受教育程度、教育能力、经济条件等的差异性，导致0~3岁婴幼儿发展性的早期教育存在着较大的差异。以政府为主导的0~3岁婴幼儿照护体系的构建，使儿童有机会获得高质量的、专业的早期照护与教育服务；对0~3岁婴幼儿中发展异常和处境不利的婴幼儿进行早期干预，能改善他们的生存状况，促进教育公平和婴幼儿身心健康。科学、专业、适宜的照护与教育可以为0~3岁婴幼儿的发展创造良好的条件，有利于打破贫困的代际循环，对教育、经济与社会的发展起到重大的推动作用[①]。

（5）减轻女性压力，促进女性发展

伴随着妇女受教育水平和就业率的快速提升，越来越多的女性进入劳动力市场。2014年我国女性的劳动参与率为64.3%，高出世界女性劳动参与率平均水平约14个百分点。职业女性兼顾工作和照顾孩子的双重压力，在职场发展、晋升和培训中会受到不同程度的限制或歧视，甚至有的母亲不得已辞掉工作成为全职家庭主妇。国际经验显示，0~3岁婴幼儿的入托率与女性就业率呈正相关，欧美发达国家女性就业率普遍在70%~90%，其背后是完备的儿童托育保障体系。婴幼儿照护体系的发展有利于缓解女性的压力，平衡家庭和工作的关系，促进女性发展。

---

① 贾丙新. 国家、家庭与儿童发展 [D]. 江南大学，2017

第二节　0～3 岁婴幼儿照护的基本理念及原则

一、0～3 岁婴幼儿照护的内涵

1. 照护的内涵

"照护"的中文含义极其丰富，使用范围也很广。"照"即照料、照顾，"护"即看护、护理、保护、呵护等，照护包括健康、膳食营养、身体发育、卫生、保健、早期学习机会及安全和保障等方方面面。实施照护旨在确保婴幼儿的安全和健康，同时照护也是促进婴幼发展的重要方式。

2. 0～3 岁婴幼儿照护的内涵

"婴幼儿照护"一词最早出现在 2018 年政府两会工作报告中。2019 年 5 月，国务院办公厅发布的《指导意见》指出：遵循婴幼儿成长特点和规律，促进婴幼儿在身体发育、动作、语言、认知、情感与社会性等方面的全面发展。2020 年 8 月 7 日天津市人民政府办公厅颁布的《天津市促进 3 岁以下婴幼儿照护服务发展实施细则》指出：婴幼儿照护主要包括家庭婴幼儿照护和由婴幼儿照护服务机构提供的照料看护服务。婴幼儿照护服务机构是指在婴幼儿家庭成员或监护人不在场的情况下，受托对婴幼儿提供照料、看护、膳食、保育等服务的机构[①]。

参考以上概念和国家政策，我们可以这样对 0～3 岁婴幼儿照护进行界定：0～3 岁婴幼儿照护是指由婴幼儿家庭或婴幼儿照护服务机构对 0～3 岁婴幼儿提供的，旨在促进其身体发育、动作、语言、认知、情感与社会性等方面全面发展的照料、看护、学习引导和教育训练等服务。

二、婴幼儿照护应遵循的基本理念

1. 儿童为本

联合国《儿童权利公约》指出："关于儿童的一切行动，不论是由公私社会福利机构、法院、行政当局或立法机构执行，均应以儿童的最大利益为一种首要考虑。"照护者要把儿童放在首位，将儿童作为主体，坚持儿童优先、以儿童为中心的照护理念和基本原则，最大限度地保护婴幼儿身心健康发展。

2. 安全为先

联合国教科文组织《教育 2030 行动框架》提出："到 2030 年，确保所有女童和男童获得优质的早期儿童发展、保育和学前教育"，"为全民提供安全、非暴力、全纳和有效的

---

① 天津市人民政府办公厅. 天津市促进 3 岁以下婴幼儿照护服务发展实施细则 [Z]. 2020-08-07

学习环境"。在日常照护中要确保将婴幼儿的安全和健康作为重要前提和底线。给予婴幼儿必要的保护、照顾、照护,为婴幼儿开启良好的人生开端,为其一生发展奠定基础。

3. 科学规范

联合国《儿童权利公约》提出:"缔约国应确保负责照料或保护儿童的机构、服务部门及设施符合主管当局规定的标准,尤其是安全、卫生、工作人员数目和资格以及有效监督等方面的标准。"婴幼儿照护要符合国家现行的规范要求,遵循婴幼儿成长特点和规律,科学合理安排婴幼儿的生活和活动。

4. 情感为重

2018年,世界卫生组织和联合国儿童基金会等国际组织联合发布《儿童早期发展养育照护框架》,强调儿童发展的综合性,身心发展的统一性。在日常照护中除婴幼儿身体健康外,还应重视其情感健康,建立安全性、回应性、敏感性、持续性、情感支持性的照护关系。

三、婴幼儿照护的基本原则

1. 顺应成熟性原则

成熟势力理论表明:婴幼儿早期发展依赖于身体各部分的成熟度。尊重婴幼儿的首要前提就是尊重婴幼儿与生俱来的成熟时间表,顺应其发展规律。婴幼儿的发展是在成熟和新经验中获得的,而获得经验的机会是以成熟为前提的,发展就是在成熟和经验的作用下实现的。照护者要关注婴幼儿个体自身成熟的顺序与内容,注重发展过程,使婴幼儿的潜在能力得到最大程度的开发。在日常照护中遵循各年龄段婴幼儿的照护规律,通过适宜的环境和有趣的活动,帮助婴幼儿实现具有一定挑战性且符合年龄特点的发展目标,注意抓住成熟的时机,并加以引导,使婴幼儿自然发展、健康成长。

2. 过程融合性原则

著名教育学家陶行知指出:"婴幼儿的课程包括全部的生活,一切课程都是生活,一切生活都是课程。"婴幼儿的发展是一个整体,照护者要关注婴幼儿的成长发展的整体性和连续性,注重各领域之间、目标之间的相互渗透和整合,认识到婴幼儿的发展是在多种智力的关系中实现的,提倡婴幼儿身心发展协调发展,而不应片面追求某一方面或几方面的发展,同时也要避免训练的片面性和刺激的单一性。比如,在诱发婴幼儿翻身的过程中,不单单是给婴幼儿提供运动的刺激,也不是动作的单一训练,这里同时也包含了视觉和听觉引导下的认知因素,沟通互动时的情感与社会性因素等。照护者在养育过程中要将一日生活的各个环节赋予教育的意义,坚持以养为主,养中有教,教养合一,让婴幼儿在自然的生活中获得健康、和谐的发展。

3. 发展差异性原则

多元智能强调:就个体而言,完整发展不等于各个方面均衡发展和匀速发展,不同婴幼儿具有不同的发展优势和发展特点。同一名婴幼儿在不同的发展领域具有差异，在同一发展领域的不同阶段也具有差异。照护者要尊重婴幼儿在身体发育、健康、运动、认知、语言、情感与社会性等方面的个体差异，了解每一名婴幼儿的特点和家庭教养方式，在观察和深入了解每一名婴幼儿的基础上实施有针对性的照护，促进婴幼儿富有个性的发展。

4. 适时引导性原则

心理学、教育学的研究证明，婴幼儿在语言、动作、空间知觉以及感知觉等方面的获得，目前都存在敏感期。脑科学的研究也证实了这一点，并形象地称其为"机会之窗"。什么时候是促进婴幼儿某一行为的最佳时期？如何进行刺激？发展心理学为我们提供了儿童发展的一般规律和具体行为发展时间表，但实践中，照护者确实很难把握每一种能力获得的确切敏感期。因为每个婴幼儿都不一样。这就要求照护者具备敏锐的观察力，对婴幼儿的经验机会保持高度敏感：善于从日常生活和游戏中观察、了解每一名婴幼儿，发现他们的发展特点、气质个性特点等，充分利用日常生活和游戏中最有利于获得经验提升的方式，有效地支持其发展。

5. 情感关爱性原则

婴幼儿的情绪和情感具有不稳定性、情景性的特点。心理学家马斯洛认为情感的发展产生于需要的满足，当生理需要得到基本的满足，人就会向更高层次的需要发展。在日常照护中，照护者要以关爱、接纳、尊重的态度对婴幼儿实施照护，敏感地回应和满足婴幼儿的兴趣、需要和意愿。注重培养婴幼儿与照护者之间的信任关系以及婴幼儿与父母之间良好的亲子关系；帮助婴幼儿培养积极的情绪情感，为婴幼儿形成良好的个性打下基础，促使他们积极主动、健康愉快地发展。

6. 持续发展性原则

0～3岁不仅是生命早期的开端，也奠定了人一生发展的基础。经验告诉我们，在发展阶段的过程中，每一个阶段在前一个阶段的基础上发展，照护者要注重婴幼儿发展的持续性、潜在性和未来的延续性，注重婴幼儿潜能开发的过程，并理解：婴幼儿现有的经验不仅仅是对眼前发展状况的展现，也潜伏着过去经验的积累和未来的能力发展趋势与方向。照护者应从实际出发，选择适宜的照护内容，使婴幼儿获得有益于身心发展的早期经验，并为其一生的发展打好基础。

第三节 0～3岁婴幼儿照护的主要内容及类型

一、0～3岁婴幼儿照护的主要内容

婴幼儿的照护内容是全面的、启蒙性的，可以相对划分为身体发育、动作发展、认知

发展、语言发展、情感发展与社会性发展等五个关键领域。各领域的内容相互渗透，从不同的角度促进婴幼儿情感、态度、能力、知识、技能等方面的发展。

1. 身体发育照护内容

（1）照护者要顺应婴幼儿的生理节律建立生活常规，逐步形成有规律的哺乳、饮食、睡眠、盥洗、排泄等生活习惯。

（2）照护者培养婴幼儿注意个人卫生、爱清洁的意识，引导婴幼儿乐意接受洗脸、洗手、洗屁股、洗澡、穿衣、剪指甲、理发等活动。

（3）照护者注重婴幼儿的安全、营养和保健教育，培养婴幼儿初步的自我保护意识。

（4）在适宜时间内进行适量的户外活动和户外睡眠，逐步培养婴幼儿的环境适应能力，增强体质。

2. 动作发展照护内容

（1）保证婴幼儿每天有一定的户外活动时间，循序渐进地发展婴幼儿的坐、爬、站、走、跑、跳、平衡等大肌肉动作。

（2）提供机会，让婴幼儿操作适宜的材料，发展婴幼儿的小肌肉动作。

（3）利用阳光、空气、水等自然因素，选择空气新鲜的绿化场所，开展适合不同发展阶段婴幼儿身心特点的户外游戏和体格锻炼，用婴幼儿感兴趣的方式发展基本动作，提高动作的协调性、灵活性。

3. 认知发展照护内容

（1）布置适宜的视、听、感知触摸环境，促进婴幼儿与环境的良好互动，发展婴幼儿的感知能力。

（2）提供丰富的、可操作的材料和符合婴幼儿年龄特点的玩具，经常和婴幼儿一起做游戏，让婴幼儿运用多种感官、多种方式摆弄、操作物品，获得各种感性经验。

（3）鼓励婴幼儿观察周围事物，提供应答性的环境，正确对待婴幼儿的问题，满足婴幼儿的好奇心，支持其探索活动。

（4）提供自由表现的机会，鼓励婴幼儿用自己的方式大胆地表达自己的想法，培养婴幼儿的创造力和想象力。

4. 语言发展照护内容

（1）创设良好的语言环境，在日常生活中随时随地与孩子多讲话，让婴幼儿感知和理解语言。

（2）注意照护者正确的语言示范，坚持用普通话与婴幼儿交流，注意发音正确、语速适中、语词简洁。

（3）选择适合婴幼儿的图书和有声读物，多给婴幼儿讲故事、念儿歌，经常一起阅读和交谈，发展婴幼儿的语言能力。

（4）丰富婴幼儿的生活内容，扩大婴幼儿的眼界，丰富婴幼儿的词汇，提高婴幼儿语言表达能力。

5. 情感与社会性发展照护内容

（1）以关爱、接纳、尊重的态度与婴幼儿积极主动地交往，耐心倾听，努力理解婴幼儿的想法与感受，支持、鼓励婴幼儿大胆探索与表达；欣赏婴幼儿，做到及时赞许，坚持正面引导。

（2）通过与婴幼儿适当的身体接触，满足婴幼儿爱抚、亲近、搂抱等情感需求，培养安全依恋。

（3）引导婴幼儿主动与人打招呼，提供婴幼儿与成人、同伴互动的机会，鼓励婴幼儿多与同伴共同游戏、积极交往，引导婴幼儿理解基本的社会行为规则，让婴幼儿感受交往的愉悦，发展婴幼儿的社会交往能力。

（4）引导婴幼儿参加各种活动，适应集体环境，让婴幼儿体验与他人共同生活的乐趣。

二、应倡导的几种婴幼儿照护服务类型

2018 年，世界卫生组织和联合国儿童基金会等国际组织联合发布的《儿童早期发展养育照护框架》，提出了"婴幼儿全面发展"的五个领域，即良好的健康、充足的营养、回应性照护、早期学习的机会、安全有保障的且充满关爱的环境。不仅为各国在儿童早期发展方面的投入、政策、服务提供了指导性框架，还为确定与年龄和发育特点相适宜的、有质量的婴幼儿照护指明了方向。

为婴幼儿早期发展提供高质量的养育照护是实现其未来潜能的重要保障，《儿童早期发展养育照护框架》强调儿童发展的综合性、身心发展的统一性，鼓励照护者通过各种策略与儿童建立积极、安全的关系。研究表明，获得高质量照护的婴幼儿能够表现出更好的情绪情感、语言、认知和运动能力。为确保更好地提供婴幼儿成长和发展所需的条件，更好地支持和促进婴幼儿开发潜能。这里介绍几种婴幼儿所需的照护服务类型，供照护者在实践中参考：

（1）安全性照护

安全性是开展婴幼儿照护的前提和基础，由于婴幼儿无法自我保护，容易受到意外危险、身体疾病、情绪压力的伤害。照护者在照护过程中必须确保毫无抵抗能力的婴幼儿获得安全和保障。照护者首先要为婴幼儿提供健康安全的成长环境：关注环境的布局与摆放，使婴幼儿远离各种危险物品，保证环境中配套设施的牢固，并定期对环境进行排查。其次，照护者要根据婴幼儿的年龄特点开展相应的安全教育，引导婴幼儿具有一定的安全和自我保护意识等。此外，照护者还要为婴幼儿营造宽松、尊重、充满情感的精神环境，

帮助婴幼儿与成人之间建立安全型依恋关系。

（2）回应性照护

回应性照护是指照护者观察婴幼儿的动作、声音、表情等，对其注意到的线索和信号做出回应。婴幼儿在学习说话之前，完全依赖照护者识别和回应自己的需求，并获得营养和安全感，发展认知刺激，调节和抚慰情绪等。高质量的照护者能够观察婴幼儿的举动、领会婴幼儿的需求，通过拥抱、眼神交流、微笑、发声、面部表情或手势与婴幼儿进行互动，并持续做出适当的回应。如果照护者足够体贴，反应灵敏，充满爱心，而且能预测婴幼儿的行为，就能够促进婴幼儿早期的社交和情感发育，使婴幼儿与照护者之间建立稳固的情感依赖，有利于婴幼儿持续发展。

（3）持续性照护

依恋理论认为，婴幼儿和照护者需要时间来建立彼此积极的情感纽带。持续性照护是指由同一名或一组照护者与婴幼儿在一起生活几个月的时间或更长的时间而形成强有力依恋的一种方法。持续性照护被视为婴幼儿高质量照护服务的重要组成部分。

持续性照护顾名思义重点关注时间关系的维持。在实践中，持续性照护可以以不同的形式出现。例如，在婴幼儿时期，照护者可以和婴幼儿在同一个环境中，根据婴幼儿的需要改变环境以回应其发展。同样，照护者也可以和婴幼儿搬进新的环境，这个环境配有适合婴幼儿年龄的环境。无论哪种情况，都强调在生命的前3年内，照护者和婴幼儿之间需要建立牢固、稳定和安全的依恋关系。

（4）主要性照护

主要性照护更多的适用于集体的照护环境中，旨在帮助照护者与婴幼儿建立亲密关系，主要性照护意味着每个婴幼儿仅有一名或两名照护者照护。例如教室里的一名照护者负责其中一部分婴幼儿，而另一名照护者则主要负责另外一部分婴幼儿，这样，照护者不会忽视任何婴幼儿的需求，而且能够有时间和精力去了解其负责部分婴幼儿的性格特点、家庭，以便更有针对性地回应婴幼儿的各种需求。通常情况下，主要照护者是负责在常规照护时间（如换尿布、喂养或午睡）为婴幼儿提供帮助的人。

（5）一致性照护

一致性照护是指不同的照护者之间采用相同或相似的照护观念、照护方式对婴幼儿开展的照护，意味着相同信息的重复。倘若照护要求不一致、信息不统一，婴幼儿会无所适从，不同的照护观念之间也会相互干扰，长期以来容易形成婴幼儿两面性等不良的性格特征。要实现照护者的一致性，首先，每位照护者对婴幼儿的要求要做到前后一致；其次，不同照护者之间对婴幼儿的要求要取得一致。一致性照护有助于形成照护合力，为婴幼儿营造和谐、温馨的成长氛围，从而促进婴幼儿向同一方向发展。

第二章

0～1月龄婴幼儿发展特点与照护要领

案例导读一

父亲刚刚与新生儿相处了很短的时间。他试着伸出手，急切地抚摸着小女儿的手，她则以惊人的速度和力量紧紧地握住他的手指。这种突如其来的父女联系非常惊人也非常奇妙。父亲开始温柔地来回揶动手指，小女儿仍然紧紧地握住他的手指。他的脸上满是笑意……

这个案例里，抓握反射使没有把握的家长与女儿有了特别的游戏互动。新生儿的社交行为十分有限，反射为家长提供了早期的、愉快的、也可能是原始的人际交流①。

案例导读二

出生已经2周的福福特别有福气，福福妈妈奶水充足，福福胃口也好，没几天福福就胖起来了，可就是每天大便4～5次，有点稀。妈妈很迷惑，福福的大便次数算不算腹泻？怎样喂养护理才可以保护新生儿的小肚肚，预防腹泻等不适？

案例中妈妈担心福福腹泻，其实正常的新生儿因饮食不同，大便形状及次数可以不同。如果奶粉喂养，大便偏干，每日1～2次。若吃母乳，每天大便可有2～5次，较稀薄，但小儿吃奶及生长发育正常，这不算腹泻，不需治疗。如果新生儿大便次数明显增多，形状又不好，就得考虑腹泻了②。

---

① 特拉威克-史密斯. 儿童早期发展：基于多元文化视角［M］. 鲁明易，张豫，张凤，译. 南京：南京师范大学出版社，2012：98
② 芮慧强. 有效养育建议，保护新生儿小肚肚［J］. 家庭&育儿，2018（6）：30

第一节　0～1月龄婴幼儿发展特点

伴随着第一声啼哭，婴幼儿来到这个全新的世界。婴幼儿的到来令人激动而又喜悦。看似娇弱的身体，实际包含一种神秘的本能，这种本能将指导他如何活动，形成什么样的特性及怎样适应环境①。

在欢迎婴幼儿到来的同时，照护者要了解新生儿的特点，学习如何照料他，不仅仅使他避免受到伤害，同时也应该采取措施使他的心理能够适应周围的世界②。照护者要监护新生儿的身体和情绪状况，对他们的日常需求给予亲切适当的回应③。用微笑、拥抱让他感受到爱，并建立起对周围环境的信任感；用游戏、互动和陪伴让他感受到快乐，并给予适当的刺激，从而使婴幼儿得到更好的发展。

一、身体发育

（1）体格发育指标，详情参见表2-1。

表2-1　新生儿体格发育指标

月龄	身长平均值（cm）		体重平均值（kg）		头围平均值（cm）	
	女	男	女	男	女	男
出生时	49.7	50.4	3.21	3.32	34.0	34.5
1月	53.7	54.8	4.20	4.51	36.2	36.9

资料来源：中华人民共和国卫生部妇幼保健与社区卫生司. 中国7岁以下儿童生长发育参照标准［Z］. 2009-09

（2）身高约增加2.5厘米，体重约增加0.8～1千克④。

（3）眼有光感或眼前手动感，能看清20～30厘米左右的物体⑤。

（4）皮肤饱满、红润，体温随温度变化而升降⑥。

（5）母乳喂养者大便为金黄色、糊状，奶粉喂养者大便淡黄色、软膏状，母乳喂养者大便次数比奶粉喂养者多⑦。

---

①②　蒙台梭利. 童年的秘密［M］. 金晶，孔伟，译. 北京：中国发展出版社，2007：13

③　United Nations International Children Fund & World Health Organization. Nurturing care for early childhood development：a framework for helping children survive and thrive to transform health and human potential［R］. 2018

④⑤　中华人民共和国上海市教育委员会. 上海市0～3岁婴幼儿教养方案［Z］. 2008-05-08

⑥⑦　中华人民共和国福建省教育厅. 福建省0～3岁儿童早期教育指南（试行）［Z］. 2008-10-26

（6）生理性黄疸出生后 2～3 天出现，第 5～7 天达到高峰，10～14 天自然消失①。

二、动作发展

（1）有很强的吮吸、拱头和握拳的本能反应②。

（2）常常会很用力地踢脚和活动四肢③。

（3）俯卧时尝试抬头，仰卧时向两侧摆头④。

三、认知发展

（1）能注视红球⑤。

（2）对甜、咸、苦有不同的反应⑥。

（3）对熟悉或新颖的听觉刺激有反应⑦。

四、语言发展

（1）能发出细小喉音⑧。

（2）有不同的哭声⑨。

（3）对说话声音敏感，尤其是高音敏感⑩。

五、情感与社会性发展

（1）出现微笑⑪。

（2）喜欢看人的脸，特别是妈妈的笑脸⑫。

（3）哭闹时听到照护者的呼唤声能安静⑬。

（4）对他讲话或抱着他时表现安静，当抱着时，会表现出独特的、有特征性的姿势（如紧紧蜷曲像一只小猫)⑭。

---

① 中华人民共和国福建省教育厅. 福建省 0～3 岁儿童早期教育指南（试行）［Z］. 2008-10-26
②③ 中华人民共和国上海市教育委员会. 上海市 0～3 岁婴幼儿教养方案（试行）［Z］. 2008-05-08
④⑤⑥⑦⑧ 同①
⑨⑩ 同②
⑪ 中华人民共和国卫生部妇幼卫生局. 三岁前小儿教养大纲（草案）［Z］. 1981-06
⑫⑬ 同②
⑭ 同②

知识窗

0～1月龄婴幼儿经典实验
新生儿无条件反射实验

婴幼儿先天就有应付外界刺激的本能——各种各样的无条件反射。根据近年来的研究（T. B. Brazelton 等），无条件反射有十多种，在这里介绍几种常见的反射。

1. 实验目的

观察新生儿的无条件反射行为。

2. 实验过程

（1）吸吮反射：奶头、手指或其他物体碰嘴唇，新生儿立即做出吃奶的动作。这是一种食物的无条件反射，即吃奶的本能。吸吮反射可以帮助婴儿获得发育所需要的营养。

（2）觅食反射：奶头、手指或其他物体，如杯子的边缘并未直接碰到新生儿的嘴唇，只是碰到了他的脸颊，他也会立即把头转向物体，张嘴做吃奶动作，这种觅食反射使新生儿能够找到食物。

（3）眨眼反射：物体或气流刺激眼毛、眼皮或眼角时，新生儿会做出眨眼动作。这是一种防御性的本能，可以保护自己的眼睛免受外部的刺激。

（4）怀抱反射：怀抱反射又称拥抱反射，当新生儿被抱起时，他会本能地紧紧靠近成人。

（5）抓握反射：抓握反射又称达尔文反射，物体触及掌心，新生力立即把它紧紧抓住，甚至可以把身体悬挂起来。

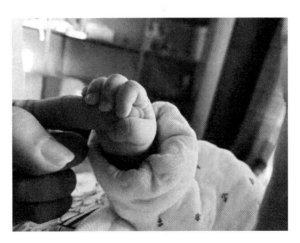

抓握反射

（6）巴宾斯基反射：物体轻轻地触及新生儿的脚掌时，他本能地竖起大脚趾，伸开小趾。这样，五个脚趾就变成扇形。

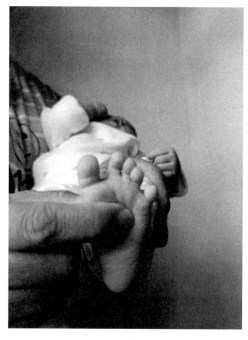

巴宾斯基反射

（7）惊跳反射：惊跳反射也叫莫罗反射，突如其来的高噪声刺激，或者被人猛地放到小床上，新生儿会立即把双臂伸直，张开手指，弓起背，头向后仰，双腿挺直。

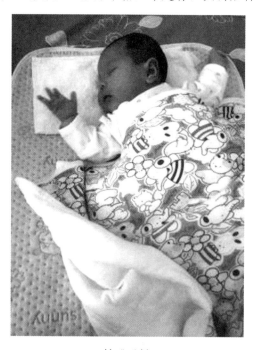

惊跳反射

（8）迈步反射：迈步反射又称行走反射，成人扶着新生儿的两腋下，让其接触地面、桌面或其他平面，他会做出迈步动作，好像两腿协调地交替走路。

（9）游泳反射：让新生儿俯伏在小床上，托住他的肚子，他会抬头，伸腿，做出游泳的姿势。如果让婴儿俯伏在水里，他会本能地抬起头，同时做出协调的游泳动作。

3．实验结论

新生儿具有各种无条件反射，他们能够依靠无条件反射获得营养、维持生命、保护自己，这也是他们最初学习的基础，用以应答外界环境的刺激。可以说，新生儿的各种无条件反射是适应生存的产物。

4．实验启示

各种无条件反射是否齐全及是否在特定时间消失，可判断婴幼儿皮层机能的成熟程度，并作为神经系统发育是否正常的参考指标。要善于依靠各种各样的无条件反射，在无条件反射基础上形成条件反射。比如，利用婴幼儿觅食反射锻炼婴儿头颈部肌肉，发展头部的动作。

资料来源：陈帼眉. 学前心理学［M］. 北京：人民教育出版社，2003：24－26

第二节　0～1月龄婴幼儿的照护要领

一、身体发育照护要领

1．提倡母乳喂养，按需哺乳

世界卫生组织及联合国儿童基金会倡导6个月内纯母乳喂养，提升婴儿的免疫力，并做到"早接触、早吸吮、早开奶"[1]。

指导乳母加强乳房保健，在产后尽早用正确的方法哺乳；在睡眠、情绪和健康等方面保持良好状态，科学饮食，增加营养；在母乳不充分的阶段采取科学的混合喂养方法[2]。

2．及时清洁与护理，保证卫生与健康

联合国儿童基金会在《儿童早期发展养育照护框架》中提出婴幼儿良好的健康源于照护者，保护他们免受环境的危害，养成良好的卫生习惯是保证健康的前提条件[3]。日常照

---

[1] World Health Organization. Implementation guidance：protecting, promoting and supporting breast feeding in facilities providing maternity and newborn services：the revised baby-friendly hospital initiative［R］. Geneva：World Health Organization，2018：1-20

[2] 全国妇联，教育部，等. 全国家庭教育指导大纲（修订）［Z］. 2019-05-14

[3] United Nations International Children Fund ＆World Health Organization. Nurturing care for early childhood development：a framework for helping children survive and thrive to transform health and human potential［R］. 2018

护中要为新生儿及时更换尿布，勤洗澡，洗澡时使用专用毛巾、浴盆，室温、水温适宜。经常观察新生儿的眼睛、脐部、大小便，注意保持其五官、脐部、臀部的清洁干燥①。选择宽松、柔软、舒服、浅色系的衣物、尿布等。

3. 营造良好的睡眠环境，培养良好的睡眠习惯

良好的睡眠是婴幼儿体重快速增长的前提，《美国健康育儿指南》中指出，新生儿从出生开始就应该培养良好的睡眠习惯，尽量培养婴儿晚上睡觉白天玩耍，另外，健康的婴儿尽量仰卧，侧睡的安全性不如仰睡，趴睡影响呼吸甚至导致窒息，故提倡以仰卧姿势睡觉②。

新生儿每天大概需要 16～18 个小时的睡眠，在睡眠时容易受到惊醒，照护者要为新生儿创造安静、舒适的睡眠环境，室内应采光充足，室温保持在 20～22℃，相对湿度 50％～60％较为适宜③。

二、动作发展照护要领

儿童出生头几天，除了一些反射活动外，动作往往是混乱的，手的动作往往是没有条理的，只是胡乱摆动④。照护者要根据新生儿的发展特点，开展适宜的活动。

1. 利用反射活动，促进动作发展

新生儿的反射行为可以帮助他们维持生命，获得发育所需要的营养，保护其免受外界刺激的伤害⑤。这个时期，可在已有无条件反射的基础上，帮助新生儿逐步建立起条件反射。如果将无条件反射常和一种刺激相联系，时间长了就逐步形成诸多的条件反射。比如，母亲将婴儿抱至胸前和喂奶（吸吮动作）结合起来，经历数次之后，只要抱起孩子，他便自然出现吸吮动作⑥。这个时期，还可不断利用这些反射活动促进其动作发展，如：利用新生儿的抓握反射，发展婴幼儿手部的抓握能力；利用新生儿的觅食反射，发展婴幼儿转头，如妈妈在喂奶时可不直接将乳头放到宝宝嘴中，可用奶头轻轻碰婴幼儿的脸颊或嘴角，他（她）就会转头去寻找。

2. 适当活动，促进肌力发展

通过活动促进孩子的头、颈、背部和四肢肌肉的发展，新生儿期间可通过俯卧抬头：如在孩子满半个月以后，在两次喂奶之间可让孩子俯卧一会儿，并用玩具逗引他抬头片刻；也可通过竖抱抬头：喂奶后竖抱孩子使其头部靠在照护者肩上，并轻拍背部，锻炼孩

---

① 中华人民共和国青岛市教育局. 青岛市 0～3 岁婴幼儿教养指导纲要（试行）[Z]. 2014-11-17
② 谢尔弗. 美国儿科学会育儿百科 [M]. 陈铭宇，周莉，池丽叶，译. 北京：北京科学技术出版社，2015：50
③ 同①
④ 陈帼眉. 学前心理学 [M]. 北京：人民教育出版社，2003：31
⑤ 李甦. 学前儿童心理学 [M]. 北京：高等教育出版社，2013：40
⑥ 高振敏. 0～1 岁儿童智能测评与促进方案 [M]. 上海：第二军医大学出版社，2001：18-19

子的颈、背部肌肉；在孩子满半个月以后，可通过给婴幼儿做被动操的方式，活动其四肢，促进其肌力发展。

三、认知发展照护要领

婴幼儿最初对外界的认知活动，突出表现在感觉的发生和视觉、听觉的集中上[①]。新生儿各种感官发展不平衡，嗅觉和味觉相对比较发达，如母乳喂养的婴幼儿可通过气味分辨出妈妈和其他女性，听觉和视觉还有待完善。新生儿阶段，可针对通过刺激主要的感觉器官促进其认知发展。

1. 提供丰富的视觉刺激

新生儿的视觉能力主要包括注视能力和追视能力。新生儿的最佳视距是 20 厘米左右，可在距离 15～30 厘米远的位置，选择颜色鲜艳的物品，如红球、各种黑白卡、有鲜明对比的条纹图片等，让婴幼儿观察、注视或追视，培养婴幼儿的专注力，促进其视觉发育。

2. 提供多种材料，提升听觉能力

新生儿出生以后可进行听力筛查，一般建议在出生 48 小时后进行。经常呼唤婴幼儿的乳名，用柔和亲切的声音和婴幼儿说话，给婴幼儿唱歌，让婴幼儿听一些轻柔的音乐声和玩具声，如可通过摇铃或其他响声来加强婴幼儿对声音的反应，增强婴幼儿听觉记忆。

3. 促进触觉发展

新生儿具有抓握反射，可把照护者的手指放在婴幼儿手里，也可让婴幼儿抓握木质、布艺、塑料类等各种材质的玩具，给婴幼儿不同的触觉刺激，促进婴幼儿的大脑发育。

四、语言发展照护要领

婴幼儿在会说话之前，主要通过拥抱、眼神交流、微笑、发声、手势和照护者互动，了解周围世界的人和人际关系，并逐渐习得语言[②]。哭是新生儿最初的语言，他们也尝试用不同的哭声表达不同的需求，吸引成人的注意。照护者要提供丰富的语言环境，多与婴幼儿沟通，养成随时随地和婴幼儿说话的习惯，和婴幼儿对视时，通过关爱型的互动交流，让婴幼儿看你的口型，增强对语言的存储和记忆，有利于语言的发展。同时，也可以说做并行，边说边做，例如给婴幼儿换尿片时，就说："要给宝宝换尿片了……"通过不断的互动，增强新生儿对语言的感知。

---

① 陈帼眉. 学前心理学［M］. 北京：人民教育出版社，2003：28
② United States Agency for International Development. Nurturing care framework［R］. 2019-09

五、 情感与社会性发展照护要领

联合国儿童基金会在《儿童早期发展养育照护框架》中提出婴幼儿良好的健康需要照护者监护其身体和情绪状况，对他们的日常需求给予亲切适当的回应①。照护者在日常生活中要做到以下几点：

1. 辨别"信号"，积极回应

为婴幼儿营造宽松、充满亲情的心理环境。善于辨别新生儿发出的各种"信号"，及时满足新生儿的需要，是使其保持良好情绪的首要条件。

2. 满足交往需求

新生儿从出生就表现出和人交往的需要。生后第一个月内，婴幼儿逐渐会出现和母亲的"眼睛对话"，吃奶时，眼睛不停地看看母亲。快满月的孩子，把视线集中对着人脸时，甚至会手舞足蹈起来②……种种现象说明，出生后的第一个月，婴幼儿已经出现了人际交往的需要，照护者在日常照护中要经常逗引新生儿，通过拥抱、眼神交流、微笑和手势互动，与其建立起情感纽带③，建立积极的依恋关系，满足新生儿情感和安全感的需要。

3. 辨别和回应第一次微笑

新生儿出生后就立即出现了微笑。这种最初的笑，即使没有外来的刺激也会出现，被称为自发性微笑。它是一种具有节奏的运动，反映神经兴奋周期，和外在刺激无关④。

辨别和回应第一次微笑会让照护者和新生儿的关系更加亲密，照护者更加了解新生儿的反应模式，什么时候会笑、什么时候发声、什么时候看你、什么时候停下来……同时，辨别和回应第一次微笑也等于告诉新生儿，你很重视他的想法和感觉，他可以影响自己周围世界。这些信号对新生儿的自尊和志趣发展至关重要⑤。

第三节　适合 0～1 月龄婴幼儿的活动

适合 0～1 月龄婴幼儿的活动主要有：看图卡游戏、听声音、亲子抚触、模仿吐舌、触感游戏、蹬蹬小腿、被动操、拉腕坐起、俯卧抬头等。

---

① United Nations International Children Fund ＆World Health Organization. Nurturing care for early childhood development：a framework for helping children survive and thrive to transform health and human potential ［R］. 2018
② 陈帼眉. 学前心理学 ［M］. 北京：人民教育出版社，2003：29
③ United States Agency for International Development. Nurturing care framework ［R］. 2019-09
④ 杨丽珠. 儿童心理学纲要 ［M］. 北京：社会科学文献出版社，1996：8
⑤ 谢尔弗. 美国儿科学会育儿百科 ［M］. 陈铭宇，周莉，池丽叶，译. 北京：北京科学技术出版社，2015：144

一、婴幼儿认知发展活动——看图卡游戏①

活动目标：

（1）提供丰富的视觉信息，促进婴幼儿的视觉观察能力。

（2）通过视觉刺激，激发婴幼儿最初的观察力。

活动准备：各种图卡或卡片，例如：黑白挂图、人脸图案、条纹图案等。

活动过程：

（1）婴幼儿仰卧或抱起，逗引婴幼儿，引起婴幼儿的注意。

（2）照护者把图卡放在婴幼儿视线范围内（距离20厘米左右），对婴幼儿说："宝宝，看，这是××！"

（3）观察婴幼儿是否注视。

（4）每天看三四次。

（5）几天后，更换其他挂图，让婴幼儿注视。

温馨提示：多准备几张图片，每隔三四天换一张。刚出生时用黑白图片，满月以后换成彩色图片。

活动评析：婴幼儿刚出生时，视力发展还不完善，看到的物品相对比较模糊，对人脸的图案表现出偏爱，给新生儿提供妈妈、爸爸的脸部照片，黑白对比强烈、轮廓鲜明的图片进行视觉训练，有利于婴幼儿的视觉发育。

二、婴幼儿综合发展活动——亲子抚触②

活动目标：

（1）对婴幼儿进行抚触，增进亲子感情。

（2）促进婴幼儿感知能力的发展，建立其对照护者的信任。

活动准备：轻音乐、柔软的垫子。

活动过程：

（1）身体抚触

播放轻音乐，让婴幼儿躺在柔软的垫子上，照护者用手依次抚摸婴幼儿身体的各个部位（背部—前额—下颌—头部—胸部—腹部—上肢—下肢—脚）。

（2）亲亲宝贝

照护者坐在地上，把婴幼儿抱在胸前，眼睛注视婴幼儿，对婴幼儿轻声地哼唱或说

---

① 蒙台梭利. 蒙台梭利早教方案［M］. 薛莎莎，译. 北京：北京理工大学出版社，2012：94

② 上海市宝山区早教指导中心. 0～3岁亲子活动方案［M］. 上海：华东师范大学出版社，2010：8

话，让婴幼儿体验被爱抚的感觉。

播放轻音乐，照护者抱起婴幼儿，前后或左右轻轻地摇。

（3）手指谣

照护者将婴幼儿抱在怀里，拉着婴幼儿的小手，边念儿歌边做动作。

附：

儿歌（手指谣）

你睡了，我睡了，大个子睡了，四胖子睡了，小不点睡了，我们都睡了。

你醒了，我醒了，大个子醒了，四胖子醒了，小不点醒了，我们都醒了。

温馨提示：做抚触之前可先给孩子洗一个澡，不要在婴幼儿饥饿或刚吃完奶后进行抚触，选择安静、舒适、温度适宜的环境，在进行抚触之前，照护者可用手取适量的婴儿油润滑乳液，保持手部的光滑。照护者在给婴幼儿做抚触时，目光要注视着婴幼儿，给婴幼儿足够的安全感，照护者要观察婴幼儿在接受抚触时的情绪状态，对照护者声音的反应情况。

活动评析：抚触是照护者与婴幼儿的一种沟通方式，不仅可以促进婴幼儿的身体生长发育，增加触觉体验，安抚情绪，还能增进亲子感情。

三、婴幼儿情感与社会性发展活动——模仿吐舌[①]

活动目标：

（1）增加婴幼儿与照护者之间的情感交流与互动，促进婴幼儿情感与社会性发展。

（2）促进婴幼儿感官系统发育。

活动过程：

（1）婴幼儿在完全清醒的状态下，照护者抱着婴幼儿，面对面，微笑着对婴幼儿说话，引起婴幼儿注视照护者的脸。

（2）照护者再慢慢把脸移动向一边，让婴幼儿的眼睛跟随照护者的脸移动，左右来回移动两三次。

（3）照护者的脸和婴幼儿眼睛之间的距离在 20 厘米左右。将婴幼儿面对面抱起，逗引他注视照护者的面部，然后轻轻地张开嘴，将舌头慢慢伸出来，引导婴幼儿注视照护者的动作，甚至动起小嘴，将小舌头伸出嘴唇。

温馨提示：在与婴幼儿的互动中，如果没有出现模仿吐舌的反应，照护者也不要紧张，需要细心关注并及时调整互动方式。

活动评析：模仿是儿童学习的主要方式，发展心理学家蒂法尼·费尔德通过研究表

---

① 陈宝英，刘宏，王书荃，等. 新生儿婴儿护理养育指南［M］. 北京：中国妇女出版社，2018：90

明：儿童在新生儿期就有模仿行为，婴幼儿观察和模仿成人的面部动作，是对自己身体和外界环境的一种探索，不仅有利于建立亲密的亲子关系，而且对婴幼儿感官系统的发育和社会性发展具有重要意义。

第三章

1～3月龄婴幼儿发展特点与照护要领

案例导读一

　　一个仅4周的婴儿,从未出过他住的房子。一天,当保姆抱着他时,他看到爸爸和叔叔同时出现,两个人的个子和年龄都很相近。这个婴儿大吃一惊,露出害怕的表情。他爸爸和叔叔意识到,并请我们消除婴儿的恐惧。我们要求爸爸和叔叔在婴儿的视线范围内处于分开状态,一个在左边,一个在右边。果不其然,这个婴儿转过头来盯一个人,盯了一会儿就笑了起来。

　　但是后来,婴儿突然变得担忧,他迅速转过头看着另一个人。只隔了一会儿,也对那个人笑了。他重复地把头左右转动了好多次,脸上交替地出现安慰和忧虑情绪,直到他终于认识到原理上实际上有两个人为止①。

　　案例中这个婴儿只是分别见过这两个男人,他们在不同的场合和他一起玩过,把他抱在怀里,与他谈话。但这个婴儿却从没看见两个男人在一起。显然,他认为只有一个男人。当他突然遇到两个男人在一起时,他就变得警觉起来。婴儿在周围的混乱环境中,认出过一个男人,然后当他又看到另一个男人时,他发现自己一开始弄错了,尽管他只有4周,却存在很多心理活动②。案例中的照护者在与婴幼儿互动的过程中,通过敏感而持续的观察,逐渐了解婴幼儿的心理活动,并根据婴幼儿的心理活动和特点,开展有针对性的互动。

---

①② 蒙台梭利. 童年的秘密 [M]. 金晶,孔伟,译. 北京:中国发展出版社,2007:52

🔔 案例导读二

宝宝满月那天，丽丽特意约了摄影师来家里给宝宝拍写真。丽丽最喜欢的是宝宝穿着小青蛙造型趴着睡着时摄影师抓拍的那张照片，简直萌翻了。丽丽特意配上文字"我们的青蛙王子睡着了"，发在了朋友圈，收获了满屏的点赞。但是有一位朋友的留言让丽丽心里有些不舒服：好可爱！但是宝宝还小，平时尽量不要让他趴着睡啊①！

案例中的婴幼儿趴着睡照相，家长无须过度紧张。婴幼儿喜欢趴着睡多是为了寻求安全感，趴着睡与婴幼儿在妈妈肚子里长时间保持蜷缩的姿势有关，出生后环境的改变会使婴幼儿觉得陌生和害怕，所以就不由自主地趴着睡来寻求安全感。同时，趴着睡时四肢有着地感，能够缓解婴幼儿紧张的情绪，使婴幼儿内心更踏实。趴着睡有时也与肠痉挛、消化不良、积食等有关。婴幼儿胃肠功能紊乱，如有肠痉挛时，也会出现趴睡体位，因为趴着睡可减轻腹部肌肉的张力，缓解肠痉挛，减轻腹痛等症状。但3个月以下婴幼儿不主张趴着睡，因为小婴儿颈部肌力弱，容易窒息。尤其是刚刚进食后的婴幼儿不主张趴着睡，以避免胃内容物反流、误吸导致窒息②。

第一节　1～3月龄婴幼儿发展特点

婴幼儿经历了新生儿期之后，可以说已经顺利完成了从母体到大自然的过渡③，继续保持着新生儿期的快速生长速度，并逐渐习得更多本领，如：和周围环境的积极互动，眼睛能够跟随物体移动④；很喜欢别人逗引，一逗引就会笑；喜欢探索自己的小手，身体动作也更加灵活自如，已经开始咿呀学语地与你"谈话"……

一、身体发育

（1）体格发育指标，详情参见表3-1。

表3-1　1～3月龄婴幼儿体格发育指标

月龄	身长平均值（cm）		体重平均值（kg）		头围平均值（cm）	
	女	男	女	男	女	男
1月	53.7	54.8	4.20	4.51	36.2	36.9
2月	57.4	58.7	5.21	5.68	38.0	38.9
3月	60.6	62.0	6.13	6.70	39.5	40.5

资料来源：中华人民共和国卫生部妇幼保健与社区卫生司. 中国7岁以下儿童生长发育参照标准［Z］. 2009-09

---

① ②　高花兰. 宝宝趴着睡好吗［J］. 家庭医学，2018（12）：15

③　高振敏. 0～1岁儿童智能测评与促进方案［M］. 上海：第二军医大学出版社，2001：30

④　中华人民共和国卫生部妇幼卫生局. 三岁前小儿教养大纲（草案）［Z］. 1981-06

（2）体重约为出生时的两倍①。

（3）视力标准为 0.02 左右，眼能追随活动的物体 180 度，具有聚焦的能力②。

二、动作发展

（1）直立位头较稳，能较自如地转动③。

（2）俯卧时抬头 45 度④。

（3）逐渐能从仰卧位变成侧卧位⑤。

（4）手指能放开，能伸手摸东西⑥。

（5）上肢能够伸展，两手能在胸前接触、互握⑦。

（6）新生儿时的生理反射开始消失⑧。

三、认知发展

（1）眼睛能够注意并追随移动较大的物体⑨。

（2）开始将声音和形象联系起来，试图找出声音的来源⑩。

（3）能感知色彩⑪。

（4）对对比强烈的图样有反应⑫。

四、语言发展

（1）对成人的逗引有反应，会发出"咕咕"声，而且会发 a、o、e 音⑬。

（2）哭声逐渐减少，并开始分化，用哭声表示不同的需求⑭。

（3）常喜欢咬书或拉扯图书，有时会安静地看图书⑮。

五、情感与社会性发展

（1）逗引时出现动嘴巴、伸舌头、微笑和摆动身体等情绪反应⑯。

---

① ② 中华人民共和国福建省教育厅. 福建省 0～3 岁儿童早期教育指南（试行）［Z］. 2008-10-26
③ ④ 中华人民共和国上海市教育委员会. 上海市 0～3 岁婴幼儿教养方案［Z］. 2008-05-08
⑤⑥⑦ 同①
⑧⑨⑩ 同③
⑪⑫ 同①
⑬ 同③
⑭ 同①
⑮ 同③
⑯ 同③

（2）见到经常接触的人会微笑、发声或挥手蹬脚，表现出快乐的神情①。

（3）表现出对母亲的偏爱②。

（4）开始注视自己的手，并出现吮吸现象③。

（5）能辨别不同人说话的声音及同一人带有不同情感的语调④。

知识窗

1～3月龄婴幼儿经典实验

婴幼儿记忆实验

记忆是人脑对过去经验的识别、保持和恢复的过程，是一个比较复杂的心理过程。那婴幼儿是否具有记忆呢？对于前语言时期儿童（不会说话的儿童）的记忆，一般采用习惯化、条件反射、重学记忆三种测量指标。

1. 实验目的

考察1～3个月婴幼儿是否具有记忆。

2. 实验过程

本实验分为学习阶段和测试阶段。

（1）学习阶段：让婴幼儿仰卧在床上，在婴幼儿小床的上方悬挂一个十字形的架子，挂上一些彩色玩具和响铃，再用一条绳子拴在婴幼儿腿上，这条绳子与架子上特殊的滑轮和转轴相连，只要婴幼儿做出踢腿的动作，架子就会转动起来，并会发出叮叮咚咚的响声。经过一段时间的学习，婴幼儿一见到悬挂的玩具就会马上踢腿，即学会了通过踢腿引起玩具变化和响铃发声。

（2）测试阶段：婴幼儿学会踢腿之后，过2周测试。测试时再在婴幼儿上方悬挂十字形的架子，挂上一些彩色玩具和响铃，用一条绳子拴在婴幼儿腿上。观察婴幼儿是否能够马上踢腿。

3. 实验结论

1～3个月的婴幼儿在学会用踢腿的动作使木架转动之后，再相隔2个星期，在他们的头上挂上这个架子，他们能马上开始踢腿，表明1～3个月的婴幼儿已经具有了长时记忆。

4. 实验启示

儿童出生后即产生记忆⑤，最初的记忆是在知觉的基础上进行的⑥。即通过各种感知，

---

① ② 中华人民共和国福建省教育厅. 福建省0～3岁儿童早期教育指南（试行）[Z]. 2008-10-26
③ ④ 中华人民共和国上海市教育委员会. 上海市0～3岁婴幼儿教养方案 [Z]. 2008-05-08
⑤ ⑥ 陈帼眉. 学前心理学 [M]. 北京：人民教育出版社，2003：112

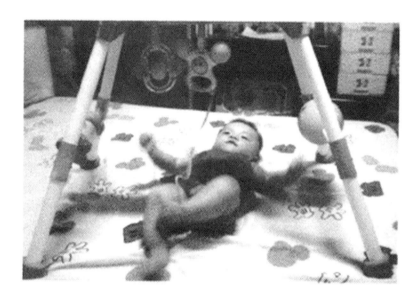

婴幼儿长时记忆的实验装置

如看、听、触摸、闻等来接受和记忆信息。可让婴幼儿看各种颜色、形状的图片和玩具，听各种不同的声音，触摸各种不同材质的物品等，刺激婴幼儿的知觉发展。感知能力发展得越充分，婴幼儿记忆储存的知识经验就越丰富。

第二节　1～3 月龄婴幼儿的照护要领

一、身体发育照护要领

1. 坚持母乳喂养，及时补充营养素

坚持母乳喂养，按需喂养，2～3 个月是婴幼儿脑细胞成长的第二个高峰，体重约为出生时的两倍[1]，婴幼儿对奶的需求量增大，每天的乳量为 600～800 毫升[2]，妈妈要坚持让婴幼儿多吸吮，多刺激并分泌出更多的乳汁。同时妈妈也应保证睡眠和休息，保证营养，饮食多样化但不过量，增加富含优质蛋白质和微量营养素的食品及海产品的摄入，多喝汤水，重视蔬菜水果的摄入，忌烟酒，避免浓茶和咖啡，从而保证母乳质量[3]。

① 中华人民共和国福建省教育厅. 福建省 0～3 岁儿童早期教育指南（试行）[Z]. 2008-10-26
② 金星明. 上海市 0～3 岁婴幼儿家庭科学育儿指导手册 [M]. 上海：上海科学技术出版社，2018：3
③ 中国营养学会. 中国居民膳食指南 [M]. 拉萨：西藏人民出版社，2008：119-123

2. 顺应生理节律，逐步形成有规律的作息

2～3个月的婴儿对外界的适应能力相比新生儿时期要强，逐渐适应昼夜作息规律，在日常照护中，顺应婴幼儿的生理节律，逐步形成有规律的哺乳、睡眠①。

由于婴幼儿身体发育不完善，容易发生溢奶，哺乳后可竖抱，使其靠在照护者肩上，轻拍其背至打嗝，以免溢奶。可选择一些轻柔活动，不马上入睡，睡前不过分逗引婴幼儿，形成有规律的哺乳②。

3. 积极开展"三浴"锻炼

在阳光充足和气候适宜时，积极开展空气浴、阳光浴和温水浴的"三浴"锻炼③，提高身体抵抗能力，增强体质。户外活动时间可从每次2～3分钟逐渐增加到30分钟以上，夏季宜在10：00前或16：00后，冬季可在9：00～17：00。避免日光直射婴幼儿面部，注意保护婴幼儿的眼睛④。

二、动作发展照护要领

婴幼儿的无条件反射和四肢无规则运动在满月后发生了迅速的变化，身体动作发展遵循着"从整体到局部，从上到下，从中央到边缘，从大肌肉到小肌肉"的原则呈现从无意到有意发展的趋势⑤。该月龄期间，照护者可从以下几点促进婴幼儿的动作发展：

1. 促进头颈部和躯干的动作

（1）抬头

在出生后的几个月内，婴幼儿就能基本实现对头部的控制。发展头、颈部的力量，对2～3个月的婴幼儿来说意义重大。婴幼儿在2个月时才能稍稍抬起头和前胸部，3个月时能把头立稳⑥。可提供便于抓握、有声响、颜色鲜艳、无毒、卫生、安全的玩具，引导婴幼儿仰卧抬头、目光追踪等动作⑦。注意每次时间不宜太长，以免婴幼儿疲劳，时间最好选在两次喂奶之间。

（2）翻身

翻身是婴幼儿最初的"全身自主活动"，要借助头、颈和躯干等各部位的力量，为接下来的坐、爬、行走等动作奠定基础。同时，翻身有助于拓展婴幼儿的视野，提升婴幼儿感官能力的发展。

① 中华人民共和国福建省教育厅. 福建省0～3岁儿童早期教育指南（试行）［Z］. 2008-10-26
②③ 中华人民共和国上海市教育委员会. 上海市0～3岁婴幼儿教养方案［Z］. 2008-05-08
④ 金星明. 上海市0～3岁婴幼儿家庭科学育儿指导手册［M］. 上海：上海科学技术出版社，2018：26
⑤ 陈帼眉. 学前心理学［M］. 北京：人民教育出版社，2003：33
⑥ 周念丽. 0～3岁儿童心理发展［M］. 上海：复旦大学出版社，2017：48
⑦ 同①

一般情况下，婴幼儿翻身有以下三个信号：一是头到胸部能抬起来，具备颈部和背部的肌肉力量；二是不满足于仰卧，经常会朝某一个方向侧卧；三是仰卧时脚上扬，脚摇晃，并总朝一个感兴趣的方向侧躺①。训练婴幼儿的翻身动作，可先从仰卧位到侧卧位，然后再从侧卧位翻到仰卧位②。为了促进婴幼儿学习翻身，可以给他一些帮助。比如，在婴幼儿侧卧时，照护者可以轻轻推一下婴幼儿的肩膀或臀部；或者从侧面拿他喜爱的玩具吸引他。当引起他的注意时，握住他的手，并将他一条腿搭在另一条腿上③，促使他翻身，感受翻身的乐趣。

2. 锻炼四肢，促进动作发展

继续为婴幼儿做被动体操或抚触按摩。锻炼四肢、关节和躯干，提高肌肉的收缩力，改善血液循环，促进动作发展。也可通过俯卧碰物的活动引导婴幼儿练习挥臂、蹬腿等动作，如婴幼儿仰卧时，可在婴幼儿上方悬挂色彩鲜艳、轻软、安全的玩具，左右晃动引起婴幼儿的注意，让婴幼儿挥动手臂、脚等，使婴幼儿全身运动，促进婴幼儿的手眼及四肢的协调能力。

3. 发展手部精细动作

进入两个月后，婴幼儿的手部肌肉开始放松、拳头松开。两只手能抱在胸前，开始注视自己的小手，并能短暂地握住带有手柄的玩具或物体。可创造条件让婴幼儿探索自己的小手，如可在手腕系块红色绸带，激发婴幼儿观察探索自己的小手。

在日常照护中引导婴幼儿通过抓握提高手部控制能力，提供有声响的玩具（如摇铃、拨浪鼓等），触碰婴幼儿手掌，引导其抓握并举起。稍大时也可把这些玩具悬挂在婴幼儿能抓到的地方，以使他练习抓、握、摇、捏等动作④，提高手部精细动作。

三、认知发展照护要领

0～6个月是婴幼儿感官发展的敏感期，照护者在日常活动中，要丰富婴幼儿的感官刺激，创造机会让婴幼儿多听、多看、多摸、多嗅、多尝，促进其感官及认知的发展。

1. 提供丰富的视觉刺激

2个月的婴幼儿眼神能随物移动，目视大人的脸及鲜艳的玩具和吸引他的动作⑤。提供丰富的视觉刺激有利于促进视觉发育和认知水平，可为婴幼儿提供红色或色彩鲜艳的玩具，选择合适的距离，在婴幼儿眼前晃动引起注意，当婴幼儿的注意力在玩具上时，引导

① 周念丽. 0～3岁儿童心理发展［M］. 上海：复旦大学出版社，2017：50
② 祝泽舟，乔芳玲. 0～3岁婴幼儿动作发展与教育［M］. 上海：复旦大学出版社，2011：36
③ 卡娅. 婴幼儿的正确教养［M］. 吴风岗，刘海英，译. 北京：科学普及出版社，1985：17
④ 高振敏. 0～1岁儿童智能测评与促进方案［M］. 上海：第二军医大学出版社，2001：65
⑤ 中华人民共和国卫生部妇幼卫生局. 三岁前小儿教养大纲（草案）［Z］. 1981-06

婴幼儿的眼球跟随玩具向左（向右）移动，发展其视觉追踪能力的发展。也可把大物体放在婴幼儿视线内，促进其持续注意能力。

2. 发展听觉能力

0～3个月婴幼儿听觉的发展主要表现在听觉的敏锐性上，包括婴幼儿能辨别声音的大小、轻重、音色和位置等①。在日常照护中，可为婴幼儿提供丰富的声音信息，刺激其听觉发展，如优美、轻柔的音乐，不同乐器的声音，自然界的声音等，使婴幼儿感受声音的多变。也可通过改变生源位置使婴幼儿体会声音位置的变化。

3. 促进触觉发展

触觉包括身体触觉和手部触觉②，0～3个月婴幼儿的触觉发展主要表现在对不同物体表面的感知，以及在与他人皮肤接触的过程中产生的心理自我感知。在日常照护中，可运用不同材料的物品丰富婴儿的触觉经验，如选择粗糙、光滑、凉的、温的、软的、硬的物品放在婴幼儿手心、脸颊等身体部位。

四、语言发展照护要领

1. 创设良好的语言环境并逗引发声

2～3个月的婴幼儿在成人逗引下会发音，以单音节为主，照护者可用亲切温柔的声音逗引婴幼儿自然发出单个韵母 a、o、u、e 等，或其他应答发音③。当婴幼儿发出一些"咿咿呀呀"的声音时，照护者应及时给予回应，并经常与婴幼儿说话，创设良好的语言环境。经常逗引婴幼儿发出不同的声音，给予其更丰富的声音刺激。

2. 增强语言感知能力

听力是婴幼儿语言发展的基础，没有听力，就没有婴幼儿对成人语言的模仿④。照护者在日常生活中要注重发展婴幼儿的听觉，给予其更丰富的声音刺激，提高其倾听能力；也可通过不同的语调、声音和婴幼儿说话，提高婴幼儿的语言的分辨能力，促进其语言感知能力的发展。

五、情感与社会性发展照护要领

1. 建立良好的成长环境

照护者应关爱和尊重婴幼儿⑤，无论婴幼儿生活在集体环境中，还是家庭环境中，成

①② 徐小妮. 0～3岁婴幼儿教养教程［M］. 上海：复旦大学出版社，2011：85

③ 中华人民共和国福建省教育厅. 福建省0～3岁儿童早期教育指南（试行）［Z］. 2008-10-26

④ 祝泽舟，乔芳玲. 0～3岁婴幼儿语言发展与教育［M］. 上海：复旦大学出版社，2011：5

⑤ 同③

长环境对婴幼儿的成长影响深远，照护者的照护理念、照护态度、照护关系、生活制度等都能潜移默化地影响婴幼儿的成长。在具有促进婴幼儿健康和谐发展教养理念、尊重关爱的教养态度、和谐稳定的亲子关系中成长起来的婴幼儿会更健康快乐。相反，冷漠、敌对的环境对婴幼儿的个性和行为会产生不良的影响。照护者要为积极婴幼儿提供正向的成长环境，促进婴幼儿良好行为习惯的养成。

2. 体验愉快情绪并尝试模仿

见人发笑是婴幼儿社会性交往的一个重要环节，2～3 月龄的婴幼儿能对周围的人展露微笑，是儿童社会性的重要一步。照护者在日常生活中要逗引婴幼儿对亲近的人和声音产生反应，从微笑发展到笑出声，体验愉快情绪[1]；也可用张口、吐舌等各种表情和不同语调声音逗引孩子，引导婴幼儿逐渐学会模仿成人的面部表情和微笑[2]。

3. 培养良好的亲子关系

这个阶段的婴幼儿已经可以通过声音、气味、形象、动作等认识妈妈或其他照护者，并喜欢让妈妈或者熟悉的人抱，在日常生活中，要经常抚摸、搂抱婴幼儿，培育母婴依恋亲情。

第三节 适合 1～3 月龄婴幼儿的活动

适合 2～3 月龄婴幼儿的活动主要有：敲敲木鱼咚咚咚、和宝宝一起跳舞、咿咿小嘴、发现小手、飞机宝宝、认识新朋友、摇篮曲、五颜六色、俯卧抬头、香香的水果等。

一 婴幼儿动作发展活动——敲敲木鱼咚咚咚[3]

活动目标：培养婴幼儿的节奏感，使其逐步认识自己和环境之间的关系。

活动准备：木鱼、敲木鱼的小槌子。

活动过程：

（1）拿出木鱼和小槌子，在婴幼儿的眼前展示一下，让婴幼儿注意发声的物体。

（2）当着婴幼儿的面，藏起木鱼，让婴幼儿注意到声音。

（3）停顿一下后，再次敲击木鱼，让婴幼儿确信声音是由木鱼发出的。

（4）在婴幼儿面前连续地敲击几下木鱼，让婴幼儿感受声音和敲击动作之间的关系。

[1][2] 中华人民共和国福建省教育厅. 福建省 0～3 岁儿童早期教育指南（试行）[Z]. 2008-10-26
[3] 流动人口服务中心. 国家婴幼儿托育服务 [EB/OL]. [2020-03-10]. https://mp.weixin.qq.com/s/yH3P4iTxGlk63UVgn_sh9A

（5）拿起婴幼儿的小手，帮助他对着小棰子，敲击几下。

温馨提示：建议敲击木鱼的声音不要太密，而且时间不要长，一般连续敲四五下就可以了，注意不要让婴幼儿独自拿小棰子，以免碰伤。

活动评析：1～3个月婴幼儿能够注意到声音并慢慢找寻到声音来源。抓握反射使婴幼儿能够抓住小棰，在父母有意识地与木鱼的敲击动作结合之后，婴幼儿能够逐渐认识到自己与环境的关系。在这个游戏中，父母连续敲了几次木鱼，让婴幼儿意识到声音是这个木鱼发出来的，从而吸引了婴幼儿的注意力，提高了婴幼儿对游戏的参与度，保证游戏效果，增加婴幼儿的游戏体验。

二、婴幼儿情感与社会性发展活动——认识新朋友[①]

活动目标：

（1）引导婴幼儿接触照护者以外的陌生人，鼓励其与他人建立良好的互动关系。

（2）为婴幼儿良好的人际关系打下基础，并增强自我意识。

活动准备：婴幼儿情绪愉悦。

活动过程：

（1）由照护者抱着婴幼儿，另外一位引导者上前用声音、表情等来逗引婴幼儿，引起婴幼儿的注意。

（2）引导者可以握握婴幼儿的小手，照护者观察婴幼儿的表情，若婴幼儿出现紧张、焦虑时，照护者可以轻拍、抚摸婴幼儿的背部，缓解婴幼儿紧张的情绪。

（3）引导者再次逗引婴幼儿，如声音轻柔、面带微笑地向婴幼儿打招呼，并再次尝试触摸。婴幼儿如此反复几次，婴幼儿可能会和引导者有所接触和互动。

温馨提示：引导者在与婴幼儿互动的过程中，不能操之过急，需要估计婴幼儿的情绪和情感，逐步地接近婴幼儿。若婴幼儿由于惊恐而拒绝互动时，应立即停止与婴幼儿的接触互动，等婴幼儿情绪恢复愉悦时再做尝试。

活动评析：认识新朋友的活动，可以增进婴幼儿的人际交往能力，扩大其交往范围。

三、婴幼儿综合发展活动——香香的水果[②]

活动目标：

（1）丰富婴幼儿对各种水果的认知，丰富嗅觉体验，从而刺激其嗅觉发育，提高嗅觉

---

① 王穗芬，马梅，陈莺. 婴幼儿教养活动（0～6个月）［M］. 上海：复旦大学出版社，2010：42
② 王丹. 0～3岁婴幼儿家庭亲子游戏［M］. 福州：福建人民出版社，2015：14

的灵敏度。

（2）在游戏过程中发展婴幼儿的注意力，通过展示各种表情及反应，培养其各种情绪。

活动准备：草莓、橙子、柠檬等有香味的水果。

活动过程：

（1）在婴幼儿状态较好的时候，在桌上摆放装有各种水果切片的瓶子。

（2）照护者坐在桌前，抱着婴幼儿，先把一种水果切片放到婴幼儿鼻子下面，引导其闻一闻，并告诉婴幼儿这是什么味道。

（3）在闻的过程中，注意观察婴幼儿的脸，观察他的表情及反应。

温馨提示：当婴幼儿闻到气味时他可能会睁大眼睛，像是吃了一惊，或者笑起来，如果你把柑橘类的水果放到婴幼儿鼻子下面（他们通常不喜欢这种味道），他们有可能会皱眉，或是扭开脸。此外，玻璃瓶里的物品可以随着婴幼儿经验的增长进行更换，如干花、沐浴液、醋、姜、香菜等。

活动评析：对婴幼儿进行嗅觉刺激，能很好地提升婴幼儿对嗅觉的认知度和敏感度，对婴幼儿的嗅觉及整个感官系统的发育有很大的促进作用。

第四章

3~6月龄婴幼儿发展特点与照护要领

案例导读一

　　一个5个月大的婴儿正躺在地板上，她的旁边放着一些触手可及的玩具。她心满意足地注视着房间里另外五个孩子。不时伸出小手，随后便盯着一个玩具，并抚摸着。如果我们离得更近些，我们会看到这个宝宝的裤子上有些湿漉漉的痕迹。这时，她听到了脚步声并且看向声音传来的方向。然后我们看到了一个从正面走来的身影，并伴随着轻轻的声音："凯琳，你们一起玩，好不好？"

　　脚步越来越近，凯琳抬起头，先是看到了照护者的膝盖，然后照护者便完全出现在她的视野里。当照护者慈爱的脸靠近时，凯琳笑了，并发出咿咿呀呀的声音。这名照护者回应着，随后发现凯琳的裤子有些湿了。"哦，凯琳，你该换尿布了。"照护者轻声说道。凯琳回应着她，咿咿呀呀地说着话。

　　照护者伸出双手对凯琳说，"现在我要把你抱起来。"凯琳对照护者的姿势和话语做出回应，身体轻轻动了一下，继续微笑，咿咿呀呀。照护者把她抱起来，走向换尿布的地方①。

　　案例不仅仅是换尿布那么简单，以上场景我们看到凯琳与照护者之间的互动如何在尊重的基础上促进彼此的亲密关系。照护者与婴幼儿之间的亲密关系不会平白无故地产生，而是通过一点一滴的互动逐渐建立的。只有尊重的（respectful）、回应的（responsive）以及双向的（reciprocal）互动方式才能促进良好关系的构建。照料者与凯琳之间的互动无疑是回应式的，照护者及时回应儿童，儿童也及时回应照护者，

　　① 冈萨雷斯-米纳，埃尔. 婴幼儿及其照料者：尊重及回应式的保育和教育课程（第八版）［M］. 张和颐，张萌，译. 北京：商务印书馆，2016：3

在互动中的"回应"和"双向"之外，还有双方的尊重。当照护者走向凯琳时，有意放慢了脚步并且与凯琳交流，随后才去检查是否要为她更换尿布。我们经常看到一些照护者急切地冲到孩子面前，飞快地抱起孩子后就检查尿布是否需要更换，而在这一过程中，照护者完全不与孩子进行交流。请想象一下，如果你是这个孩子，会有什么样的感觉。这种行为说明了照护者缺乏对孩子的尊重。而在这个案例中，照护者先与凯琳说话交流，并且回应孩子的微笑和咿呀之声来延续这种交流①。

案例导读二

一天，一个大约 6 个月的女孩待在一个房间里，碰巧一位妇女走了进去，并把伞放在了桌子上，于是，这个孩子变得不安起来。小女孩对着那把伞看了好一会儿，然后开始哭起来。那位妇女以为她要那把伞，就拿起来，微笑着送到她面前。但小女孩把伞推到了一边并继续哭喊。那位妇女安抚她，但毫无用处，她变得更加焦躁不安。怎样才能使她不再哭闹呢？正当小孩不安之时，她那富有洞察力的母亲把伞从桌子上拿走，并把伞放到了另一间屋子里，小女孩立即安静了下来。使她不安的原因是那位妇女把伞放在了桌子上②。

儿童有一个对秩序极其敏感的时期，这是一个非常重要和神秘的时期，这种敏感从婴幼儿出生后第一年就出现，并一直持续到第二年。当婴幼儿看到一些东西放在恰当的位置时，他就会兴奋和高兴，从中我们可以看出婴幼儿对秩序的敏感表现。婴幼儿的秩序敏感在遇到麻烦的时候可能会表现得更加明显。案例中的小女孩发脾气可能就是由于这种敏感性。一件东西放错了地方，就严重打乱了这个小孩物放有序的记忆方式③。案例中的母亲了解婴幼儿的发展特点，并在观察小女孩的行为的基础上，给予适当支持，使小女孩的情绪快速平静了下来。

第一节　3～6 月龄婴幼儿发展特点

婴幼儿的脑部神经细胞迅速发展，好奇心、探索欲十分旺盛，他们不断触摸、摆弄物品，并把它放到嘴里，这是他们认识、理解世界的最初方式。这个阶段婴幼儿自理能力进一步增强，掌握了更多的动作，如自如转头、翻身、靠坐、伸手抓握……并能感受到周围环境的变化，逐渐与照护者建立亲密的互动关系。

① 冈萨雷斯-米纳，埃尔. 婴幼儿及其照料者：尊重及回应式的保育和教育课程（第八版）［M］. 张和颐，张萌，译. 北京：商务印书馆，2016：3
②③ 蒙台梭利. 童年的秘密［M］. 金晶，孔伟，译. 北京：中国发展出版社，2007：42-43

一、身体发育

（1）体格发育指标，详情参见表 4-1。

表 4-1 3～6 月龄婴幼儿体格发育指标

月龄	身长平均值（cm）		体重平均值（kg）		头围平均值（cm）	
	女	男	女	男	女	男
3 月	60.6	62.0	6.13	6.70	39.5	40.5
4 月	63.1	64.6	6.83	7.45	40.7	41.7
5 月	65.2	66.7	7.36	8.00	41.6	42.7
6 月	66.8	68.4	7.77	8.41	42.4	43.6

资料来源：中华人民共和国卫生部妇幼保健与社区卫生司. 中国 7 岁以下儿童生长发育参照标准［Z］. 2009-09

（2）开始长出乳前牙①。

（3）视力标准为 0.04 左右，能固定视物，看远约 75 厘米的物体②。

（4）多数下半夜无须喂奶，能一觉睡到天亮③。

（5）大便 1～3 次/天，血色素≥11 克④。

二、动作发展

（1）逐渐能从仰卧翻身到俯卧⑤。

（2）扶腋下能站直，双腿跳跃⑥。

（3）照护者扶着站立时，两脚会做出蹦跳的动作⑦。

（4）能主动玩玩具，开始将玩具从一只手换到另一只手，但仍显笨拙⑧。

（5）会撕纸⑨。

（6）能双手拿起面前的玩具，喜欢把东西放入口中⑩。

三、认知发展

（1）能用较长时间来审视物体和图形⑪。

（2）喜欢颜色鲜艳的玩具和图卡⑫。

（3）听到歌曲和摇篮曲会手舞足蹈⑬。

---

①②③ 中华人民共和国福建省教育厅. 福建省 0～3 岁儿童早期教育指南（试行）［Z］. 2008-10-26
④ 中华人民共和国上海市教育委员会. 上海市 0～3 岁婴幼儿教养方案［Z］. 2008-05-08
⑤⑥⑦ 同①
⑧ 同④
⑨⑩⑪⑫⑬ 同①

（4）会用目光找寻物品，如手中玩具掉了，会用目光找寻①。

（5）听到熟悉物品的名称，会用眼注视②。

（6）听到自己的名字会转头③。

（7）能根据不同的声音找不同的家人④。

四、语言发展

（1）有明显的发音愿望，可以和成人进行相互模仿的发音游戏⑤。

（2）咿呀作语，开始发辅音，如 d、n、m⑥。

（3）无意中会发出"爸"或"妈"的音⑦。

（4）能和成人一起"啊啊""呜呜"地聊天⑧。

（5）会听成人的语言信号⑨。

（6）开始注意看图书，常抓起书试着放进嘴里⑩。

五、情感与社会性发展

（1）会对着镜子中的像微笑、发音，会伸手试拍自己的镜像⑪。

（2）开始辨认生人、熟人，对生人会注视或躲避等，对熟人反应愉悦⑫。

（3）独处或别人拿走他的小玩具时会表示反对⑬。

（4）高兴时大笑，会用哭声、面部表情和姿势动作与人沟通⑭。

（5）对亲切的语言表示愉快，对严厉的语言表现出不安或哭泣等反应⑮。

（6）对教养者有明显依恋⑯。

知识窗

4~6 月龄婴幼儿经典实验

宝宝有害怕"悬崖"吗——儿童深度知觉实验

视觉悬崖实验是沃克和吉布森（Walk&Gibson，1961）对 36 名年龄在 1~6 月的婴幼

---

① 中华人民共和国上海市教育委员会. 上海市 0~3 岁婴幼儿教养方案［Z］. 2008-05-08
②③④⑤⑥⑦⑧⑨ 中华人民共和国福建省教育厅. 福建省 0~3 岁儿童早期教育指南（试行）［Z］. 2008-10-26
⑩⑪ 同①
⑫⑬ 同②
⑭ 同①
⑮⑯ 同②

儿进行的一项关于深度知觉的经典实验。深度知觉，是对同一物体的凹凸程度或不同物体的远近程度的知觉。

1. 实验目的

通过实验考察婴儿是否爬向具有悬崖特点的一侧，了解婴儿深度知觉的特点。

2. 实验过程

视觉悬崖的组成：一张特制的1.2米高的桌子，顶部是一块透明的厚玻璃，桌子的一半（浅滩）是用红白格图案组成的结实桌面，另一半悬崖是同样的图案，但它在桌子下面的地板上。在浅滩边上，图案垂直降到地面，虽然从上面看是直落到地的，但实际上有玻璃贯穿整个桌面。在浅滩和悬崖的中间是一块0.3米宽的中间板，如下图所示。

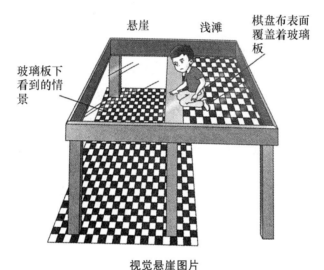

视觉悬崖图片

每个婴幼儿都被放在视觉悬崖的中间板上，让母亲先在深渊的一侧呼唤自己的孩子，然后再在浅滩的一侧呼唤自己的孩子。

3. 实验结论

27位母亲在浅滩的一侧呼唤她们的孩子时，所有的婴幼儿都爬过中间板并穿过玻璃，然而当母亲在深渊的一侧呼唤他们时，只有3名婴幼儿极为犹豫地爬过视觉悬崖的边缘，这说明婴幼儿已经意识到视觉悬崖深度的存在。

4. 实验启示

婴幼儿很早就具备了深度知觉能力，但发展水平不如成人，婴幼儿的深度知觉能力随着年龄递增不断发展且具有个体差异，照护者在平时活动时既要给予孩子足够的探索空间，又要关注孩子的安全。

资料来源：罗秋英. 学前儿童心理学［M］. 上海：复旦大学出版社，2017：40

第二节 3～6 月龄婴幼儿的照护要领

一、身体发育照护要领

1. 坚持母乳喂养，根据需求添加辅食

世界卫生组织建议坚持纯母乳喂养至 6 个月，并根据婴幼儿发育情况适时添加辅食。奶制品摄入量、辅食能量及营养应充足，并逐步形成定时进食的习惯。婴幼儿从 6 个月开始就需要经常摄入多样化的辅食，这些辅食含有帮助婴幼儿身体和大脑快速成长所需的微量营养素①。辅食添加应遵循：从稀到稠、从一种到多种、从少量到适量、从细到粗，不加盐，不吃含糖量高、油炸的食物，少量多餐的原则。辅食添加顺序为：强化铁米粉，菜泥，果泥，动物性食物如肉泥、肝泥、蛋黄、鱼泥等②。

2. 巩固有规律的生活作息，创设安全、卫生的环境

婴幼儿满四个月时，已经形成较为固定的日常生活规律：进食、小睡、洗澡、最后的长睡。规律能带来可预测性，一方面有助于增强婴幼儿的安全感，另一方面可以更好地安排时间和活动③。

这个阶段的婴幼儿常用手和口探索物品，例如，婴幼儿常常看见东西，拿起来，放到嘴里。照护者要及时清洗、按时检查、定期消毒婴幼儿接触的物品。保证环境的清洁、卫生、安全。

3. 出牙期的"护理"

这个阶段，婴幼儿将开始长牙，首先开始长出门牙（可能是上牙，也可能是下牙），长牙可能导致婴幼儿过度流口水及喜欢咀嚼硬物品④，照护者应及时帮婴幼儿擦干口水，保持婴幼儿皮肤的清洁与干燥。当婴幼儿出现牙床发痒、疼痛等不适，也可以为婴幼儿准备磨牙饼干、牙胶等物品缓解。婴幼儿每次进食后及临睡前可喝些水，起到清洁口腔、保护乳牙的作用⑤。

---

① United Nations International Children Fund & World Health Organization. Nurturing care for early childhood development：a framework for helping children survive and thrive to transform health and human potential ［R］. 2018

② 中华人民共和国青岛市教育局. 青岛市 0～3 岁婴幼儿教养指导纲要（试行）［Z］. 2014-11-17

③ 谢尔弗. 美国儿科学会育儿百科 ［M］. 陈铭宇，周莉，池丽叶，译. 北京：北京科学技术出版社，2015：197

④ 同③214

⑤ 同②

二、动作发展照护要领

1. 大肌肉动作的发展

随着神经、肌肉系统的发展，4～6月龄婴幼儿的头颈以及背部的控制力量逐渐成熟，已经能主动翻身、学坐或支撑坐了。视野更加开阔，腿部更有力量，行动也更加自如。照护者可经常利用玩具使婴幼儿练习翻身、俯卧抬胸、拉坐和靠坐等，适当扶婴幼儿腋下使其直立跳跃[①]。

（1）继续强化抬头或转头

照护者可以利用各种体位和姿势，继续锻炼婴幼儿抬头和转头，如竖直抱婴幼儿时，引导婴幼儿观察周围的环境；也可在婴幼儿仰卧位时，通过呼唤或逗引，继续训练婴幼儿抬头或转头。

（2）鼓励翻身

鼓励婴幼儿侧卧位和俯卧位翻身，翻身初期，婴幼儿翻过身后会将一只手臂压在身体下面，照护者可适当协助，帮助婴幼儿将手放好，使其逐渐掌握翻身的能力。习得翻身技能后，婴幼儿常常不知不觉地从仰卧位翻到侧卧位或俯卧位。

（3）提供靠坐环境

这个阶段的婴幼儿已经具备拉坐、扶坐、靠坐和独坐的能力。可以适当进行拉坐练习：婴幼儿仰卧时，成人双手握住婴幼儿的双手，轻轻将婴幼儿拉坐起来，帮助婴幼儿伸展和锻炼上身肌肉力量。5个月时可以为婴幼儿提供靠坐的环境，帮助婴幼儿练习靠坐，初期常常呈现身体前倾和腰部后突等特点，照护者要给予适当的协助，帮助婴幼儿腰、背呈一条直线，随后可根据情况慢慢减少支撑。照护者要注意这个阶段的婴幼儿肌力弱，每次不宜坐太久。

（4）积极为爬行做准备

在婴幼儿抬头、转头动作熟练后，有时会以腹部为支点打转，这时可以为爬行做准备。可在婴幼儿俯卧位时，将玩具在前方，鼓励婴幼儿伸手去抓，照护者可将手放在婴幼儿脚底，帮助婴幼儿前进。

2. 发展推碰、触摸和抓取动作

4～6个月，婴幼儿开始有随意抓握动作。随意抓握动作的出现是手部动作的一个重大发展[②]。但这个阶段婴幼儿手指的活动能力仍然受到一些原始反射的影响，手部的灵活性仍然不够，常常用掌心抓握。在日常照护中，照护者可为婴幼儿准备形状、大小不同的

① 中华人民共和国青岛市教育局. 青岛市0～3岁婴幼儿教养指导纲要（试行）[Z]. 2014-11-17
② 吕云飞，钟暗华. 婴幼儿心理发展与教育 [M]. 开封：河南大学出版社，2010：28

玩具，促进其推碰、触摸和抓取的动作①。照护者可引导婴幼儿练习主动伸手抓取颜色鲜艳、有趣的物品，鼓励婴幼儿双手自玩、双手换物等动作。在培养婴幼儿手部肌肉灵活性的同时，一定要注意安全，避免婴幼儿误吞物品。

三、认知发展照护要领

感知觉是婴幼儿出生后认识世界和自我的主要手段，视觉、听觉、触觉、味觉、嗅觉等感知觉是人类早期最初的认识活动方式，为婴幼儿开启了认知的大门②。

1. 提供丰富的刺激，促进多感官发展

确保安全的情况下，鼓励婴幼儿多看、多听、多触摸，充分调动多种感官。创造多种发展观察力的条件，使婴幼儿醒时能看到成人和周围的物体③。生活中常见的物品都可以和婴幼儿说一说，让他摸一摸，能拿的拿一拿。有气味的物体可以让婴幼儿闻一闻，如水果、花、香皂等。也可以给婴幼儿播放优美、舒缓的音乐，给他听生活中各种不同的声音，如动物、交通工具、自然界的声音等，促进婴幼儿多感官的发展。

2. 通过感官，促进其对周围环境的反应能力

6 个月左右的婴幼儿对周围环境的兴趣大为提高，能注视周围更多的人和物④，日常照护中可培养婴幼儿对周围环境的反应能力，可经常呼唤婴幼儿的名字，让婴幼儿对照护者的呼唤有转头、注视等反应。也可经常用说话声、玩具声逗引婴幼儿寻找声源⑤。促进其对周围环境的反应能力，提高婴幼儿的适应能力。如在"听音找物"游戏中，通过用带声响的玩具在一处发声，同时和婴幼儿沟通："这是什么声音啊""声音在哪里呢？"如果婴幼儿没有反应，可让玩具再次发声，直到引起婴幼儿的注意。也可通过"寻找丢失玩具"的游戏：将玩具在孩子眼前展示，引起婴幼儿注视，然后从上到下落地并发出声音，观察婴幼儿能否用眼睛追随寻找，并鼓励。

四、语言发展照护要领

1. 逗引发音并积极回应

婴幼儿的语言学习过程分为多个阶段。从出生起，他就会聆听人们发出的各种声音并观察人们如何相互交流，从中获取语言信息⑥。从 4 个月起，婴幼儿的发音增加

---

① 李石君. 婴幼儿心理和教育［M］. 北京：北京出版社，1982：19

② 徐小妮. 0～3 岁婴幼儿教养教程［M］. 上海：复旦大学出版社. 2011：18

③④ 中华人民共和国卫生部妇幼卫生局. 三岁前小儿教养大纲（草案）［Z］. 1981-06

⑤ 中华人民共和国上海市教育委员会. 上海市 0～3 岁婴幼儿教养方案［Z］. 2008-05-08

⑥ 谢尔弗. 美国儿科学会育儿百科［M］. 陈铭宇，周莉，池丽叶，译. 北京：北京科学技术出版社，2015：

202

了很多重复的、连续的音节，婴幼儿发音较多的是对照护者的社会性刺激做出的反应，仿佛进行说话交谈①。当婴幼儿感受到愉悦、兴奋，也会发出声音，照护者要经常与婴幼儿交谈、游戏、逗引，创造一切机会鼓励婴幼儿发音，当婴幼儿发音时，要积极回应。

2. 重复简单而清楚的发音

婴幼儿在 4 个月大时，不仅会开始留意你讲话的方式，还会开始关注你发出的单个音节②。照护者除了要提供足够数量的语言刺激外，还要保证语言的质量，跟婴幼儿说话必须保证语句简明，吐字清楚③。照护者也可和婴幼儿面对面，引导婴幼儿看口型，结合实物，模仿发音，有表情地发出各种单个音节，如"a-a""o-o""ba-ba""ma-ma"。

五、情感与社会性发展照护要领

1. 创设适宜环境，培养积极情绪

环境包括物质环境和精神环境，环境不仅是婴幼儿生活、游戏和学习的场所，也是重要的教育资源④。照护者在日常生活中要为婴幼儿营造宽松、充满亲情的心理环境，以关爱、接纳、尊重的态度与婴幼儿主动交往，并通过与婴幼儿适当的身体接触，满足婴幼儿爱抚、亲近、搂抱等情感需求⑤。

游戏可以使婴幼儿产生积极的情绪，增强与照护者的互动。培养婴幼儿的良好情绪，可通过"藏猫猫""照镜子""举高高""拉大锯"等各种适宜本年龄段的游戏，让其感受到愉悦，满足情感的需要。

2. 扩大交往范围，提高社会适应能力

5～6 个月的婴幼儿开始认生，能区分熟悉的人和陌生人。认生是婴幼儿认识能力发展过程中的重要变化，一方面体现了婴幼儿感知辨别能力和记忆能力的发展，他能清楚地记得不同人的脸；另一方面，也表现了婴幼儿情绪和人际关系的发展，他出现了对亲人的依恋和对熟悉程度不同的人持不同态度⑥。照护者要多为婴幼儿提供与人交往的环境，多带婴幼儿去陌生环境、接触陌生人，提高婴幼儿的社会适应能力。在培养婴幼儿能力的同时也关注婴幼儿的心理发展及安全感的建立，不要在生人刚来时突然离开婴幼儿。

① 张明红. 婴幼儿语言发展与教育［M］. 上海：上海科技教育出版社，2017：64
② 谢尔弗. 美国儿科学会育儿百科［M］. 陈铭宇，周莉，池丽叶，译. 北京：北京科学技术出版社，2015：202
③ 韦钰. 0～3 岁孩子家庭教育［M］. 桂林：广西师范大学出版社，2015：50
④⑤ 中华人民共和国福建省教育厅. 福建省 0～3 岁儿童早期教育指南（试行）［Z］. 2008-10-26
⑥ 陈帼眉. 学前心理学［M］. 北京：人民教育出版社，2003：32-33

第三节 适合 3～6 月龄婴幼儿的活动

适合 3～6 月婴幼儿的活动主要有：大摆钟、飞机起飞了、手抓摇铃、妈妈藏猫猫、拉大锯、宝宝坐起来、双手传递、开心撕纸、荡秋千、照镜子、骑大马、翻身烙饼、苹果长在大树上、和妈妈一起跳舞等。

一、婴幼儿认知发展活动——照镜子[1]

活动目标：培养婴幼儿的观察能力，促进自我意识的发展。

物品准备：镜子。

活动过程：

(1) 照护者抱着婴幼儿在镜子前面，让婴幼儿看到镜子中的自己。

(2) 照护者引导婴幼儿用手触摸镜子，并对婴幼儿说："镜子可真光滑呀，让宝宝也摸一摸。"

(3) 照护者鼓励婴幼儿向镜子中的自己招手，然后指着镜子让婴幼儿看，并说："你好呀，小宝宝。"

温馨提示：婴幼儿还不知道镜中的人是他自己，照护者可以引导婴幼儿对着镜子微笑、点头、说话、与镜中的人玩。照护者可以在婴幼儿 4～6 个月时一起互动反复玩这一游戏。

活动评析：婴幼儿的自我意识并未开始发展，可以通过有意识的引导促进婴幼儿自我意识的发展，4～5 月龄婴幼儿能够望着镜子中的人影笑，慢慢开始有自我意识的萌芽，直到 2～3 岁时才发展到最强烈的时期，出现自我中心。在这个游戏中，照护者引导婴幼儿用手触摸镜子、鼓励婴幼儿向镜子中的自己打招呼，为婴幼儿后期区分镜子中的自己和现实中的自己做准备，从而更好地促进婴幼儿自我意识的发展。

二、婴幼儿动作发展活动——苹果长在大树上[2]

活动目标：引发婴幼儿的愉快情绪，刺激内耳平衡器官发展。

活动方法：这个阶段婴幼儿前身肌肉控制力量已经较好，每天可以将婴幼儿高高举过

---

[1] 流动人口服务中心. 国家婴幼儿托育服务［EB/OL］.［2020-03-10］. https://mp. weixin. qq. com/s/yH3P4iTxGlk63UVgn_sh9A

[2] 陈宝英，刘宏，王书荃，等. 新生儿婴儿护理养育指南［M］. 北京：中国妇女出版社，2018：197

头晃一晃，放下来，再举起来，如此反复，逗引婴幼儿产生愉快情绪。游戏时可以配合儿歌：

苹果长在大树上（举起婴幼儿过头）；

掉下来，掉下来，掉下来（分三次逐渐将婴幼儿放低）；

刮风了（举婴幼儿顺时针转一圈），掉下来（放下来）；

又刮风了（举婴幼儿逆时针转一圈），掉下来（降至最低）。

温馨提示：注意在举高的过程中动作不可过大、过猛，要慢、稳，待婴幼儿适应后再逐渐增加难度。

活动评析：这个游戏锻炼了婴幼儿的前庭功能，提高了平衡能力，提升了婴幼儿的胆量，是婴幼儿非常喜欢的游戏，游戏过程中常常哈哈大笑。

三、婴幼儿情感与社会性发展活动——和妈妈一起跳舞①

活动目的：

（1）激发婴幼儿对爬行的乐趣，提高婴幼儿身体对音乐的感知能力，促进大脑发育。

（2）通过与照护者的互动，培养婴幼儿的愉快情绪，增进与照护者的情感交流。

物品准备：小鸭玩具（音乐发音并能移动）。

活动过程：

（1）照护者和婴幼儿坐在爬行垫上，先玩一会儿小鸭（注意此时先不要打开玩具的开关），并用简单的语言向婴幼儿介绍小鸭。

（2）照护者打开小鸭玩具的开关，让小鸭一边播放音乐一边行走，吸引婴幼儿的注意力。

（3）照护者带婴幼儿一起跟着小鸭的音乐"跳舞"。在舞动时，照护者做"引导者"，随着音乐节奏，双手轻柔地握住婴幼儿的手、胳膊或脚，帮助婴幼儿做全身性的运动。

（4）照护者在带婴幼儿跳舞时，小鸭会逐渐爬离婴幼儿和照护者，这时，照护者可通过牵引婴幼儿双手的方式引导其趴下，通过"爬"的动作使其融入舞蹈，鼓励其去追小鸭，尝试练习爬行。

温馨提示：如果婴幼儿不会爬或不愿意爬，照护者可示范爬行的动作。游戏的过程中，照护者要多鼓励婴幼儿，如"宝宝跳得很好，咱们一起爬起来，去追小鸭子啦!"在婴幼儿熟悉上述游戏后，照护者可进行拓展，变化游戏的玩法，如：照护者可以用手从婴幼儿的腋下，将其轻轻抱起，婴幼儿依托着照护者站立，然后随着小鸭子音乐左右摆动、

---

① "养育未来"项目编写组. 婴幼儿早期发展活动指南1（6～12月龄）［M］. 上海：上海科学技术出版社，2017：8

舞动。

活动评析：婴幼儿的动作发展一般从头部开始，然后是肩膀、手臂等，这个阶段的婴幼儿上肢已经发育得很好（如可以坐起来），但双腿的力量还有些欠缺，往往不能爬行，照护者可逐渐引导婴幼儿进行爬行，激发其爬行乐趣。

第五章

6～9月龄婴幼儿发展特点与照护要领

🔔 案例导读一

"我的宝宝快8个月了，一直是我带的，他爸爸天天上班没有太多时间和宝宝一起玩。最近宝宝太依赖我了，就连他爸爸抱他的时候都要我跟在旁边，要不就又哭又闹。我都不知道该怎么办了……"

"我儿子7个月，刚会认生，如果有陌生人抱他，他会哭闹，但是对我离开去上班却没什么反应。宝宝为什么不依恋我？"①

案例中不同的婴儿对母亲有不同的依恋。在婴儿对父母的依恋研究中发现，依恋有四种风格：回避型、安全型、矛盾型和平淡型。

回避型依恋：这类婴幼儿无论妈妈在不在身边都很少理会，甚至回避。造成这种情况的原因，一是妈妈对孩子的情感需要不敏感，很少给孩子带来温情和愉快的感觉；二是孩子由很多人抚养，没有形成对妈妈一个人的依恋。

安全型依恋：喜欢和妈妈亲近但不黏人，妈妈的暂时离开会让孩子伤心，但是妈妈回来后很快可以安抚好。这类孩子的妈妈往往对孩子的情感需要比较敏感。

矛盾型依恋：这一类孩子对妈妈的依恋非常痛苦，既无法忍受妈妈的离开，也难以原谅妈妈的回来。这类孩子的母亲往往情绪变化大，对孩子的情感需要做出的反应不一致。有时候对孩子亲近、依恋，而当孩子痛苦反抗时，又会对孩子非常粗暴。

平淡型依恋：这类孩子对妈妈既不冷淡也不排斥。目前，独生子女大多受到爸爸妈妈和祖父母的双重照顾。在宝宝依恋风格形成的过程中，多数妈妈已经回到工作岗位，又由于祖父母或者外聘的保姆很少会断然拒绝孩子的要求或无端地对孩子动怒，因此宝宝们的依恋对象不一定是妈妈，宝宝虽然对妈妈不亲近但能够与妈妈和谐相处②。

---

① ② 周念丽，樊红俊. 解读宝宝的依恋［J］. 健康人生，2013（8）：35

案例导读二

　　7个月大的仔仔躺在婴儿床上哇哇大哭，一阵熟悉的声音从隔壁房间传来："仔仔，我知道你饿了，我马上就来哦……"听到奶奶的话，仔仔暂时停止了哭泣。奶奶拿着温好的奶瓶匆忙跑进来："饿坏了吧，我的仔仔？"仔仔再次抽泣起来。"好了好了，我们这就喝奶哦。"奶奶把奶瓶放在小窗旁边的桌子上，接着赶紧弯下腰，一只胳膊伸到孩子颈下，另一只胳膊从孩子臀部绕了进来，轻轻地抱起孩子坐在旁边舒适的椅子上，仔仔的哭声逐渐减弱，紧绷着身体，盯着奶奶的面孔，期待着接下来要发生的事情。

　　奶奶拿过奶瓶，仔仔用力扭动身体，嘴巴出现吮吸动作并用力地够向奶瓶。当终于含住奶嘴时，他眯着眼睛，急切而又欢快地吸着，小拳头紧紧握着。"仔仔你饿坏了，是不是？好好喝吧，哈哈哈。"奶奶柔和地说道。

　　过了一会儿，仔仔放缓了吮吸的速度，整个身体也开始放松下来……奶奶调整了一下坐姿，继续拥抱着他。几分钟后，仔仔睁开眼睛看着奶奶，他停止了吮吸，吐出奶嘴，露出满意的表情。奶奶面带微笑地看着他，同时发出一个亲吻的声音，仔仔依偎在奶奶怀里，"吧唧"了下嘴唇，露出了灿烂的笑容……①

　　案例中的照护者通过声音交流、眼神交流、肢体接触等回应方式积极地跟孩子互动，这些高质量的照护行为有助于成人和孩子之间建立亲密的关系，有助于儿童依恋关系的建立。"依恋"是指两个人间的情感纽带，这对婴幼儿的发展非常重要，是确保婴幼儿获得情感和生理双重呵护的最自然的方式。

　　根据依恋的发展路径，0～3岁婴幼儿照护者应大力促进其依恋关系的发展。婴幼儿生来就具有促进他们依恋发展的能力，如哭声是婴幼儿寻求照护者做出回应的信号之一。随着婴幼儿不断长大，他们会把父母或其他熟悉的照护人，包括托育机构的教师视为"信任港湾"，从而获得勇气去探索、去交往。我们经常发现，孩子们在玩乐时常常会环顾熟悉的成人是否还在附近。随着婴幼儿的长大，在接受照料的过程中主动行为能力不断发展，他们就能从依恋关系中培养自主性，自主性是2～3岁幼儿期要完成的主要任务，而信任性是自主性发展的基础②。

第一节　6～9月龄婴幼儿发展特点

　　婴幼儿在半岁以后，明显的变化是动作比以前灵活了，表现在身体活动的范围比以前

---

①②　乌焕焕，李焕稳．0～3岁婴幼儿教育概论［M］．北京：北京师范大学出版社，2019：46—47

扩大，双手可以模仿多种动作，还逐渐出现语言的萌芽，亲子依恋关系也益加巩固①。照护者应该努力去理解婴幼儿的需要，这样才可以给他们提供一个适宜的生长环境，使他们得到满足。只有这样，才能开辟教育的纪元，给人类带来帮助②……

一、身体发育

（1）体格发育指标，详情参见表 5-1。

表 5-1　6～9 月龄婴幼儿体格发育指标

月龄	身长平均值（cm）		体重平均值（kg）		头围平均值（cm）	
	女	男	女	男	女	男
6 月	66.8	68.4	7.77	8.41	42.4	43.6
7 月	68.2	69.8	8.11	8.76	43.1	44.2
8 月	69.6	71.2	8.41	9.05	43.6	44.8
9 月	71.0	72.6	8.69	9.33	44.1	45.3

资料来源：中华人民共和国卫生部妇幼保健与社区卫生司. 中国 7 岁以下儿童生长发育参照标准 [Z]. 2009-09

（2）上颌、下颌长出乳旁切牙③。

（3）视力标准约为 0.1④。

二、动作发展

（1）独坐自如⑤。

（2）扶腋下能站，站立时腰、髋、膝关节能伸直⑥。

（3）会趴着，手脚并用地爬⑦。

（4）用拇指和食指捡起小物体⑧。

（5）能拨弄桌上的小东西，摇有声响的小件物品⑨。

（6）能换手接物，双手拿两物对敲⑩。

三、认知发展

（1）能用眼睛找所问的东西⑪。

---

① 陈帼眉. 学前心理学 [M]. 北京：人民教育出版社，2003：35

② 蒙台梭利. 童年的秘密 [M]. 金晶，孔伟，译. 北京：中国发展出版社，2007：62

③④⑤　中华人民共和国福建省教育厅. 福建省 0～3 岁儿童早期教育指南（试行）[Z]. 2008-10-26

⑥⑦⑧　中华人民共和国上海市教育委员会. 上海市 0～3 岁婴幼儿教养方案 [Z]. 2008-05-08

⑨⑩　同③

⑪　中华人民共和国卫生部妇幼卫生局. 三岁前小儿教养大纲（草案）[Z]. 1981-06

(2) 会寻找隐藏起来的东西，如拿掉玩具上的盖布①。

(3) 会关注有吸引力的物体，并反复观察其特点和变化②。

(4) 注意观察大人行动，喜欢模仿大人动作③。

(5) 能分辨地点，喜欢熟悉的环境④。

(6) 尝试做出一系列的、有计划的行为，如从椅子上起来，爬向玩具，挑出彩球⑤。

四、语言发展

(1) 能用简单语言做回答性动作，如说"再见"会招手，说"谢谢"会点头⑥。

(2) 能反复发出"ma-ma""ba-ba"等音节，能重复发出某些元音和辅音⑦。

(3) 试着模仿成人声音，发音越来越像真正的语言⑧。

(4) 会试着翻书，喜欢以前听过的故事⑨。

(5) 听懂成人对自己的召唤⑩。

(6) 会用自己的语音来表达不同的情绪⑪。

(7) 懂得一些常用词语的意思，会用简单的动作表示⑫。

五、情感与社会性发展

(1) 表现出喜爱家庭人员，对熟悉的喜欢他的成人伸出手臂要求抱⑬。

(2) 对照护者表现出依恋和喜爱，对陌生人会有害怕、拒绝等情绪反应⑭。

(3) 对照护者表示肯定或否定的面部表情有不同的反应⑮。

(4) 喜欢和照护者玩重复的游戏，如拍手、再见、躲猫猫等游戏，交流情感⑯。

---

① 中华人民共和国上海市教育委员会. 上海市 0～3 岁婴幼儿教养方案［Z］. 2008-05-08
② 中华人民共和国福建省教育厅. 福建省 0～3 岁儿童早期教育指南（试行）［Z］. 2008-10-26
③ 同①
④ 同②
⑤ 同①
⑥ 中华人民共和国卫生部妇幼卫生局. 三岁前小儿教养大纲（草案）［Z］. 1981-06
⑦ 同②
⑧⑨ 同①
⑩ 同②
⑪⑫⑬ 同①
⑭⑮ 同②
⑯ 同①

知识窗

6～9月龄婴幼儿经典实验

看不见就是不存在吗——儿童客体永久性实验

1. 实验目的

通过实验了解婴幼儿对被遮挡的物体依旧存在的现象有不同的反应。

2. 实验过程

(1) 皮亚杰对当时只有7个月大的女儿杰奎琳进行观察。

(2) 杰奎琳把一只塑料鸭子掉到了被子上，然后用被子盖住了，这样她就看不见鸭子了。

(3) 尽管杰奎琳清楚地看到她把鸭子掉到什么地方了，但她丝毫没有尝试捡起鸭子。

(4) 皮亚杰把鸭子又放回到杰奎琳可以看到的地方，当她就要抓住鸭子的时候，皮亚杰又慢慢地把鸭子藏到被单下面。

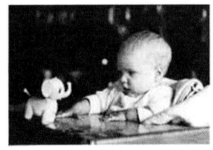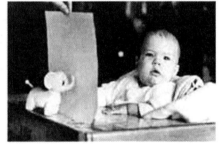

皮亚杰的客体永久性实验①

3. 实验结论

杰奎琳看得见鸭子时，明明对那只鸭子很感兴趣；但只要鸭子从她视野里消失，她就好像完全忘记了一样，还是没有去寻找。直到9～10个月，皮亚杰才看到杰奎琳开始寻找那些藏起来的东西。

4. 实验启示

婴幼儿的发展是有规律的，我们要根据婴幼儿发展的规律开展适宜的教育。这个阶段是发展客体永久性的关键时期，平时可以多和婴幼儿玩一些藏找游戏，帮助婴幼儿巩固客体永久性的概念，提高其认知水平。

资料来源：边玉芳，等. 儿童发展心理学［M］. 杭州：浙江教育出版社，2015：22

---

① 洪秀敏. 儿童发展理论与应用［M］. 北京：北京师范大学出版社，2015：103

第二节 6～9 月龄婴幼儿的照护要领

一、身体发育照护要领

1. 继续母乳喂养，合理添加辅食

6～12 月龄婴幼儿营养需要的主要来源是奶类，建议每天应首先保证 600～800 毫升的奶量，以保证婴幼儿正常的体格和智力发育。坚持母乳喂养，如果母乳喂养不能满足需要时，及时添加配方奶。

随着婴幼儿消化器官及消化机能的逐渐完善，活动量、消耗热量的增加，母乳及奶制品无法满足婴幼儿的全面营养需求，要及时为婴幼儿添加辅食。并按照由少到多、由稀到稠、由细到粗的原则循序渐进地从糊状食物、泥糊状食物、碎末食物、固体食物的顺序，为婴幼儿提供多样、丰富的食物，帮助婴幼儿练习咀嚼，培养其对食物的兴趣。在制作辅食时，除可添加少量食用油外，应尽可能少糖、无盐、不加调味品[1]。照护者要注意每次添加新食物要密切观察婴幼儿是否有不良反应，适应 2～3 天后再添加其他食物。

照护者可首先补充含铁丰富、易消化且不易引起过敏的食物，如稠粥、蔬菜泥、水果泥、蛋黄、肉泥、肝泥等，逐渐达到每天能均衡摄入蛋类、肉类和蔬果类。辅食喂养频次由尝试逐渐增加到每日 1～2 餐，以母乳喂养为主。辅食的喂养数量由每餐 10～20 毫升（约 1～2 勺），逐渐增加到 125 毫升[2]。

2. 制定科学的生活制度

照护者要为婴幼儿制定合理的一日生活作息制度，合理安排饮食、睡眠、运动、游戏等各项活动的时间，培养婴幼儿良好的生活卫生习惯。生活制度的执行既要有稳定性又要有灵活性。注意每项活动的时间不宜过长，注意动静交替、室内活动和室外活动相结合[3]。

3. 创设安全、卫生的环境

伴随着婴幼儿动作的逐渐发展，探索的欲望和能力逐步加强，照护者要给婴幼儿提供一个安全并能促进其发育的环境，供他自由地探索和移动[4]。首先，婴幼儿生活的环境必须是安全的，要注意家具摆放的位置，使婴幼儿远离刀、热水瓶、电器、药物等危险物

---

[1] 中国营养学会. 中国居民膳食指南 [M]. 拉萨：西藏人民出版社，2008：172

[2] 国家婴幼儿托育服务. 国家卫健委《婴幼儿辅食添加营养指南》(WS/T678—2020)[EB/OL]. [2020-08-12]. https://mp.weixin.qq.com/s/cymuY8-Ze2eRyjxM6X_Afg

[3] 中华人民共和国福建省教育厅. 福建省 0～3 岁儿童早期教育指南（试行）[Z]. 2008-10-26

[4] 谢尔弗. 美国儿科学会育儿百科 [M]. 陈铭宇，周莉，池丽叶，译. 北京：北京科学技术出版社，2016：215

品，保证阳台、门窗、栏杆等设施的牢固，以确保婴幼儿的安全①。其次，要为婴幼儿提供方便、卫生、易消毒的生活设施和玩具，并做到定期检查，及时消毒，保证环境的安全与卫生。

4. 提供自我服务的机会，培养良好的生活习惯

7～9月龄的婴幼儿能自己拿着饼干咀嚼吞咽②，照护者可提供机会培养婴幼儿自己拿饼干吃，自己扶奶瓶喝奶。引导婴幼儿配合成人为其穿衣、剪指甲、理发等活动，对引导大小便的语音信号做出反应③。继续培养婴幼儿定时睡眠、自然入睡的习惯④。

二、动作发展照护要领

1. 遵循成长规律，促进动作发展

婴幼儿的动作发展遵循抬头—翻身—坐—爬—站立—行走的方向发展和逐渐成熟⑤。如：6～7个月的婴幼儿可通过翻身取得玩具；8～9个月的婴幼儿会爬，抓住栏杆能站起来，自己能从坐位到卧位，扶着能走几步⑥。照护者可提供机会继续用玩具引导婴幼儿练习翻身，也要为婴幼儿创设爬行空间，可用玩具引导婴幼儿爬的积极性⑦。

爬行不仅可以促进婴幼儿手、脚、眼的协调和全身肌肉的运动，扩大视野和活动范围，而且可以提高婴幼儿探索环境的兴趣，促进其认知发育，并为其站立和学步打下基础。学习爬行一般要经历：蠕动（原地打转）—匍匐爬—手膝爬三个阶段。照护者要为婴幼儿创设平坦、卫生的爬行空间，鼓励婴幼儿用力向前爬行，必要时用手轻推婴幼儿的脚掌协助，引导婴幼儿找到适合自己爬行的方式。

2. 锻炼双手配合和"五指分工"动作

半岁以后，婴幼儿开始用两只手配合拿东西，能够把一只手里拿着的东西放到另一只手里⑧。婴幼儿最初的动作，通常是整个手掌一把抓，7个月左右，婴幼儿在拿物品时，五指分工动作已逐渐灵活，即能把大拇指放在物体的一边，其他四指放在另一边⑨。不仅能把东西抓得更紧，而且能够根据物体的不同形状、大小或位置变化手的姿势，摆弄手中的物体。

6～7个月的婴幼儿会摇发响的玩具，8～9个月的婴幼儿能用拇食指将细小的物品捏起⑩。在日常照护中，可为婴幼儿提供沙槌、拨浪鼓、摇铃等乐器类的玩具，鼓励婴幼儿

① 中华人民共和国福建省教育厅. 福建省0～3岁儿童早期教育指南（试行）[Z]. 2008-10-26

② 中华人民共和国上海市教育委员会. 上海市0～3岁婴幼儿教养方案 [Z]. 2008-05-08

③④ 同①

⑤ 庞丽娟. 幼儿心理学 [M]. 北京：北京少年儿童出版社，1985：1

⑥⑦ 中华人民共和国卫生部妇幼卫生局. 三岁前小儿教养大纲（草案）[Z]. 1981-06

⑧⑨ 陈帼眉. 学前心理学 [M]. 北京：人民教育出版社，2003：35

⑩ 同⑥

两手对敲、摇晃，培养婴幼儿手腕的灵活性以及手眼协调能力；也可为婴幼儿提供两只手配合、用拇指与其他手指配合捏取的材料，如不同类型的食品（小馒头、磨牙饼干等），提高婴幼儿手指的灵活性和捏取技巧。婴幼儿在游戏期间，照护者要注意陪同并关注，以免他将这些小物件塞到口、鼻孔中等，发生危险。

三、认知发展照护要领

1. 拓展探索空间，了解行为尺度

这个阶段婴幼儿对周围环境的兴趣提高，能注视周围更多的人和物[①]，日常照护中要常带婴幼儿到户外感知周围环境和物体，学习指认、寻找周围的物品[②]。照护者在引导婴幼儿不断探索外界空间的同时，可鼓励其通过视觉、听觉、触觉、味觉、嗅觉等多种感官认识世界。如当婴幼儿在地板上爬来爬去，遇到不同的物体时，就可以告诉他这是什么。当婴幼儿拿到一个苹果时，可让他摸一摸、看一看、闻一闻、尝一尝，并告诉他说："这是苹果"。照护者既要为婴幼儿创造自由探索的空间，又要以恰当的方式规范婴幼儿的行为，确保安全。

2. 理解物体永久性，提高观察能力

7～9 个月的婴幼儿会寻找隐藏起来的东西，如拿掉玩具上的盖布[③]，会寻找掉下的玩具，喜欢玩躲猫猫一类的交际游戏，而且会笑得非常激动、投入[④]。这个阶段的婴幼儿已经开始理解"客体永久性"的概念：暂时看不到的人和物其实并没有消失，它是存在的，只是看不见了而已。可以通过和婴幼儿玩"躲猫猫""玩具去哪了"一类游戏，让婴幼儿通过藏找游戏，理解客体永久性概念，进一步提高婴幼儿的观察能力。

3. 满足好奇心，发展自我认知能力

这个阶段的婴幼儿对自然和生活中常见的事物产生了强烈的好奇心，开始尝试探索自己的身体部位，会用手指捅自己的鼻子、嘴、鼻孔等，喜欢玩自己的手、脚，照护者可多和婴幼儿玩照镜子和指认五官等游戏，引导婴幼儿了解生活中常见的事物和自己的身体，发展自我认知能力。

四、语言发展照护要领

1. 引导婴幼儿尝试简单的发音

婴幼儿满半岁之后，喜欢发出各种声音，发出的音节比以前更清楚，能发出许多重复

---

① 中华人民共和国卫生部妇幼卫生局. 三岁前小儿教养大纲（草案）［Z］. 1981-06
② 中华人民共和国福建省教育厅. 福建省 0～3 岁儿童早期教育指南（试行）［Z］. 2008-10-26
③④ 中华人民共和国上海市教育委员会. 上海市 0～3 岁婴幼儿教养方案［Z］. 2008-05-08

连续的音节，如"ba-ba"，好像是叫爸爸，其实不代表任何意义，他还可以发出一些不同音节的连续声音，听起来像说话，但其实不是①。照护者可以引导婴幼儿将这些音节与具体的事物相联系，逐步形成条件反射，音节也有了意义。比如，当婴幼儿发出"ba-ba"这个音时，爸爸就出现在婴幼儿面前并对他做出回应。婴幼儿逐渐就会把"ba-ba"这个音节与爸爸这个称谓相联系。

2. 言行并举，促进婴幼儿的语言理解能力

这个阶段的婴幼儿的语言进入动作表现阶段，即通过动作表现出想交流的愿望，动作在发音的过程中的作用越来越大，许多婴幼儿一边做动作一边发音②，照护者要帮助婴幼儿逐渐建立语言和动作的联系。培养婴幼儿在照护者的提醒下，做一些简单的动作③。如家长上班之前和婴幼儿说"再见"，同时握住他（她）的小手臂挥一挥表示再见；家里来客人了，拿着婴幼儿的小手拍拍表示"欢迎"；……以此提高婴幼儿对语言的理解和表现能力。也可以通过和婴幼儿玩"听指令，做动作"的游戏提高孩子对语言的理解能力。

3. 创设环境，增强语言感知

日常照护中可结合婴幼儿的生活起居（喝奶、入睡前）播放一些轻柔、宁静、优美、欢快的音乐或歌曲，增加语言游戏，提供适合该阶段的图书或有声读物，也可结合生活游戏情景和婴幼儿说一些朗朗上口的儿歌，为婴幼儿创设积极的语言环境，增强其对语言的感知。

五、情感与社会性发展照护要领

1. 正确对待分离焦虑，培养安全型依恋

7～9 个月的婴幼儿已经开始对主要照护者建立情感上的依恋关系。对主要照护者表示出依恋和喜爱，对陌生人会有害怕、拒绝等情绪反应④。具有稳定的安全依恋是指婴幼儿既乐于亲近和信赖照护者，又对客观事物表现出极大的关注和探索欲望。依恋关系能否健康稳定发展，对其一生的身心健康都有重要影响⑤。照护者在日常照护中可通过与婴幼儿适当的身体接触，满足其爱抚、亲近、搂抱等情感需求，培养其安全型依恋关系。

婴幼儿与主要照护者分开会表现出明显的不安与哭闹，这是婴幼儿正常的情绪表现。

① 陈帼眉. 学前心理学［M］. 北京：人民教育出版社，2003：35
② 赵凤兰. 0～3 岁婴幼儿智能开发与训练［M］. 上海：复旦大学出版社，2011：32
③ 中华人民共和国卫生部妇幼卫生局. 三岁前小儿教养大纲（草案）［Z］. 1981-06
④ 中华人民共和国福建省教育厅. 福建省0～3岁儿童早期教育指南（试行）［Z］. 2008-10-26
⑤ 张梅，马梅. 婴幼儿教养活动（7～12 月）［M］. 上海：复旦大学出版社，2010：27

可通过安抚、逐步增加分离时间、"躲猫猫"游戏等不断强化婴幼儿客体永久性概念，降低分离焦虑，帮助婴幼儿建立良好的依恋关系。

2. 提供同伴交往机会，建立社会交往意识

这个阶段的婴幼儿，开始主动对同伴表示友好[1]，应鼓励婴幼儿进行同伴交往（同伴交往是同龄人之间或心理发展水平相当的个体间在交往过程中建立和发展起来的一种人际关系）[2]。这个阶段婴幼儿的交往技能有限，和同伴交往更多的是观察、关注，照护者可有意识地引导婴幼儿发出友好交往的行为，如打招呼、微笑等，培养婴幼儿的交往能力。

3. 学习识别他人情绪，提高情绪理解能力

7～9月龄的婴幼儿懂得成人的面部表情，对照护者说"不"有反应，受责骂、不高兴时会哭[3]。8个月以上的婴幼儿可以辨别出严肃、和蔼的声调，并表现出不同的反应。照护者在日常照护中可用温柔的声音表示鼓励，严厉的声音表示禁止[4]。比如婴幼儿伸手去够带有危险性的物品时，如果照护者展现出的是严厉的表情，那么婴幼儿往往据此停下触摸的尝试[5]。

第三节　适合6～9月龄婴幼儿的活动

这个阶段可结合婴幼儿爬行的关键期和客体永久性理解开展游戏，适合本阶段的游戏有：舀水、手膝爬行、障碍爬行、抓泡泡、敲敲打打、打电话、妈妈捉迷藏、玩具不见了、颜色藏猫猫、红红苹果等。

一、婴幼儿情感与社会性发展活动——舀水[6]

活动目标：

(1) 引导婴幼儿模仿成人的行为举动。

(2) 参与社交互动与游戏。

活动准备：

(1) 一个大量杯、一个小量杯、不会打碎的碗、水、塑料桌布、大围兜；

① 周念丽，陈锦荣. 0～1岁婴儿社会行为异常的早期发现与干预 [J]. 中国计划生育杂志，2014，5（22）：358
② 张文新. 儿童社会性发展 [M]. 北京：北京师范大学出版社，1999：133
③ 中华人民共和国上海市教育委员会. 上海市0～3岁婴幼儿教养方案 [Z]. 2008-05-08
④ 中华人民共和国卫生部妇幼卫生局. 三岁前小儿教养大纲（草案）[Z]. 1981-06
⑤ 周念丽. 0～3岁儿童心理发展 [M]. 上海：复旦大学出版社，2017：105
⑥ 赫尔，斯文. 美国早教创意课程 [M]. 李颖妮，译. 上海：华东师范大学出版社，2010：125

（2）选择一个不怕溅到水的地方，清空场地，铺开塑料桌布；

（3）在碗中注入温水，把碗置于桌布中间；

（4）如果房间温暖没有穿堂风，可以脱掉婴幼儿的外套，如果上述条件无法满足，卷起婴幼儿的袖子，帮他穿上一件大围兜。

活动过程：

（1）让婴幼儿坐在桌布旁，靠近大碗；

（2）鼓励婴幼儿探索这些工具材料，比如提问："宝宝，杯子是用来做什么的？""水摸上去有什么感觉？"

（3）观察婴幼儿与这些工具材料之间的互动。

（4）向婴幼儿示范如何拿杯子。

（5）如果婴幼儿还是用原来的手势拿杯子，可以用语言加以解释，比如说："宝宝，我在用大拇指和食指拿起杯子，看看我，你也来试试。""来，跟我学。"

（6）用正面的激励来促使婴幼儿重复动作，可以这样说："宝宝，做得好！我们拿杯子的动作一样了。""看！你会用大拇指了。"

温馨提示：重点关注婴幼儿在活动过程中的参与和兴趣，关注婴幼儿动作发展的个体差异，适时引导。在和婴幼儿共同游戏的过程中，一定注意安全。

活动评析：在活动过程中可调动婴幼儿的观察能力，引导其尝试模仿成年人的手部操作，培养其模仿能力。针对照护者的提问，婴幼儿虽然不能回答，但其调动了婴幼儿思维的发展，能够帮助婴幼儿进行感知、体验。

三、婴幼儿综合发展活动——颜色藏猫猫[①]

活动目标：

（1）促进婴幼儿视觉发展，感知色彩与色彩的变化。

（2）帮助婴幼儿理解客体永久性概念。

活动准备：彩色丝巾或彩色纸。

活动过程：

（1）照护者将脸藏在丝巾或彩纸后，逗引婴幼儿藏找，如："宝宝，××（妈妈）在哪里呢？"

（2）露出脸，逗引婴幼儿观察。如："宝宝看，××（妈妈）在这里！"（也可以逗引婴幼儿将丝巾拉下，观察婴幼儿是否能够伸手拿开照护者面前的彩色丝巾或彩

---

① 游戏与玩具专委会. 中国学前教育研究会公众号［EB/OL］.［2020－02－08］. https://mp.weixin.qq.com/s/GxO11DiRlBkKMPWsAVjYQSg

色纸。)

（3）和婴幼儿互动，同时强化婴幼儿对人脸的认知。如："宝宝找到××（妈妈）了！"祝贺宝宝。

温馨提示：对婴幼儿来说，颜色不用太多，2~3 种即可，移开丝巾或彩纸时，照护者的动作可以慢一些，让婴幼儿有时间观察丝巾或彩纸的颜色、形状。

活动评析：藏猫猫是婴幼儿非常喜爱的游戏，体现了婴幼儿这一时期心理发展的重大飞跃，有利于其理解客体永久性概念。通过游戏引导婴幼儿逐渐感知：看不见的东西不等于不存在。婴幼儿能主动寻找或伸手拿开彩色丝巾或彩纸，是其认知水平进一步发展的体现。

三、婴幼儿综合发展活动——红红苹果①

活动目标：

（1）激发婴幼儿的好奇心和愉快情绪。

（2）调动婴幼儿的多种感官，引导其通过看、捏、闻、吃等多种方式认识苹果。

活动准备：苹果、调羹、热毛巾、半透明的牛奶箱（两侧需要各挖一洞）。

活动过程：

（1）照护者把苹果放在盒子中，通过滚动让苹果发出声音，吸引婴幼儿的注意。可通过语言和婴幼儿互动，如："宝宝猜一猜，是什么东西呢?"

（2）可通过半透明盒子的小窗（或小洞）让婴幼儿看一看，进一步激发其探索苹果的欲望。

（3）把盒子给婴幼儿，让婴幼儿观察并摸出苹果。

当照护者把纸盒给婴幼儿时，婴幼儿用自己的方式尝试去取，也可能对纸盒感兴趣，照护者不要急于教婴幼儿怎么做，先观察，看他怎么解决问题。由于洞口不大，一旦伸手进去就看不到里面，只能凭借手指的触觉摸索，婴幼儿会感觉害怕不敢摸，可以倾斜纸盒使苹果滚至洞口，增强婴幼儿摸的信心。

（4）摸出苹果后，通过语言引导婴幼儿通过看、捏、闻、啃、玩（如：在桌子上滚一滚）等多种方式认识苹果，可把苹果贴在婴幼儿的肌肤上轻轻触碰，使婴幼儿用多种感官感受苹果的色、硬、香、凉。

（5）照护者带婴幼儿洗手，用小勺刮苹果泥喂婴幼儿。

温馨提示：苹果是生活中的常见物品，要抓住生活中的各个环节作为教育契机，让婴幼儿在生活中积累经验。

---

① 张梅，马梅. 婴幼儿教养活动（7~12 个月）［M］. 上海：复旦大学出版社，2010：31

活动评析：婴幼儿喜欢有声音的游戏，通过在纸箱里滚动苹果，让婴幼儿在追踪声音的基础上寻找声源；在透明窗里看到苹果，可以激发婴幼儿探取苹果的欲望；通过照护者的动作演示、语言提示，引导婴幼儿用身体的各种感官整体感受苹果。

9~12月龄婴幼儿发展特点与照护要领

案例导读一

　　一位爸爸正和他1岁大的女儿在公寓的后院玩。"球!"爸爸一边向女儿扔一个大皮球，一边喊。令他吃惊的是，女儿想把球回扔给他。球被抛到空中，几乎落到女儿的身后。女儿一边扔球，一边喊："球!"这位父亲太兴奋了，他女儿以前从未说过这个字。

　　回到公寓后，这位爸爸想让妈妈和外婆看看他们宝宝刚学会了一个新字。他把球递给宝宝，但是宝宝没有说球。父亲又将球滚给宝宝，一边说"球"，宝宝还是没有说。他的妻子和岳母笑了起来，心想肯定是当父亲的自豪感让他女儿会说"球"。

　　当妻子要去上班的时候，父亲想再试一次，让她看看女儿学会了一个新字。他把球从草地上滚给宝宝。宝宝微笑着捡起球，但是什么也没说。妻子笑着走了。妈妈刚走，宝宝把球朝父亲扔过去，并且大喊道："球!"[①]

　　案例中的父亲上了一堂婴儿语言发展的实践课。他最终理解了为什么他1岁的女儿在公寓里不说新学的"球"这个字。对婴幼儿而言，这个字不仅意味着"球"，还意味着"在后院里把球高高地扔到空中"。只有当婴幼儿在不同情境下玩各种球之后，她才会逐渐懂得成人所用的"球"这个字的完整意思。

　　学步儿开始使用词汇时，常犯两种典型错误。第一种是过度概括，例如，婴幼儿会用"汽车"指代汽车、卡车、拖拉机，甚至于婴儿车。他们还会用"爸爸"这个词指称任何成年男性：男邮递员、男医生、男警察等。当婴儿听到一个词并且在许多情

---

　　① 特拉威克-史密斯. 儿童早期发展：基于多元文化视角 [M]. 鲁明易，张豫，张凤，译. 南京：南京师范大学出版社，2012：164

境下使用这个词以后，他们会逐渐建构出这个词越来越准确的意思，减少对这个词的各种泛化。

　　第二种常见的错误是过度局限。上面案例中的小女孩只有当她在后院里扔球时，才会用"球"这个字。这个阶段的婴幼儿常有的自我中心主义导致用词的过度局限。"鞋"这个字的意思会被局限为"我的鞋"。在这种情况下，婴幼儿需要扩充词的意义。在语言经历增加后，婴幼儿会逐渐构建词汇的完整定义①。

🔔 案例导读二

　　12个月大的小贝与小伙伴们坐在小桌前吃香蕉，他显然很享受这个时刻。小贝用小手把香蕉捏碎然后塞到嘴里，不一会儿他的嘴里就被香蕉塞得满满的。小贝一边享受着美味，一边试图把最后一块香蕉吃下去，只听"噗"的一生，香蕉掉在地上了。当他伸手想要捡起香蕉的时候，照护者制止了他。"对不起，小贝，我不能让你吃这块香蕉了，因为它已经脏了。"小贝瞪大眼睛张着嘴看着照护者，之后便伤心地大哭起来。当小贝伸手想要更多的香蕉时，照护者对他说："所有的香蕉都已经吃光了。"说完，她把掉在地上的香蕉扔掉，然后坐回之前的地方。之后，她拿起一块小饼干递给小贝，"我们没有香蕉了，但是你可以吃一块饼干"。可是，小贝却不想吃饼干，当他意识到他吃不到香蕉的时候，他开始大声地哭闹。

　　"我知道你很不高兴，"照护者平静而又诚恳地说："要是咱们还有香蕉就好了。"

　　小贝哭闹得越来越厉害，他边哭闹边到处乱踢。照料者却仍然平静地看着他，流露出非常关切的神情。

　　桌子旁的其他几个孩子看到小贝哭闹后表现出不同的反应。照护者向他们解释道："小贝把他的香蕉弄掉了，所以很伤心。"说完，照护者又转头安慰仍在大哭的小贝，他轻轻拍着小贝的背，等他安静下来……②

　　案例中的照护者尊重了小贝的情感及其表达，她给予了很大的支持却没有一味地表现出同情。由于照料者没有用过多的慈爱举动或者玩具来分散小贝的注意力，小贝能关注自身的情绪变化，并且学会了诚实地表达自己的感受③。

──────────

　　① 特拉威克-史密斯. 儿童早期发展：基于多元文化视角［M］. 鲁明易，张豫，张凤，译. 南京：南京师范大学出版社，2012：164-165
　　②③ 冈萨雷斯-米纳，埃尔. 婴幼儿及其照料者：尊重及回应式的保育和教育课程（第八版）［M］. 张和颐，张萌，译. 北京：商务印书馆，2016：16-17

第一节　9～12 月龄婴幼儿发展特点

如果说 7～9 个月的婴儿已经表现出独立意向的话，10～12 个月的婴儿则是人类个体真正独立的开端①，这个阶段的儿童开始学习扶站，也开始在成人帮助下迈步②。儿童掌握行走的能力，靠的不是等待这种能力降临，而是通过学习获得的。学会走路，对儿童来说是第二次出生，这使他从一个不能自助的人变成了一个积极主动的人。成功迈出第一步，是儿童正常发展的主要标志之一③。

一、身体发育

（1）体格发育指标，详情参见表 6 - 1。

表 6 - 1　9～12 月龄婴幼儿体格发育指标

月龄	身长平均值（cm）		体重平均值（kg）		头围平均值（cm）	
	女	男	女	男	女	男
9 月	71.0	72.6	8.69	9.33	44.1	45.3
10 月	72.4	74.0	8.94	9.58	44.5	45.7
11 月	73.7	75.3	9.18	9.83	44.9	46.1
12 月	75.0	76.5	9.40	10.05	45.1	46.4

资料来源：中华人民共和国卫生部妇幼保健与社区卫生司. 中国 7 岁以下儿童生长发育参照标准［Z］. 2009 - 09

（2）一般长出 5～6 颗乳牙，流涎的现象减少④。

（3）有规律地在固定时间大便，1～2 次/天⑤。

（4）每天睡 14 个小时左右⑥。

二、动作发展

（1）会用四肢爬行，且腹部不贴地面⑦。

（2）自己能扶栏杆站起来，自己会坐下。自己扶物能蹲下取物，不会复位⑧。

（3）独自能站稳片刻，扶物会走，能独走几步⑨。

---

① 徐小妮. 0～3 岁婴幼儿教养教程［M］. 上海：复旦大学出版社，2011：104
② 陈帼眉. 学前心理学［M］. 北京：人民教育出版社，2003：34
③ 蒙台梭利. 童年的秘密［M］. 金晶，孔伟，译. 北京：中国发展出版社，2007：42-43
④⑤ 中华人民共和国上海市教育委员会. 上海市 0～3 岁婴幼儿教养方案［Z］. 2008-05-08
⑥ 中华人民共和国福建省教育厅. 福建省 0～3 岁儿童早期教育指南（试行）［Z］. 2008-10-26
⑦⑧ 同④
⑨ 同⑥

（4）会从大罐子中取物、放物①。

（5）喜欢扔东西，会将大圆圈套在木棍上②。

（6）对发出声响的玩具感兴趣③。

三、认知发展

（1）认识常见的人和物，能执行简单的任务④。

（2）感知分辨能力进一步提高，如区分动物和车、把红色的物体归为一类⑤。

（3）会分辨甜、苦、咸等味道和香、臭等气味⑥。

（4）能指认耳朵、眼睛、鼻子和经常接触的物品⑦。

（5）关注比较细小的物品，喜欢摆弄、观察玩具及实物⑧。

（6）能学习用工具帮助够物⑨。

四、语言发展

（1）能理解简单的词意，如"灯""吃饭"，能指出身体某些部位⑩。

（2）能说出几个词，会模仿叫"爸爸""妈妈"等⑪。

（3）用动作表示同意或不同意（点头、摇头)⑫。

（4）出现难懂的话，自创一些词语来指称事物⑬。

五、情感与社会性发展

（1）懂得成人面部表情，对成人说"不"有反应，受责骂不高兴时会哭⑭。

（2）表现出喜爱家庭人员，对熟悉喜欢他的成人伸出手臂要求抱⑮。

（3）对陌生人表现出忧虑、退缩、拒绝等行为⑯。

（4）喜欢各种交际游戏，喜欢重复玩⑰。

---

①②　中华人民共和国福建省教育厅. 福建省0～3岁儿童早期教育指南（试行）［Z］. 2008-10-26

③　中华人民共和国上海市教育委员会. 上海市0～3岁婴幼儿教养方案［Z］. 2008-05-08

④　中华人民共和国卫生部妇幼卫生局. 三岁前小儿教养大纲（草案）［Z］. 1981-06

⑤　同③

⑥⑦⑧⑨　同①

⑩　同④

⑪　同①

⑫⑬⑭⑮　同③

⑯⑰　同①

（5）会用动作等方式向成人索取感兴趣的东西，初步具有保护自己物品的意识，当从他处拿走东西时，会遭到强烈的反抗①。

（6）爱尝试、喜欢自己探索，显示出更强的独立性，不喜欢被大人搀扶和抱着②。

知识窗

9～12 月龄婴幼儿经典实验

生理成熟重要吗——双生子爬梯实验

美国心理学家阿诺德·L. 格塞尔（Arnold Lucius Gesell）利用同卵双生子爬楼梯的实验证明动作发展与成熟的关系。

1. 实验目的

了解婴幼儿发展的主要力量是成熟因素还是学习因素。

2. 实验过程

（1）在实验中，格塞尔找了一对 11 个月大不会爬梯的孪生兄弟 T 和 C（同卵双生子）作为研究对象。

（2）首先，格塞尔让 T 在出生后的 48 周开始练习爬楼梯，每天 10 分钟。T 的学习过程很艰辛，格塞尔耐心地教他如何抬脚，手如何向上爬，终于在 7 周之后，T 开始独立爬楼梯。

（3）而对于 C，和 T 的基础完全一样。格塞尔在 C 出生后的 53 周才开始每天教他 10 分钟爬楼梯的动作，这时的 C 走路姿势已经稳定了，腿部肌肉也比较发达。

（4）C 在进行了与 T 同样的训练 2 周后，C 就能独立地爬楼梯了。

3. 实验结论

48 周大的 T 在训练了 7 周后与 53 周大的 C 在训练 2 周后的效果一样。

4. 实验启示

婴幼儿的动作学习取决于生理上的成熟，不成熟就无从产生学习，学习对成熟起一种促进作用③。照护者要尊重婴幼儿的内在成长规律和实际的发展水平，在婴幼儿尚未成熟之前，要耐心等待。

情绪可以后天学习吗——小阿尔伯特的恐惧习得实验

美国行为主义创始人华生（Watson）认为一切行为都是可以习得的，包括情绪。他认为简单的情绪反应，经过条件反射作用，形成更加复杂的情绪。

---

① 中华人民共和国上海市教育委员会. 上海市 0～3 岁婴幼儿教养方案 [Z]. 2008-05-08
② 中华人民共和国福建省教育厅. 福建省 0～3 岁儿童早期教育指南（试行）[Z]. 2008-10-26
③ 贾蕾. 初探格赛尔的"成熟势力"心理发展理论对现代教育的启发 [J]. 大学时代·论坛, 2006 (2)

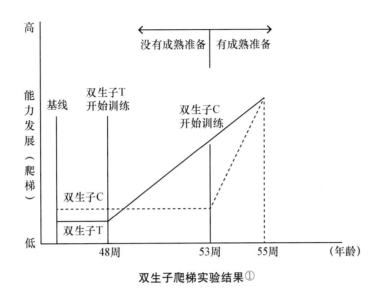

双生子爬梯实验结果①

1. 实验目的

通过对原本不恐惧的事物和恐惧情绪之间建立条件反射，并引发恐惧情绪，证明恐惧是可以习得的。

2. 实验过程

（1）华生在孤儿院选择了11个月大的小阿尔伯特作为恐惧习得实验被试，小阿尔伯特并不惧怕小老鼠，甚至想去摸摸它或者亲近它。

（2）实验中，当把小白鼠呈现给小阿尔伯特，并且当小阿尔伯特企图靠近小白鼠时，华生在阿尔伯特的身后制造了一个外部刺激——巨大恐怖的声响。由于本能的反应，小阿尔伯特听到声响后受到惊吓，无助，不久开始啼哭。

（3）反复以上实验，不久之后，即使没有伴随巨大恐怖的声响，小阿尔伯特看到小白鼠也会产生恐惧，闪躲并啼哭。

（4）实验后，小阿尔伯特的这种恐惧并没消失，而是泛化到其他一些形似小白鼠的物体上，如看到猫、华生的白头发，甚至圣诞老人的白色胡须都会使小阿尔波特产生恐惧。

3. 实验结论

恐惧可以在条件反射的基础上形成，并且可以泛化到相似的物体上。当然，实验也有一定的局限性，它夸大了环境与教育的作用，违背了伦理道德，引人深思。

4. 实验启示

重视环境的作用，个体所处的环境，直接影响个体的行为表现，日常照护中，照护者要重视早期教育的重要性，注重给儿童提供良好的环境，引导婴幼儿养成良好的

---

① 边玉芳. 读懂孩子：心理学家实用教子宝典（0～6岁）[M]. 北京：北京师范大学出版社，2014：4

习惯。

资料来源：洪秀敏. 儿童发展理论与应用［M］. 北京：北京师范大学出版社，2015：33－34

第二节　9～12 月龄婴幼儿的照护要领

一、身体发育照护要领

1. 科学配膳，合理喂养

保证食物的多样化，注意营养的全面性。按照循序渐进的原则，逐步提供各类适宜的食物①，辅食由泥糊状向颗粒样、碎块状过渡，让婴幼儿初步适应咀嚼、吞咽固体食品②。注意个别差异。根据婴幼儿消化的特点，合理安排婴幼儿喂养时间，提供充足的奶量和水分，引导婴幼儿逐步适应各种食物，满足婴幼儿生长发育的需要③。

2. 培养良好生活习惯，提升自我服务意识

继续执行科学合理的一日生活作息制度，合理安排饮食、睡眠、游戏等各项活动的时间，培养婴幼儿良好的生活习惯。鼓励婴儿配合照护者为其穿衣、剪指甲、理发等活动，引导其做伸手、抬腿等动作④。逐渐养成一定的排便规律，逐步学会有便意就向照护者表示，在固定的地方排便⑤。提高婴幼儿的自理能力，培养婴幼儿的自我服务意识。

3. 创设安全、卫生的环境

9～12 月龄的婴幼儿处于学习爬行、站立、学步的阶段，活动空间和范围扩大，照护者要为婴幼儿创设适宜爬行和学步的场地，确保周围环境的安全。照护者要为婴幼儿提供清洁的生活设施和玩具，做到定期消毒，确保环境的安全、卫生。预防婴幼儿跌落、烫伤、误服，把小物品放入口、鼻、耳等体内器官等意外事故的发生⑥。

二、动作发展照护要领

1. 增强全身运动，提高身体素质

创造条件让婴幼儿多进行爬行、扶站、独立站、扶走等大动作练习和卧、坐、蹲、站

---

① 中华人民共和国上海市教育委员会. 上海市 0～3 岁婴幼儿教养方案［Z］. 2008-05-08
② 中华人民共和国青岛市教育局. 青岛市 0～3 岁婴幼儿教养指导纲要（试行）［Z］. 2014-11-17
③ 中华人民共和国福建省教育厅. 福建省 0～3 岁儿童早期教育指南（试行）［Z］. 2008-10-26
④ 同②
⑤⑥ 同③

等体位转换，鼓励其蹲位玩耍①。鼓励婴幼儿在多体位动作中提升全身肌肉的力量，增强体质，培养乐观、勇敢、坚强的品质。

2. 发展从扶物站到独立走的能力

9～10个月婴幼儿会爬，抓住栏杆能站起来，自己能从坐位到卧位，扶着能走几步②。11个月的婴幼儿牵着一只手能很好地走，能推着东西向前或转弯走③。照护者可提供机会让婴幼儿练习独坐、爬行、扶站、独立站、扶走等动作。在日常照护中应为婴幼儿提供练习走的场所和设备④，如可通过推小车的情景鼓励婴幼儿从扶着东西走到推着东西向前、转弯走⑤，在游戏中逐渐掌握独立走的平衡能力。

3. 提高单个手指的灵活性，发展精细动作

10～12月龄的婴幼儿手指协调能力更好，如能打开包糖的纸，能用手抓笔，点点涂涂⑥。因此，这个阶段婴幼儿的精细动作以发展手指动作的灵活性、锻炼手指的配合能力为主。可提供各种供婴幼儿捏取、操作的材料，提高单个手指的灵活性，培养婴幼儿的自主探索能力。可为婴幼儿提供积木、图画书、小鼓等各种玩具，鼓励孩子捏拿、摆弄、敲打等，满足其探索愿望⑦。提高婴幼儿的双手配合能力及手指的灵活性，发展精细动作。

三 认知发展照护要领

1. 鼓励儿童观察周围环境，并尝试模仿

10个月的婴幼儿能对感兴趣的事物做较长时间的观察，并会用手势和声音对观察到的事物，表示不同的反应，会模仿观察过的某些动作和声音⑧。在日常照护中可引导婴幼儿观察周围的事物，并模仿看到的事物的动作和声音。

2. 指认五官，促进自我意识的萌芽

10～12月龄的婴幼儿能按要求指向自己的耳朵、眼睛和鼻子⑨，自我意识萌芽。可通过互动游戏，认识自己重要的身体部位，如可采取照护者发口令、婴幼儿指出相应身体部位的游戏方式，通过视、听觉和动作的训练，增强协调功能，提高认知能力。还可通过好听的声音、灵巧的小手等活动，引导婴幼儿对自身身体功能的认识，促进自我认知能力的发展。

① 中华人民共和国青岛市教育局. 青岛市0～3岁婴幼儿教养指导纲要（试行）[Z]. 2014-11-17
②③ 中华人民共和国卫生部妇幼卫生局. 三岁前小儿教养大纲（草案）[Z]. 1981-06
④⑤ 同②
⑥ 中华人民共和国上海市教育委员会. 上海市0～3岁婴幼儿教养方案[Z]. 2008-05-08
⑦ 中华人民共和国福建省教育厅. 福建省0～3岁儿童早期教育指南（试行）[Z]. 2008-10-26
⑧ 同②
⑨ 同⑥

3. 拓展思维，提高感知分辨能力

10～12 月龄婴幼儿的感知分辨能力进一步提高，如能区分动物和车、把红色的物体归为一类①。颜色是一种比较抽象的概念，要建立这种理解能力，需要经历一段从大自然众多的观察中，逐步概括成理性认识的过程②。照护者可提供机会引导婴幼儿感知生活中常见的物品，扩大认识范围，促进其认知能力的发展。

四、语言发展照护要领

1. 提高语言理解能力

9～12 个月的婴幼儿进入语言理解阶段，语言发展最主要的标志是已经理解照护者常用的一些字或句子的意义③。能用表情和动作等身体语言与成人交流，并能按成人的话做一些动作④。例如，照护者问："爸爸在哪呢?"他会用手指一指。可在日常照护中加强与婴幼儿的互动，鼓励婴幼儿用肢体语言表达自己的想法。

日常照护中，鼓励婴幼儿模仿成人发音，可通过认物发音等游戏，引导婴幼儿发出相应的音节，由无意识发音向有意识发音过渡；也可扩大其与周围人的接触，使其进一步理解语言，帮助孩子将语音和语意联系起来，知道生活中常用词语的实际含义。

2. 提供高质量的语言互动，鼓励说单字句

这个时期婴幼儿进入单字句阶段，常常用 1 个字表达多个意思的一句话，照护者除了凭借婴幼儿说话的发音、音调和语境来判断具体意思外，还可重复并帮助孩子完善，如当宝宝指着奶瓶要喝奶时，照护者可以边操作边说："宝宝饿了，宝宝要吃奶了。"用高质量的互动帮助婴幼儿学说完整话，感受语言的顺序性和逻辑性。

3. 发展早期阅读能力

选择适合婴幼儿的图书和有声读物，多给儿童讲故事、念儿歌，经常一起阅读与交谈，发展婴幼儿的语言能力⑤。

五、情感与社会性发展照护要领

1. 感知不同情绪，引发模仿行为

10～12 月龄的婴幼儿能感知分辨高兴、生气、痛苦、严肃等表情和不同情绪情感的

① 中华人民共和国上海市教育委员会. 上海市 0～3 岁婴幼儿教养方案 [Z]. 2008-05-08
② 高振敏. 0～1 岁儿童智能测评与促进方案 [M]. 上海：第二军医大学出版社，2001：281
③ 赵凤兰. 0～3 岁婴幼儿智能开发与训练 [M]. 上海：复旦大学出版社，2011：32
④ 陈帼眉. 学前心理学 [M]. 北京：人民教育出版社，2003：35
⑤ 中华人民共和国福建省教育厅. 福建省 0～3 岁儿童早期教育指南（试行）[Z]. 2008-10-26

语调①。更喜欢情感交流的活动，还懂得采取不同的方式②。在日常生活中，照护者应关爱和尊重婴幼儿，满足其情感需要③。提供机会引发婴幼儿观察周围环境，继而产生模仿行为，可设计出拍手、摇头、点头、挥手等动作手势，配上儿歌，多次重复，和婴幼儿游戏互动，也可按照婴幼儿的实际情况，随时变换内容，扩大模仿的范围和能力。

2．提供交往机会，培养社会交往能力

随着自我意识的发展和自主能力的增强，孩子"社交"意识逐渐萌芽。对同龄的伙伴表现出极大的兴趣，会互相凝视或彼此触摸④。伴有握手、打招呼等行为，但这个阶段的儿童还处于平衡游戏阶段，喜欢在一起玩，但还是各玩各的。照护者要多创造机会让孩子和其他小朋友接触，鼓励其和别人交往。

第三节　适合9～12月龄婴幼儿的活动

本阶段可利用婴幼儿爱模仿的特点，开展相应的活动。适合10～12月龄婴幼儿的活动有：厨房里的打击乐、指指认认、捡铃铛球、表演儿歌、扶物站立、花样爬行、牵手走、手指谣等游戏。

一、婴幼儿综合发展活动——厨房里的打击乐⑤

活动目标：

（1）通过敲打各种材质的器皿，提升婴幼儿的手部控制能力，促进其大肌肉动作及手眼协调能力；

（2）敲敲打打的游戏可以激发婴幼儿的创造力和节奏感，促进其听觉能力。

活动准备：不同材质的器皿，如锅、不锈钢盆、木勺、塑料盒、饼干罐、刮铲等；音乐。

活动过程：

（1）给婴幼儿准备不同材质的器皿；

（2）给婴幼儿准备一把木勺或刮铲，照护者先示范用木勺或刮铲敲击器皿，示范给婴幼儿看、听，引起婴幼儿的注意，激发婴幼儿自己操作游戏的欲望；

（3）鼓励婴幼儿尝试，并引导婴幼儿感受不同材质的厨具敲击出不同的声响；

（4）可根据婴幼儿兴趣播放音乐，跟随音乐敲击。

---

① 中华人民共和国福建省教育厅. 福建省0～3岁儿童早期教育指南（试行）[Z]. 2008-10-26

② 中华人民共和国上海市教育委员会. 上海市0～3岁婴幼儿教养方案 [Z]. 2008-05-08

③ 同①

④ 同②

⑤ 施柏. 一岁就领先 [M]. 北京：科学普及出版社，2005：80

温馨提示：在和婴幼儿共同游戏的过程中，照护者一定要注意材料的安全性。

活动评析：婴幼儿在敲打的过程中，发展精细动作，锻炼手眼协调性，感受不同材质的物品发出不同的声音，感受音的高低，照护者无须对婴幼儿有任何限制，应鼓励婴幼儿自由探索，发挥其想象力。

二、婴幼儿语言发展活动——指指认认①

活动目标：

（1）引导婴幼儿了解不同的物品有不同的名称，进一步拓展婴幼儿的词汇。

（2）提高婴幼儿的认知能力。

活动过程：

（1）在使用物品的过程中，和婴幼儿一起指认物品。如：喝水的时候告诉婴幼儿"杯子"，在每次开灯、关灯的时候告诉婴幼儿"灯"。

（2）不仅告诉婴幼儿物品的名称，还可以描述物品的特性或功能。例如，开了灯，告诉婴幼儿："灯亮了。"拿奶瓶给婴幼儿喂奶，告诉婴幼儿："奶瓶，宝宝喝奶。"

（3）反复、经常让婴幼儿指认物品。

温馨提示：认识物品时，一定要告诉婴幼儿准确的名称。比如：让婴幼儿知道"灯"开了以后会"亮"，但不要把"灯"说成"亮亮"。当婴幼儿还不认识糖时，就把一个形状像糖的钟，说成"糖"，婴幼儿还不知道什么是"蛇"时，就把绳子说成"小蛇"，这不利于他听懂别人的话。

活动评析：认识周围世界中的人和物是婴幼儿最初学习的重要内容，也是婴儿发展语言从而尽快与人沟通交流的重要前提。婴幼儿知道的物体名称越多，就越容易听懂成人说话的内容，生活中的人际沟通也就越顺利。因此，要善于利用家庭中经常接触的日用品，在使用的过程中，不厌其烦地将这些物品的名称反复说给宝宝听，直到你说出一个名称，他就能准确地指出某件东西。

三、婴幼儿动作发展活动——捡铃铛球②

活动目标：

（1）通过游戏，锻炼婴幼儿弯腰俯身捡物的能力，增强婴幼儿的腿部力量，提升其平

---

① 游戏与玩具专委会. 中国学前教育研究会公众号[EB/OL]. [2020-02-08]. https://mp.weixin.qq.com/s/GxOnDiRbBkKMPWsAVjYQSg

② 亲子"防疫"学堂：适合0～3岁宝宝的亲子游戏. 国家婴幼儿托育服务［EB/OL］. [2020-03-04]. https://mp.weixin.qq.com/s/Z2U_QmHXFbzRB9XEdWeiTA

衡能力。

（2）在婴幼儿抓放铃铛时，锻炼婴幼儿的抓放能力，促进其精细动作发展。

活动准备：铃铛球（或铃铛）。

活动过程：

（1）引导婴幼儿扶物站立。

（2）照护者向婴幼儿示范把铃铛球扔在地上，发出声音，可进一步和婴幼儿沟通："这是什么声音呢?"

（3）照护者鼓励婴幼儿弯腰或俯身捡起铃铛球。

温馨提示：照护者注意提供的玩具不能太小，时刻注意不能让婴幼儿放入嘴里；照护者在引导婴幼儿扶物站立时，注意选择比较柔软、没有尖角的物体，如沙发，避免婴幼儿因站不稳而受伤。

活动评析：11～12月龄的婴幼儿能够独立站稳并且开始尝试弯腰捡东西，在精细动作发展方面，能够用拇指与食指指端准确地捡起小玩具和小铃铛，照护者当着婴幼儿的面把玩具扔在地上能够引起婴幼儿的注意力，激发婴幼儿进行游戏的兴趣，同时通过鼓励婴幼儿弯腰或俯身捡起玩具来促进婴幼儿腿部大肌肉和精细动作的发展。

第七章

12～18月龄婴幼儿发展特点与照护要领

案例导读一

　　欢儿一岁半了。记得欢儿开始学走路那阵儿，走得可欢了，胆子也大，趔趔趄趄着往前走，还不想让大人扶。每次带他散步，他还要专挑不平整的路面走。而现在，才走一会儿就要求大人抱："妈妈，抱抱。"我拗不过他，便抱了一段路，实在累了，就说"妈妈累了，抱不动你了，欢儿自己下来走一会儿好吗？"欢儿说："好，我下来。"可是刚放下他，没走两步路就又抱。"刚才不是说好的，你自己走吗？""妈妈抱，妈妈抱。"死活也不肯再走①。

　　案例中欢儿的问题在这个阶段婴幼儿中很普遍。刚开始学走路的宝宝，发现自己也能像大人一样走路时，自然很兴奋，很想尝试。过了一段时间，等他掌握了走的技能，体验够了，又希望回到大人抱的状态②。婴幼儿能走却非让抱的原因是多方面的，照护者要理解这阶段婴幼儿的身心发展特点，适当抱抱，还应该想办法增加其走路的乐趣，逐步促进婴幼儿走跑等大动作发展。

案例导读二

　　一个摇摇晃晃的学步儿，正拿着他喜欢的积木走来走去，而他的成人搭档看见后想把这个积木放进盒子里。同时，这个成人的腿上正坐着一个刚刚喝完奶的小宝宝，所以她伸出双手做出了邀请的手势。学步儿看到后清楚地明白了她的意思，但他并不是非常愿意现在就把这块积木放回去。尽管这样，他还是走向成人，但一会儿又折了回来，显然他还没有准备好放弃自己想要的积木。在经历了一番内心挣扎后，这

　　①② 练丽丹. 宝宝说话不算数怎么办？[J]. 家庭与育儿，2012（4）：42

个孩子捡起了一个塑料盖子放到了成人手上。这时，成人一言未发，把盖子放在身边，继续做出同样的邀请手势。孩子注视着她的手，迟疑了一会儿，最终把这块积木放到了成人的脚边，而不是手上。此后，成人轻柔地摸摸孩子的脸颊，用自己的方式告诉孩子刚才协商过程中的情绪波动不会影响他们之间的亲密关系①。

　　案例中的婴幼儿和照护者没有表现哭闹和生气，而是通过一场协商成功解决了问题。双手摊开的手势传达着非常独特的意义，这意味着邀请孩子成为自己的搭档，同时也让孩子有机会行使自己的意愿。正如所有协商一样，双方会明确地满足对方，在妥协和解决问题中达到双赢的结果②。这个阶段的婴幼儿开始能理解并遵从成人简单的行为准则和规范，照护者应对婴幼儿给予尊重和回应，这样才有助于婴幼儿的社会性发展。

第一节　12～18月龄婴幼儿发展特点

　　12～18月龄的婴幼儿刚学会走路，喜欢用嘴和手探索事物；能听懂一些话，主动叫爸爸妈妈；开始对自己和家人有所认知；能理解和遵守简单的社会规则……总体来说，这个阶段婴幼儿的发展特点主要体现在以下五大方面。

一、身体发育

（1）体格发育指标，详情参见表7-1。

表7-1　12～18月龄婴幼儿体格发育指标

月龄	身长平均值（cm）		体重平均值（kg）		头围平均值（cm）	
	女	男	女	男	女	男
12月	75.0	76.5	9.40	10.05	45.1	46.4
15月	78.5	79.8	10.02	10.68	45.8	47.0
18月	81.5	82.7	10.65	11.29	46.4	47.6

资料来源：中华人民共和国卫生部妇幼保健与社区卫生司. 中国7岁以下儿童生长发育参照标准［Z］. 2009-09

（2）上下第1乳磨牙大多长出，乳尖牙开始萌出③。

---

①②　布朗利. 与我心灵共舞：满足婴幼儿的成长需求：安全感、被爱和被尊重［M］. 范忆，刘梦然，译. 南京：南京师范大学出版社，2009：92
③　中华人民共和国福建省教育厅. 福建省0～3岁儿童早期教育指南（试行）［Z］. 2008 10-26

（3）前囟门闭合（正常为 12～18 个月）①。

（4）平均胸围男孩为 48.38 厘米，女孩为 47.22 厘米②。

（5）白天开始能主动表示便意③。

（6）白天睡 1～2 次，一昼夜睡 12～14 小时④。

二、动作发展

（1）会独立行走，喜欢走路时推、拉、拿着玩具⑤。

（2）自己能蹲，不扶物就能复位⑥。

（3）在成人帮助下会上楼梯⑦。

（4）开始跑，但不稳⑧。

（5）会滚球、扔球，但无方向⑨。

（6）会用 2～3 块积木垒高，能抓住一支蜡笔用来涂画⑩。

（7）模仿成人的动作，如敲击、扫地⑪。

三、认知发展

（1）指认熟悉的物品和人⑫。

（2）喜欢用嘴、手试探各种东西⑬。

（3）能指出身体的各个部位⑭。

（4）会长时间观察自己感兴趣的事物，并用手势和声音表示不同的反应⑮。

（5）能根据感知方面的突出特征对熟悉的物品进行简单的分类⑯。

（6）会模仿一些简单的动作或声音，开始自发地玩模仿性游戏⑰。

---

① ② 中华人民共和国上海市教育委员会. 上海市 0～3 岁婴幼儿教养方案［Z］. 2008-05-08
③ 中华人民共和国青岛市教育局. 青岛市 0～3 岁婴幼儿教养指导纲要（试行）［Z］. 2014-11-17
④ 同①
⑤ 中华人民共和国福建省教育厅. 福建省 0～3 岁儿童早期教育指南（试行）［Z］. 2008-10-26
⑥ 同①
⑦ 同⑤
⑧ 同③
⑨ 同⑤
⑩ 同①
⑪ 同③
⑫ 同①
⑬ ⑭ ⑮ ⑯ ⑰ 同⑤

四、语言发展

（1）会主动叫"爸爸""妈妈"，会说简单的词如"再见""给我""不要"等[1]。

（2）开始说出自己的名字、熟悉的人名和物品的名字[2]。

（3）喜欢重复别人说过的话[3]。

（4）能听懂教养者发出的简单指令[4]。

（5）有时用表情、手势代替语言进行交流[5]。

（6）模仿常见动物的叫声[6]。

（7）开始知道书的概念，喜欢模仿翻书页[7]。

五、情感与社会性发展

（1）认出镜子里的自己[8]。

（2）在照片中辨认出家庭主要成员[9]。

（3）对陌生人表示新奇[10]。

（4）喜欢单独玩或观看别人游戏活动[11]。

（5）在很短的时间内表现出丰富的情绪变化[12]。

（6）会依附安全的东西，如毯子[13]。

（7）开始能理解并遵从成人简单的行为准则和规范[14]。

知识窗

12～18 月龄婴幼儿经典实验

艾斯沃丝的"陌生情境"实验

1. 实验目的

采用陌生情境法对 12 月龄以上婴幼儿的依恋行为进行测量。

2. 实验过程

艾斯沃丝等人利用母婴分离反应，即利用婴儿在受到中等程度压力之后接近依恋目标

---

[1]　中华人民共和国卫生部妇幼卫生局. 三岁前小儿教养大纲（草案）[Z]. 1981-06

[2]　中华人民共和国福建省教育厅. 福建省 0～3 岁儿童早期教育指南（试行）[Z]. 2008-10-26

[3]　中华人民共和国上海市教育委员会. 上海市 0～3 岁婴幼儿教养方案 [Z]. 2008-05-08

[4][5]　同[2]

[6]　同[3]

[7][8]　同[2]

[9][10][11]　同[3]

[12]　同[2]

[13]　中华人民共和国青岛市教育局. 青岛市 0～3 岁婴幼儿教养指导纲要（试行）[Z]. 2014-11-17

[14]　同[2]

的程度以及由于依恋目标而安静下来的程度，设计了一个"陌生情境"，以观察儿童在此情境中的反应，从而判断儿童依恋关系的前史、现状，并对其未来人际关系的发展做出推测。

陌生情境法的标准操作程序包括 7 个步骤：

(1) 婴儿自由探索，母亲在一旁观看。

(2) 陌生人进入，起初沉默不语，然后与母亲交谈，接着走近婴儿，与其玩游戏。

(3) 母亲离开，陌生人与婴儿留在一起活动。

(4) 母亲返回，安抚婴儿，陌生人离开。

(5) 母亲离开，婴儿单独留在室内。

(6) 陌生人返回，与婴儿一起活动。

(7) 母亲再次返回，安抚婴儿，陌生人离开。

3. 实验结论

根据实验中婴儿的不同行为表现，研究者将婴儿对母亲的依恋行为分为两种类型：一类属于安全依恋型。此类婴儿视母亲为安全基地，当母亲在身边时，他会自行四周探索，自动玩玩具，陌生人出现，他会以友善态度对之。当母亲离去时，他会紧张甚至啼哭；当母亲去而复返时，他表示非常高兴，可是与母亲亲近一下之后又去玩他的玩具。在 12～18 个月的婴儿群体中，有 65% 属于此类型。另一类属于不安全依恋型。不安全依恋型又可以分为两类：回避型和矛盾型。回避型的婴儿，母亲在时他不注意，反而表示生气；陌生人出现时有特殊表情。这种类型在被试中占 25%。矛盾型的婴儿一开始就不适应实验情境，一直担心母亲的行动。当母亲离去时，表现出极度不安并啼哭。可是，当母亲返回时却又表现出若即若离的矛盾倾向，他要母亲抱他，却又生气得挣脱下地。他不再回去玩玩具，一直注视着母亲的行动。在被试中，此类型约占 10%。

4. 实验启示

婴儿对母亲的依恋行为不尽相同。后来斯洛夫等人还研究了早期依恋对儿童日后与同伴和成人关系的影响，证实儿童早期依恋质量的个体差异可以预测日后行为的差异。所以，照护者要尽力使婴幼儿形成安全型依恋关系，父母要多和孩子相处，对孩子发出的各种信息做出及时反应，态度温和多鼓励，避免自己的负面情绪影响孩子。通过与照护者建立亲密关系，进而提升其未来的人际交往能力，加强培养同情心和自控能力，减少犯罪和暴力的发生。

资料来源：边玉芳. 儿童心理学 [M]. 杭州：浙江教育出版社，2009：229

第二节　12～18月龄婴幼儿的照护要领

一、身体发育照护要领

1. 注重饮食搭配，帮助婴幼儿学习独立进餐

这个阶段婴幼儿应保证每日500到600毫升的奶量，均衡饮食，提倡低盐、低糖、清淡口味①。照护者应注重婴幼儿饮食合理搭配，提供种类多样的食物，逐步以谷物代替奶类为主食，保证其获得身体生长发育所需的充足营养。如果儿童的日常饮食不能满足其健康成长的需求，就需要摄入微量营养素补剂，或接受针对营养不良（包括肥胖症）的治疗②。12～18月龄婴幼儿约1/2～2/3的能量来自辅食，辅食添加的原则：每次只添加一种新食物，由少到多、由稀到稠、由细到粗，循序渐进③。

这个时期，照护者应停止婴幼儿用奶瓶吸吮，提供杯子让婴幼儿喝水（奶），帮助他们顺利度过离乳期④。照护者要关注婴幼儿用语言、动作等发出的进食需求和饱足信号，顺应喂养。应鼓励和协助婴幼儿自己进餐，引导并帮助孩子学习左手扶碗，右手拿勺自己进食，形成定时、定位、专心进餐以及饭前洗手、洗脸，饭后擦嘴、漱口的良好习惯⑤。

照护者还应该注意营造宽松氛围，让婴幼儿愉快进餐。联合国儿童基金会在《儿童早期发展养育照护框架》中提出：当人们抛弃幼儿，或者威胁幼儿会抛弃或惩罚他们时，幼儿会感受到极大的恐惧⑥。这样婴幼儿容易产生情感和心理障碍，无法正常适应社会。所以，在婴幼儿进餐过程中，照护者要做到不强制不催促，更不能因为婴幼儿独立进餐困难而惩罚他们，而要营造宽松氛围，允许婴幼儿按照自己的速度和食量进餐，并给予适当帮助引导和及时鼓励。

2. 创设环境，保证婴幼儿有充足睡眠

睡眠是儿童生长发育的重要保证⑦。据统计，不同年龄阶段的儿童需要的睡眠时间不同，12～18月龄婴幼儿白天睡1～2次，一昼夜睡12～14小时⑧。这个阶段的婴幼儿懂得

---

①　中华人民共和国青岛市教育局. 青岛市0～3岁婴幼儿教养指导纲要（试行）[Z]. 2014-11-17

②　United Nations International Children Fund ＆World Health Organization. Nurturing care for early childhood development：a framework for helping children survive and thrive to transform health and human potential [R]. 2018

③　汪之顶，盛晓阳，苏宜香.《中国0～2岁婴幼儿喂养指南》及解读 [J]. 营养学报，2016：105

④　中华人民共和国上海市教育委员会. 上海市0～3岁婴幼儿教养方案 [Z]. 2008-05-08

⑤　中华人民共和国福建省教育厅. 福建省0～3岁儿童早期教育指南（试行）[Z]. 2008-10-26

⑥　同②

⑦　陈彤颖，陈靖宇，冀萍，等. 国内外婴幼儿睡眠状况研究进展 [J]. 中国妇幼健康研究，2016：7

⑧　同④

上床后闭眼，安静入睡不说话，对睡得不安稳的婴幼儿要了解原因，及时处理①。

照护者要有意识地为婴幼儿创设安静、舒适的睡眠环境，动作要轻柔，态度要和蔼，被褥要适合季节等。照护者还要注意培养婴幼儿按时入睡、按时醒，睡眠有正确姿势及良好习惯。婴幼儿睡眠习惯差异较大，照护者要做到具体问题具体分析，确保婴幼儿睡眠充足。

二、动作发展照护要领

1. 提供适当帮助，引导婴幼儿独立行走

11 个月时，多数儿童已经能够独自站立、弯腰和下蹲并开始练习扶物行走或抓住成人的手，在成人引导下蹒跚学步，1 岁以后儿童就能自己独立向前迈步行走了②。有的婴幼儿周岁前就能行走，但多数婴幼儿要到十四五个月才能走得平稳。由于头大脚小，肌肉和骨骼都很嫩弱，脊柱的生理性弯曲弧度还没有形成，婴幼儿两脚与身体的动作还不协调③。

照护者在婴幼儿学习独自行走期间，要给予其行为和心理上的双重帮助，开始时用手牵着走，逐渐放开手，鼓励婴幼儿自己往前行走，也可以用玩具在婴幼儿前边引导，慢慢地婴幼儿会越走越远，越走越平稳。

当然婴幼儿在学步过程中会不可避免地跌倒。在很长一段时间内，在不平整的地面上走路对孩子都还是挑战，开始时即使很小的不平整也会让他绊倒，如地毯上的褶或房间进门时小小的高度差④。所以，照护者应该为这个阶段的婴幼儿提供安全无障碍的运动环境，在注意安全和保护的基础上鼓励、支持、满足婴幼儿运动的需要。比如可以布置一个小小运动场，保证地面平整且防滑，最好周边设有安全护栏，然后在运动场中放置一些球或推拉玩具等，让婴幼儿在运动游戏中体验走的乐趣，逐步掌握独立行走的技巧。当婴幼儿摔倒时，照护者不要过于紧张，否则按照社会参照作用原理，婴幼儿会依据照护者反应判定风险，从而因惧怕摔倒而放弃练习。照护者可以安慰一下婴幼儿然后鼓励其继续，一般情况下婴幼儿具有学习的能动性不会轻易放弃。

2. 适当早期关心，发展婴幼儿双手协调动作

早期关心就是要求照护者在关注婴幼儿成长规律的前提下，同时关注成长环境的生态平衡，以发展的自然规律（发展的需要）来平衡各种环境因素，当婴幼儿双手开始协同作

---

① 中华人民共和国卫生部妇幼卫生局. 三岁前小儿教养大纲（草案）[Z]. 1981-06
② 周念丽. 0～3 岁儿童心理发展 [M]. 上海：复旦大学出版社，2017：51
③ 卢越，徐晓燕，赵威. 0～3 岁婴幼儿抚育与教育 [M]. 长春：东北师范大学出版社，2016：85
④ 谢尔弗. 美国儿科学会育儿百科 [M]. 陈铭宇，周莉，池丽叶，译. 北京：北京科学技术出版社，2016：261

用于物体时，就要给他们提供各种摆弄的材料。这是对环境的控制，至于他们如何作用于提供的环境，这不需要过多干涉，因为婴幼儿的自发活动正是他内在规律对发展所做的自我调节，照护者只需适时（把握时间和速度）、适度（控制刺激的频率和密度）地控制环境，他们就能完整发展、全面发展和优势发展①。

这个阶段，婴幼儿双手协调动作发展迅速。双手协调动作是指同时使用双手操作物体的能力，例如婴幼儿将物体从一只手传递到另一只手，同时使用双手进行游戏等。伴随双手协调动作的发展，婴幼儿逐渐学会用双手配合拿取、捏、抓、撕、拍、团、砸、敲、拧、剪、夹、舀、套、拼、折纸、镶嵌等动作②。此时，照护者的"早期关心"可以体现在：准备适宜材料，有意识地给婴幼儿示范各种双手配合的动作，引导婴幼儿模仿学习双手协调动作，比如鼓掌欢迎、双手拿玩具等；还可以体现在通过折纸、拼积木、开关瓶盖等各种游戏方式，在活动中发展婴幼儿的双手协调动作。

三、认知发展照护要领

1. 提供适宜材料，鼓励婴幼儿手口触觉探索

这个阶段婴幼儿喜欢用嘴、手试探各种东西③。最初儿童仅仅是用口认识手，发展到后面，儿童用口认识周围所有的一切，什么东西都能放进嘴里。直到儿童的手被完全地唤醒，无处不在地到处触摸④。应该解放婴幼儿的双手，在保障安全的前提下，允许他用自己的方式去认识世界，成人不要过度限制⑤。

照护者要了解婴幼儿的发展需要，为他们提供各种安全适宜的材料，如"咬咬乐""触摸箱"等，通过开展多种触觉游戏活动，在保证安全卫生的前提下鼓励婴幼儿用手和口去感知和探索周围世界。

2. 引导婴幼儿探索周围环境，辨别生活中常见物体的明显特征

这个阶段婴幼儿对环境中的各种声响极为敏感、好奇和注意；细节观察和远距观察有很大的发展，能够指出远处的细小事物；有意记忆开始萌芽，尝试再认记忆有较大进步，能再认出几天没见的物品；能随着音乐节拍即兴起舞，也能做一些简单的模仿动作，有时还能哼唱一两句歌曲，能听从家长指导进行有目的的涂鸦，会画的线条日益增多，包括点、短线、长线、竖线、横线、毛线团和单个的圆等⑥。

照护者要引导婴幼儿辨别周围生活环境中常见物体的明显特征，让其对物体的声音、

① 华爱华. "早期关心与发展"的内涵与0～3岁婴幼儿教养理念［J］. 理论建设，2004（11）：8
② 周念丽. 0～3岁儿童心理发展［M］. 上海：复旦大学出版社，2017：60
③ 中华人民共和国福建省教育厅. 福建省0～3岁儿童早期教育指南（试行）［Z］. 2008-10-26
④ 孙瑞雪. 捕捉儿童的敏感期［M］. 北京：中国妇女出版社，2013：41
⑤ 沈雪梅. 0～3岁婴幼心理学发展［M］. 北京：北京师范大学出版社，2019：111
⑥ 李营. 0～3岁婴幼儿认知与语言发展及教育［M］. 北京：北京师范大学出版社，2020：65

形状、冷热、大小、颜色、软硬等差别明显的特征有充分的感知体验①。比如可以让婴幼儿观察感知各种水果，苹果是红色的、圆圆的、硬硬的，香蕉是黄色的、弯弯的、软软的。

照护者也应把日常生活用品放在固定位置，引导婴幼儿观察找到自己的毛巾、水杯等物品，逐步说出各种物品的名称，然后告诉他们每种物品的简单用途及特征等，从而发展婴幼儿对日常生活物品的认知能力。

照护者还需要有意识地创设有丰富适宜刺激的环境，比如有声挂图、发声玩具、各种色卡、形状拼图等，有意识地引导婴幼儿认识声音、颜色、形状等。

3. 通过观察模仿，逐步发展婴幼儿注意、记忆、思维等认知能力

婴幼儿大量的学习是通过观察和模仿进行的，通过观察同伴、父母和他人的行为进行学习，特别是在认知发展、动作发展、社会性发展领域，观察模仿是一种非常有效的学习方式②。

这个阶段的婴幼儿会模仿一些简单的动作或声音，开始自发地玩模仿性游戏③。照护者首先要注意自身言行举止适当，从而为婴幼儿提供模仿榜样，并鼓励婴幼儿模仿学习。也可以依据这个阶段婴幼儿的特点开展各种模仿游戏，如：模仿小动物的叫声（如小狗—汪汪）和简单动作（如小鸭子走路—摇摇摆摆）等，鼓励婴幼儿在游戏中模仿声音和动作，逐步发展其注意、记忆、思维等认知能力。

四、语言发展照护要领

1. 科学对待语言沉默期，促进婴幼儿语言理解能力发展

1 岁左右的婴幼儿可能会突然没有了以前热情的咿呀声，他们往往只用手势和动作示意，出现了一个短暂的相对沉默期。沉默期对婴幼儿语言发展非常必要。婴幼儿通过大量的"听"来提高语言能力④。1 岁至 1 岁半的婴幼儿处于理解语言阶段，能听懂很多话，但是说出的不多，有的婴幼儿甚至完全不说话⑤。

这个阶段照护者要经常和婴幼儿交流，密切关注婴幼儿的语言理解状况。与婴幼儿沟通时应蹲下来看着他们的眼睛说话，还要注意表达准确、内容简单、发音清晰、语速放慢、声调温柔，以便于婴幼儿理解。婴幼儿最先理解的是常接触的物体名称、家人称呼、玩具和衣服的名称等，所以照护者可以在生活中经常对婴幼儿提起这些词汇，并逐步引导

① 中华人民共和国福建省教育厅. 福建省 0～3 岁儿童早期教育指南（试行）[Z]. 2008-10-26
② 沈雪梅. 0～3 岁婴幼儿心理学发展 [M]. 北京：北京师范大学出版社，2019：111
③ 同①
④ 李营. 0～3 岁婴幼儿认知与语言发展及教育 [M]. 北京：北京师范大学出版社，2020：68
⑤ 陈帼眉. 学前心理学 [M]. 北京：人民教育出版社，2003：40

婴幼儿说出。照护者还应注意引导婴幼儿学会倾听并执行简单语言指令，比如帮忙拿东西等。

这个阶段婴幼儿理解词义容易出现词义泛化、词义窄化、词义特化现象。词义泛化，是指婴幼儿对词义的理解使用超出了目标语言的现象，如常用"毛毛"代表所有带皮毛的动作或用皮毛做的东西。词义窄化，是指婴幼儿对于词义理解和使用达不到目标语言的现象，如婴幼儿最早理解的"车"就是自己的玩具车，而不是所有的交通和运输工具。词义特化，是指婴幼儿的词语支撑对象完全与目标语言不同，如婴幼儿尿裤子了，照护者说了一声"哎呦"，以后婴幼儿每次小便时都会说"哎呦"①。所以，照护者要注意自身语言使用的规范性，同时逐步引导婴幼儿准确理解词义。

2. 经常与婴幼儿交流，鼓励其进行单词句表达

单词句是用一个词代表的句子，单词句是1岁多婴幼儿说话的特有方式，具有单个字或单音重复、一词多义、以词带句等特点。单词句阶段婴幼儿习得的词大多与其生活和兴趣密切相关②。当婴幼儿用单词句表达时，照护者要结合具体情境去理解，如婴幼儿说"球球"，可能表示"我要这个球球"、"这儿有个球球"或者"球球掉了"等。照护者要根据情境去理解具体信息并做出及时准确回应，从而促进婴幼儿语言理解和表达能力发展。

五、情感与社会性发展照护要领

1. 关注婴幼儿情绪，引导其用表情、动作语言等方式表达情绪

1岁以上的婴幼儿在情绪理解的基础上能用多种方式表达自己的情绪。他们不仅仅能用哭和笑的面部表情表达情绪，还可以用肢体动作有意识地表达情绪，比如，高兴的时候会拍手。12～18个月的婴幼儿在表达情绪上呈现出坚持个人意愿的情况，表现为当婴幼儿用某种声音来表达自己的需要而又没得到成人的理解时，他会重复这种行为，指导成人明白，比如有的婴幼儿会用"咿——咿"的声音表示自己发现了好玩的东西很愉快，或者用"嗯——嗯"表示自己的不愉快③。

照护者平时要积极关注婴幼儿情绪表达的各种信号，保持敏感并给予亲切适当回应。联合国儿童基金会提出幼儿良好的健康需要照护者监护其身体和情绪状况，对他们的日常需求给予亲切适当的回应④。开展回应性照护能够促进儿童早期的社交和情感发育，使婴

① 李营. 0～3岁婴幼儿认知与语言发展及教育［M］. 北京：北京师范大学出版社，2020：70
② 卢越，徐晓燕，赵威. 0～3岁婴幼儿抚育与教育［M］. 长春：东北师范大学出版社，2016：160
③ 周念丽. 0～3岁儿童心理发展［M］. 上海：复旦大学出版社，2017：112—113
④ United Nations International Children Fund & World Health Organization. Nurturing care for early childhood development: a framework for helping children survive and thrive to transform health and human potential［R］. 2018

幼儿和照护者之间建立稳固的情感依赖，并帮助婴幼儿进行学习。而经常遭受打骂的儿童可能会怯于社交，对成年人产生不信任感，所以严禁照护者对婴幼儿进行打骂惩罚。

2. 了解并促进婴幼儿自我意识萌发

自我意识是人对自己身心状态及对自己同客观世界的关系的意识。1岁前的儿童全然意识不到自己的存在；1岁左右的婴幼儿才开始把自己的动作和动作的对象区分开，这是自我意识的最初级形态；1岁半左右的儿童从成人那里学会使用自己的名字，这是自我意识发展中的巨大飞跃①。多数婴幼儿15个月左右可以认识镜子中的自己。照护者可以有意识地引导婴幼儿观察镜子中的自己，逐步建立自我形象认知。平时可以和婴幼儿玩照镜子游戏，引导他们感知身体的主要部位。照护者要注意尽量称呼婴幼儿的名字，不要用宝宝等词代替，并引导婴幼儿逐步意识并运用自己的名字，这有助于婴幼儿自我意识的发展。

自我意识的发展使婴幼儿出现了最初的独立性，他会拒绝成人的直接帮助，非要"自己来"，如果不按他的要求就会发脾气。照护者要理解婴幼儿的发展特点，不能简单地把婴幼儿哭闹当成无缘无故耍脾气。应该先在观察中了解婴幼儿的想法，然后对婴幼儿的情绪给予足够的耐心，并及时做出恰当回应，这样才能促进婴幼儿自我意识的发展。

3. 关注家庭中的人和物，提高陌生环境适应能力

这个阶段的婴幼儿对家庭中的人和物越来越熟悉。照护者可以通过照片书等形式引导婴幼儿学习家庭中人物的称谓，如：爸爸、妈妈、爷爷、奶奶、哥哥、姐姐等；也可以辨别家庭中熟悉的物品，如：电视、冰箱、桌子、沙发、玩具小熊等，借此逐步加深婴幼儿对家庭环境的认知。随着年龄增长，婴幼儿应逐渐走出家庭，走进社区、托幼机构、公共场所等，逐步扩大社会生活范围，提高陌生环境适应能力。

第三节　适合12～18月龄婴幼儿的活动

12～18月龄的婴幼儿正逐渐越走越稳，能够模仿简单的动作和声音等，据此，适合这个阶段婴幼儿的活动主要有：装满和倾倒、推小车、爬楼梯、踢球、搭积木、竹竿操②、看图片、找声音、触摸箱、模仿发声、撕纸、婴儿吃米、绘本阅读等。

一、婴幼儿动作发展活动——装满和倾倒③

活动目标：

---

① 包丽珍，曾天德. 学前心理学［M］. 长沙：湖南师范大学出版社，2016：226
② 吕爽. 3岁前儿童教养指南［M］. 北京：中国少年儿童出版社，1987：80-85
③ 焦敏，李群芳. 小活动 大智慧：0～3岁婴幼儿活动150例［M］. 北京：北京师范大学出版社，2019：75-76

（1）发展婴幼儿小肌肉运动技能。

（2）提升婴幼儿手眼协调能力和解决问题能力。

（3）丰富婴幼儿对不同物品的感知。

活动准备：

（1）塑料矿泉水瓶、饮料瓶等；

（2）能放进瓶子的各种小物件：棉球、毛线段、小布块、小纸片、剪成 10 厘米左右的纸板长条、吸管、蜡笔等。

活动过程：

（1）照护者提供一个塑料瓶和一些可放入瓶中的小物件，鼓励婴幼儿自己试验，怎样将这些小物件通过瓶口放进瓶中。

（2）给婴幼儿充足的时间，让他们一件件地将小物件从小小的瓶口放入塑料瓶，再看着这些小物件掉入瓶中。有些小物件放入瓶中有难度，如：小纸片可以卷成条或揉成团再放入、蜡笔可以竖起来对准瓶口放入等。活动中要鼓励婴幼儿尝试，学习解决问题。

（3）婴幼儿将小物件放入瓶中后，还喜欢把它们倒出来。有些小物件不是很容易被倒出来，引导婴幼儿想想办法，如用反复摇晃等方法将小物件倒出来。

温馨提示：活动中的小物件不能选择太小的花生、纽扣等，婴幼儿容易将其放入嘴里、鼻孔或耳朵里，易引发危险。

活动评析：婴幼儿喜欢将物品放入容器再倾倒出来，这个活动正是利用婴幼儿这一特点，让他们进行手部小肌肉运动技能和手眼协调能力的练习。通过这个活动，婴幼儿还可以认识各种小物件的不同材质、形状等，并尝试用各种方法解决问题。

二、婴幼儿语言发展活动——模仿发声[①]

活动目标：

（1）促进婴幼儿发音器官的成熟、提高婴幼儿的发音能力。

（2）引导婴幼儿学习不同物体的发音。

活动材料：有关动物的图书、各种乐器、玩具汽车等。

活动过程：

（1）照护者和婴幼儿一起看动物图书，模仿不同动物的叫声。

如：小狗——汪汪……，小猫——喵……，青蛙——呱呱……等。

（2）照护者和婴幼儿一起玩各种乐器，模仿不同乐器的声音。

---

① 　但菲，刘彦华. 婴幼儿心理发展与教育［M］. 北京：人民出版社，2008：390

如：鼓——咚咚，摇铃——铃铃等。

（3）照护者和婴幼儿一起玩玩具汽车或模仿驾驶，一边玩一边发出"呜……""嘀……"等声音。

温馨提示：要在婴幼儿情绪好的时候进行活动，开始时发出的声音音量要小一点，循序渐进，以免婴幼儿害怕。婴幼儿口中含有食物时不要进行这类活动。

活动评析：各种声音是婴幼儿喜欢感知、乐意探索的事物。活动通过模仿游戏引导婴幼儿感知练习各种动物叫声和其他常见声音，同时结合图片和玩具调动其多种感官认知事物，方法恰当，效果较好。

三、婴幼儿综合发展活动——小鸡吃米①

活动目标：

（1）发展婴幼儿看图说话能力。

（2）引导婴幼儿观察模仿语言。

（3）鼓励婴幼儿尝试敲打和涂画动作。

活动材料：图画板、无毒粉笔、小鸡吃米图画、儿歌音乐。

活动过程：

（1）看图说话

照护者和婴幼儿一起看图画，可以边看边说说小鸡的外观（嘴巴、小脚等），还可以模仿小鸡叫声"叽叽叽"，最后问婴幼儿"小鸡在干什么"。

（2）敲打粉笔

照护者给婴幼儿无毒粉笔，用粉笔在纸上敲打，观察婴幼儿动作。照护者可以从上往下画线条，鼓励婴幼儿模仿涂画。

（3）做动作

当婴幼儿没有兴趣涂鸦时，照护者可以边念儿歌边做动作，引导婴幼儿模仿。

附：

儿歌

小小鸡，叽叽叽（拍两下手，食指相对碰两下）；

点点头，吃吃米（身体和头一起带动手做点头动作）；

哗哗哗，下大雨（举起双臂大幅度上下摆动）；

快快躲躲雨（用双手抱住头顶做躲雨状）。

---

① 李俊，马梅. 婴幼儿教养活动（13～18个月）[M]. 上海：复旦大学出版社，2010：102-104

小小鸡，叽叽叽（拍两下手，食指相对碰两下）；

点点头，吃吃米（身体和头一起带动手做点头动作）；

渐沥沥，下小雨（双手在胸前轻轻运动五个手指）；

快快躲躲雨（用双手抱住头顶做躲雨状）。

温馨提示：婴幼儿涂画时，照护者不仅要给予语言鼓励，更要用富有想象力的语言描述他的画。

活动评析：在12～15个月时，婴幼儿可能更多的是敲打出点点，随意挥动手臂画出弧线；大约16个月开始，在照护者的引导下，婴幼儿能尝试画较长的线条、斜线、竖线。小动物是婴幼儿喜闻乐见的事物。小鸡吃米游戏生动有趣，能让婴幼儿模仿小鸡和下雨情境，尝试用蜡笔在纸上敲打，挥臂涂鸦，初步用肢体感受大小，促进婴幼儿语言、动作、认知等多方面发展。

第八章

18~24月龄婴幼儿发展特点与照护要领

案例导读一

12个月的时候，明明吃饭时喜欢抢妈妈的勺子。1岁半左右，明明开始用勺来挖碗里的食物，并且模仿大人把勺子里的食物送到自己嘴里，想自己"吃饭"。明明吃起饭来真脏啊，弄得满身满脸都是，勺子还不能很顺利地送进自己的口中①。

案例中的明明想自己吃饭但还不会自己吃。独立吃饭的关键期出现在1岁半左右。这个阶段大多数婴幼儿自己不会吃，也不愿让大人喂饭。强行喂饭会扼杀婴幼儿学会自己吃饭的内驱力，使婴幼儿丧失学习自己吃饭的强烈渴望②。1岁半左右是婴幼儿练习自己吃饭的最好时机，照护者应为他们准备适宜餐具，鼓励婴幼儿自己吃饭，并引导他们逐步掌握独立进餐技巧，养成良好进餐习惯。

案例导读二

一天晚上，家人一起在餐厅吃晚饭，没见到爷爷，于是芊芊（姐姐，5岁）大声喊："爷爷——"，忽然，又听到一个嫩生生的声音："爷——爷——"。原来是阿萨（1岁8个月），这是他第一次叫爷爷。他叫爷爷的时候特别卖力，向前弯着腰，伸着脖子，皱着眉，用力喊："爷——爷——"，似乎这是一件要用全身的力气才能完成的工作。2岁左右，阿萨非常喜欢模仿大人说话，尤其是在读故事书的时候，不论句子多复杂，妈妈讲完一句，阿萨总是跟着念一句，用他稚嫩的、有些含混的声音，间断地念出长长的句子，一句不落。就这样，从一个字到两个字，再到三个字以上的句子，

①② 卢越，徐晓燕，赵威. 0~3岁婴幼儿抚育与教育［M］. 长春：东北师范大学出版社. 2016：93

阿萨的语言进步飞快①。案例中的阿萨正在通过模仿学习说话。同阿萨一样，这个阶段的婴幼儿通过模仿逐步学习语言表达，从发音到词汇、从单词句逐步发展到简单句。照护者要依据婴幼儿语言发展的规律，采取科学照护措施，促进婴幼儿语言发展。

第一节　18～24月龄婴幼儿发展特点

18～24月龄的婴幼儿从走到跑，能用勺子吃饭；喜欢跟大人学说话；喜欢探索周围世界；自我意识萌发，出现独立行为倾向……总体来说，这个阶段婴幼儿的发展特点主要表现在以下五大方面。

一、身体发育

（1）体格发育指标，详情参见表8-1。

表8-1　18～24月婴幼儿体格发育指标

月龄	身长平均值（cm）		体重平均值（kg）		头围平均值（cm）	
	女	男	女	男	女	男
18月	81.5	82.7	10.65	11.29	46.4	47.6
21月	84.4	85.6	11.30	11.93	46.9	48.0
24月	87.2	88.5	11.92	12.54	47.3	48.4

资料来源：中华人民共和国卫生部妇幼保健与社区卫生司. 中国7岁以下儿童生长发育参照标准［Z］. 2009-09

（2）视力标准约为0.5②。

（3）平均胸围男孩为50.20厘米，女孩为49.02厘米③。

（4）第二乳磨牙开始长出，牙齿大概16颗④。

（5）每天睡12～13小时左右⑤。

（6）会主动表示大小便，白天基本不尿湿裤子⑥。

（7）饮食均衡，逐步养成三餐两点的饮食规律⑦。

---

① 孙瑞雪. 捕捉儿童的敏感期［M］. 北京：中国妇女出版社，2013：86
② 中华人民共和国福建省教育厅. 福建省0～3岁儿童早期教育指南（试行）［Z］. 2008-10-26
③ 中华人民共和国上海市教育委员会. 上海市0～3岁婴幼儿教养方案［Z］. 2008-05-08
④⑤ 同②
⑥ 同③
⑦ 中华人民共和国青岛市教育局. 青岛市0～3岁婴幼儿教养指导纲要（试行）［Z］. 2014-11-17

二、动作发展

（1）会自如地向前、向后走①。

（2）能一手扶栏杆自己上下楼梯②。

（3）能连续跑3～4米，但不稳③。

（4）开始做原地跳跃动作，双脚同时跳起④。

（5）能踢大球，能蹲着玩，能够双手举过头顶掷球⑤。

（6）能根据音乐的节奏做动作⑥。

（7）会用五六块积木垒高，会穿串珠⑦。

（8）能自己用汤匙吃东西⑧。

三、认知发展

（1）喜欢探索周围的世界⑨。

（2）能集中注意看图片、看电视、玩玩具、听故事等，但注意力集中时间较短⑩。

（3）能记住一些简单的事，如熟悉生活内容⑪。

（4）对声音的反应越来越强烈，喜欢听重复的声音，如总听一首歌、爱读一本书等⑫。

（5）能感知、区分方形、三角形和圆形⑬。

（6）认识红色⑭。

四、语言发展

（1）开始用名字称呼自己，开始会用"我"⑮。

（2）词汇增加，能说3～5个字的简单短句，表达一定的意思和个人需要⑯。

（3）会说出常用东西的名称和用途⑰。

---

① 中华人民共和国福建省教育厅. 福建省0～3岁儿童早期教育指南（试行）[Z]. 2008-10-26
② 中华人民共和国上海市教育委员会. 上海市0～3岁婴幼儿教养方案 [Z]. 2008-05-08
③ 同①
④⑤⑥ 同②
⑦ 同①
⑧ 同②
⑨⑩⑪ 同①
⑫ 同②
⑬⑭ 同①
⑮ 同②
⑯⑰ 同①

（4）喜欢跟着大人学说话、念儿歌，并且爱重复结尾的句子①。

（5）开始辨认书中角色的名字，会主动看图讲简单的话②。

（6）见到不同的人会打招呼③。

五、情感与社会性发展

（1）当父母或看护人离开房间时会感到沮丧，与父母分离有恐惧④。

（2）能较长地延续某种情绪状态⑤。

（3）自我意识逐步增强，喜欢自己独立完成某一动作，出现独立行为倾向⑥。

（4）不愿把东西给别人，只知道是"我的"⑦。

（5）交际性增强，开始与其他婴幼儿共同参与游戏活动⑧。

（6）喜欢帮忙做事，会学着收拾玩具⑨。

（7）游戏时能模仿父母更多的细节动作，想象力增强⑩。

知识窗

18～24 月龄婴幼儿经典实验

阿姆斯特丹等人的点红实验

1. 实验目的

研究婴儿的自我意识水平。

2. 实验对象

实验的被试是 88 名 3～24 个月大小的婴儿。

3. 实验过程

实验开始，在婴儿毫无察觉的情况下，主试在其鼻子上涂一个无刺激红点，然后观察婴儿照镜子时的反应。研究者假设，如果婴儿在镜子里能立即发现自己鼻子上的红点，并用手去摸它或试图抹掉，表明婴儿已能区分自己的形象和加在自己形象上的东西，这种行为可作为自我认识出现的标志。

---

① 中华人民共和国福建省教育厅. 福建省 0～3 岁儿童教育指南（试行）［Z］. 2008-10-26
② 中华人民共和国上海市教育委员会. 上海市 0～3 岁幼儿教养方案［Z］. 2008-05-08
③ 中华人民共和国卫生部妇幼卫生局. 三岁前小儿教养大纲（草案）［Z］. 1981-06
④ 同②
⑤⑥ 同①
⑦ 同②
⑧⑨ 同①
⑩ 中华人民共和国青岛市教育局. 青岛市 0～3 岁婴幼儿教养指导纲要（试行）［Z］2014-11-17

4. 实验结论

阿姆斯特丹经过总结研究结果得出，婴儿对自我形象的认识要经历三个发展阶段。第一个是游戏伙伴阶段：6～10个月。此阶段婴儿对镜中自我的映像很感兴趣，但认不出他自己。第二个是退缩阶段：13～20个月。此时婴儿特别注意镜子里的映像与镜子外的东西的对应关系，对镜中映像的动作伴随自己的动作更是显得好奇，但似乎不愿与"他"交往。第三个是自我意识出现阶段：20～24个月。这是婴儿在有无自我意识问题上的质的飞跃阶段，这时婴儿能明确意识到自己鼻子上的红点并立刻用手去摸。

5. 实验启示

婴幼儿的自我意识不是天生就有的，他对自身外在形象的认知经历了一个从无到有的过程。一般婴幼儿15个月以后自我意识开始发展，到24个月婴幼儿基本具备自我意识，照护者应了解婴幼儿自我意识发展特点，并通过科学引导来促进婴儿自我意识的发展。

资料来源：边玉芳. 儿童心理学 [M]. 杭州：浙江教育出版社，2009：175

第二节　18～24月龄婴幼儿的照护要领

一、身体发育照护要领

1. 掌握独立进餐技巧，逐步养成健康饮食习惯

独立吃饭的关键期出现在1岁半左右[①]。这时婴幼儿出现强烈的独立进餐渴望，他们会模仿成人把勺子里的食物送到自己嘴里，但还不能熟练掌握独立进餐技巧，需要照护者帮助和指导[②]。照护者要继续指导婴幼儿一手扶碗、一手拿勺自己进餐，并养成嚼碎了再咽下的健康饮食习惯[③]。健康饮食习惯养成需要一个长期的过程，照护者要有耐心和爱心，在帮助婴幼儿逐步养成健康饮食习惯的同时提升婴幼儿生活自理能力。

这个阶段要注意饮食均衡，逐步养成三餐两点的饮食规律[④]。婴幼儿喜欢尝试各种零食和饮料，照护者要引导婴幼儿按时吃饭、少吃零食、少喝饮料，尤其不要在饭前吃零

---

① 卢越，徐晓燕，赵威. 0～3岁婴幼儿抚育与教育 [M]. 长春：东北师范大学出版社，2016：93
② 中华人民共和国卫生部妇幼卫生局. 三岁前小儿教养大纲（草案）[Z]. 1981-06
③ 中华人民共和国福建省教育厅. 福建省 0～3 岁儿童早期教育指南（试行）[Z]. 2008-10-26
④ 中华人民共和国青岛市教育局. 青岛市 0～3 岁婴幼儿教养指导纲要（试行）[Z]. 2014-11-17

食，以免影响正常进餐，逐步养成良好的饮食习惯。

2. 保证充足睡眠，养成良好睡眠习惯①

这个阶段的婴幼儿白天因活动增多而睡眠减少，但也需要大量的睡眠，每天睡12～13小时左右②。所以，照护者要有意识地培养婴幼儿按时作息和良好睡眠的习惯。照护者要注意固定婴幼儿睡眠和唤醒时间，帮助婴幼儿逐渐建立规律的睡眠模式。照护者还要培养婴幼儿自动入睡的良好习惯③，可以形成一个固定的睡觉仪式，比如：先洗澡，或者讲故事、唱歌等，之后睡觉。照护者不宜抱着婴幼儿哄睡，以免形成依赖，以后自己入睡困难，可以准备安抚玩具，如陪睡娃娃。

3. 开始训练婴幼儿大小便

婴幼儿必须达到具有自主性的发展阶段（称自己为"我"）才能有意识地引导自己顺利上厕所。婴儿必须先意识到自己已经尿了，然后再意识到自己正在尿尿，最后才会意识到自己要尿了——意识到更细微的迹象并采取行动④。这个阶段的婴幼儿可以主动表示大小便的意思。许多数据和研究表明，婴幼儿接受如厕训练的时间普遍集中在一岁半到两岁之间⑤。

照护者应科学引导，帮助婴幼儿学会如厕，主要做法有：选择合适的婴幼儿坐便器；细心观察婴幼儿排便信号（如突然涨红脸不动、双腿夹紧等）；帮助婴幼儿养成良好排便习惯；引导婴幼儿用语言表达自己想大小便的意思；及时表扬婴幼儿，让其为自己能控制大小便而自豪；婴幼儿没能控制住大小便，尿湿或弄脏衣物时，态度要温和⑥。

二、动作发展照护要领

1. 鼓励婴幼儿进行多种身体活动，提供跑、上下台阶等大动作练习机会

这个阶段，婴幼儿比较活泼好动，应鼓励婴幼儿进行形式多样的身体活动，如：爬、走、跑、钻、踢、跳等。一岁半以后，很多婴幼儿能跑了，但动作还不协调，也不能拐弯跑，容易跌倒；接近两岁时，婴幼儿开始学会曲折向前跑，能有意识地绕开障碍物⑦。这时婴幼儿应练习走、跑、双脚原地跳、上下台阶、举手过肩扔球等基本

① 边玉芳. 读懂婴幼儿：心理学家实用教子宝典（0～6岁）［M］. 北京：北京师范大学出版社，2009：10

②③ 中华人民共和国福建省教育厅. 福建省0～3岁儿童早期教育指南（试行）［Z］. 2008-10-26

④ 布朗利. 与我心灵共舞：满足婴幼儿的成长需求：安全感、被爱和被尊重［M］. 范忆，刘梦然，译. 南京：南京师范大学出版社，2009：92

⑤ 罗斯德蒙. 可怕的两岁［M］. 张凯飞，侯卫蔚，译. 北京：北京科学技术出版社，2017：167

⑥ 吴光池. 儿研所主任教你0～3岁育儿经［M］. 长春：吉林科学技术出版社，2018：286

⑦ 卢越，徐晓燕，赵威. 0～3岁婴幼儿抚育与教育［M］. 长春：东北师范大学出版社，2016：86

动作①。从安全角度出发，照护者应布置适宜的环境，帮助婴幼儿掌握一些运动技巧。比如跑步，照护者首先需要布置或找到比较宽阔平坦的运动场地，然后可以通过角色扮演游戏（如小猫捉老鼠）引导婴幼儿练习跑步，多次练习后婴幼儿跌倒次数逐渐减少，从而跑得更快。学习跑步后，婴幼儿更喜欢到开阔的室外玩追逐游戏。照护者应提醒婴幼儿注意避让障碍物，并且注意不要让婴幼儿长时间地奔跑，注意劳逸结合。

这个阶段的婴幼儿还喜欢在楼梯上爬上爬下，练习上下台阶。照护者可以提供小楼梯，通过游戏和示范教给婴幼儿扶栏杆上下台阶的动作技巧，鼓励婴幼儿模仿练习，同时注意运动强度和安全。还可以准备大小适宜的皮球、小篮球架、纸箱或者大玩偶，通过游戏引导婴幼儿练习过肩扔球动作。

2. 开展适宜活动，发展婴幼儿手眼协调能力

手眼协调动作是指人在视觉配合下手部精细动作的协调性，是儿童在抓握动作发展的过程中逐步形成的视觉和动觉的联合协调运动，表现为眼睛将所看到的刺激传达给大脑，大脑再发出指令由手来操作完成。手眼协调是精细动作发展的关键。18~24 月龄的婴幼儿出现更高级的手眼协调动作，能独自用三四块积木搭"楼房"，两岁能搭七八层高，还喜欢拿着笔在纸上画长线条，把水从一只杯子倒入另一只杯子等②。

照护者可以提供积木、大串珠、简单拼图、彩纸、橡皮泥等各种物品，在游戏活动中适时示范引导婴幼儿掌握串珠、拼搭、拼图、贴纸、撕纸、卷纸、涂鸦、翻书、按切等操作技能，练习手部精细动作，促进婴幼儿手眼协调能力发展。

需要注意的是，婴幼儿手眼协调能力发展存在个体差异性，也与环境、教育和训练的长期作用有关，照护者需要尊重差异性的存在并有意识地提供练习机会③。

三、认知发展照护要领

1. 在日常生活中，引导婴幼儿感知、记忆、配对能力发展

这个阶段婴幼儿触觉发展较快，能够分辨不同质地的东西；知觉发展到命名阶段，如对形状、颜色、时间等的命名；记忆能力明显提高，能回忆起 1~2 个月前的事情，能连续执行两三个语言指令，儿歌故事学得比以前更快；思维能力进步迅速，能玩切成两块的拼图，分类能力发展迅速，开始喜欢主动比较事物之间的"一样"和"不一样"；音乐感受能力进步，听到音乐变化时能主动自己的动作，会唱歌，能自己唱简单儿歌；美术方

① 中华人民共和国福建省教育厅. 福建省 0~3 岁儿童早期教育指南（试行）[Z]. 2008-10-26
② 周念丽. 0~3 岁儿童心理发展 [M]. 上海：复旦大学出版社，2017：62
③ 卢越，徐晓燕，赵威. 0~3 岁婴幼儿抚育与教育 [M]. 长春：东北师范大学出版社，2016：86

面，在指导下可以进行命名画和观察画，能说出自己画的是什么，会按照实际情况选颜色来涂色，会用油画棒涂色且较少出界①。

照护者可以利用日常生活中的各种常见事物促进婴幼儿感知、记忆和配对能力发展，如：把水果藏进布袋子里，让幼儿隔布触摸，感知事物不同形状和质地；从一堆玩具里挑出相同颜色的玩具等。照护者也可以准备彩笔、油画棒、画纸、画板等，引导婴幼儿画画，模仿画出各种线条形状等，促进感知、记忆、配对等认知能力的发展。

2. 科学引导，促进婴幼儿思维的发生和发展

思维是人脑对客观事物概括、间接的反映②。概括性、间接性和解决问题是思维发生的指标，依据这个指标思维发生的时间是在一岁半至两岁。思维的发生表现在婴幼儿的动作上。当婴儿出现表意性动作（一岁左右的婴幼儿会用手向成人指出他想要的东西或想去的地方）、工具性动作（一岁以后，婴幼儿拿到物品不再盲目地敲敲打打，而是开始按照物品的功用做出动作）、用"试误"（如拉动毯子拿到物品）方法解决问题的时候，就说明思维发生了③。

这个阶段婴幼儿思维训练的主要内容是分类、匹配、排序、分析、概括和推理④。照护者可以提供各种适宜材料，引导婴幼儿按照事物外部典型的特征进行分类，如按实物的颜色、大小、形状、材质等进行分类。照护者还可以鼓励婴幼儿在操作、模仿等活动中想办法尝试解决问题，促进婴幼儿思维的发生和发展。

3. 创设适宜环境，鼓励婴幼儿玩沙玩水

婴幼儿对符合自己心智并且变化大的玩具兴趣大……任何一种人为的玩具都无法与大自然的赐予相媲美，沙和水适合所有心智状态的婴幼儿，玩法变化无穷，每个婴幼儿依据自己的心智进行自己的玩法⑤。

水和沙本身无形但可以万千变化，是婴幼儿非常喜欢的自然玩具。照护者应准备好安全卫生的沙坑和水池，引导婴幼儿用手感知沙子和水，还可以提供小水桶、小铲子等工具和各种形状模型、小树、动物模型等辅助材料，帮助婴幼儿感知探索沙和水的特性，促进婴幼儿认知和想象的发展。

四、语言发展照护要领

1. 学说双词句、电报句，鼓励语言模仿和表达

这个阶段婴幼儿处于"词汇爆炸"阶段。一岁半到两岁这个阶段，婴幼儿掌握的词

①　李营. 0～3 岁婴幼儿认知与语言发展及教育 [M]. 北京：北京师范大学出版社，2020：67

②　蔡笑岳. 心理学 [M]. 北京：高等教育出版社，2014：63

③　沈雪梅. 0～3 岁婴幼儿心理学发展 [M]. 北京：北京师范大学出版社，2019（12）：122

④　同①63

⑤　孙瑞雪. 捕捉儿童的敏感期 [M]. 北京：中国妇女出版社，2013：84

汇更加多样而且丰富，同时语言表达开始出现句子的雏形，如"妈妈抱抱"这样的双词句和"洗手、吃饭"等这样的"电报句"。不过，此时婴幼儿在语句的表达上处于尝试阶段，时常会出现语序颠倒、表达不清的情况。这个阶段应引导婴幼儿学习用简单句（双词句）表达自己的需求，说出自己的名字，经常进行亲子阅读、听故事、念儿歌等活动①。

照护者要掌握婴幼儿语言发展规律，多与婴幼儿沟通交流，鼓励语言模仿和表达。尤其应注意培养婴幼儿正确发音，并引导婴幼儿由单个词逐步会说由3～4个字组成的短句，逐步促进其语言发展。比如，婴幼儿拿着玩具小汽车说："汽车，嘀嘀"，照护者可以有意识地引导拓展为"小汽车发出嘀嘀的声音"，逐步引导婴幼儿学习完整的语言表达。

模仿说认为，儿童习得语言主要是通过对他人语言的模仿②。在掌握新的词汇或句子初期，儿童需要不断重复和模仿，逐渐接近成人的语言，并获得新的语言形式。儿童的模仿能获得大人的鼓励和赞扬，这进一步强化和促进了儿童的语言发展③。所以，照护者应为婴幼儿创设宽松愉快的语言环境；提高自身口语素养，为婴幼儿提供良好的言语示范；为婴幼儿的语言学习和模仿提供丰富的物质材料，运用多种方法鼓励儿童多开口；积极回应婴幼儿的言语需求，鼓励婴幼儿之间的模仿和交流④。

2. 进行早期阅读，促进婴幼儿语言发展

24个月婴儿前阅读发展的重点是听较简短的故事，开始探索书籍的特性，对图片有意识⑤。适合这个阶段婴幼儿的语言活动主要有亲子阅读、听故事等。

照护者应为婴幼儿准备适合早期阅读的材料，如带有大图画和简单故事的各种绘本等。还要创设良好的阅读环境，包括：要确保光线充足、柔和，以保护婴幼儿的视力；周围环境不能太吵，以免婴幼儿分心；早期阅读重在培养阅读兴趣和习惯，最好有固定的读书时间，如果婴幼儿的精神状态不好或者十分兴奋，不要勉强。

进行早期阅读时，照护者语言要清晰缓慢，还可以把高兴、伤心、生气等情绪用较为夸张的语气和神情表现出来，例如，讲白雪公主吃了毒苹果的时候，可以表达出伤心的感情。另外，还可以加入恰当的动作表演，例如，"小猫钓鱼"故事中讲到小猫扑蝴蝶时，可以表演一个"扑"的动作。生动形象的故事讲读和表演能激发婴幼儿的早期阅读兴趣，促进其语言理解能力发展。

---

① 中华人民共和国福建省教育厅. 福建省0～3岁儿童早期教育指南（试行）[Z]. 2008-10-26
② 洪秀敏. 儿童发展理论与应用 [M]. 北京. 北京师范大学出版社，2015：122
③ 徐琴美. 儿童是怎样学会说话的 [J]. 教育导刊（幼儿教育），2000（S2）：47
④ 全国妇联，教育部，等. 全国家庭教育指导大纲（修订）[Z]. 2019-05-14
⑤ 马丽娜，杨燕霞. 美国佐治亚州0～3岁婴幼儿早期学习标准的内容分析及启示 [J]. 早教特教，2017（3）：19

3. 关注语言发展个体差异，及时进行个别指导

这个阶段婴幼儿的语言发展较快，有的婴幼儿进入语言爆发期，照护者要及时恰当引导以促进其语言发展。但有的婴幼儿可能还没有进入语言爆发期甚至很少说话，照护者不能急于求成，可以在平时观察中了解婴幼儿语言的发展状况，为其提供充分的锻炼机会，引导其想说敢说会说，但不必强求。如果婴幼儿迟迟不肯说话，照护者要分析可能原因，做出恰当处理。

儿童语言发育迟缓是指在语言发育期的儿童因各种原因所致的在预期时间内不能与正常儿童同样用语言符号进行语言理解和表达，即指儿童语言发育落后于实际年龄水平[①]。《三岁前小儿教养大纲（草案）》指出：对语言发展较为迟缓的婴幼儿要做个别指导、启发、鼓励、多多提供练习机会，使其语言发展达到一般水平[②]。照护者可以先通过观察和沟通，了解问题表现和原因，从而做出有针对性的个别指导。如果发现婴幼儿确有语言发育迟缓问题，可以咨询专业人员诊断治疗。

五、情感与社会性发展照护要领

1. 采取回应性照护方式，培养婴幼儿愉快情绪

这个阶段婴幼儿情绪逐步多样化并持久化。如：当父母或看护人离开房间时会感到沮丧，与父母分离有恐惧[③]。

照护者应理解婴幼儿情感并采取回应性照护方式。回应性照护包括观察和回应儿童的动作、声音、手势和口头请求等。在婴幼儿学会说话之前，婴幼儿和照护者之间的互动主要通过拥抱、眼神交流、微笑、发声和手势来完成。这些愉快的互动为照顾者和婴幼儿建立了一根情感纽带，帮助婴幼儿理解周围的世界，了解自己和他人，并初步建立关系和语言体系[④]。

照护者还要及时肯定和鼓励婴幼儿适宜的态度和行为，从而培养婴幼儿愉快情绪。比如，婴幼儿将掉在地上的玩具捡起来，照护者应该即时肯定婴幼儿行为，可以微笑点头同时语言表扬："你把玩具捡起来了，做得好，谢谢你！"

2. 拓展交往范围，学习打招呼和共同玩耍

这个阶段照护者应提醒婴幼儿与人打招呼，引导其逐渐学习与同伴玩耍、游戏，学习

①　杨梅凤，江瑞芬，王小林，等. 18～42月龄语言发育迟缓儿童161例临床分析［J］. 牡丹江医学院学报，2011（5）：46-47

②　中华人民共和国卫生部妇幼卫生局. 三岁前小儿教养大纲（草案）［Z］. 1981-06

③　中华人民共和国上海市教育委员会. 上海市0～3岁婴幼儿教养方案［Z］. 2008-05-08

④　United Nations International Children Fund & World Health Organization. Nurturing care for early childhood development：a framework for helping children survive and thrive to transform health and human potential［R］. 2018

遵守简单的规则①。照护者要注意培养婴幼儿有礼貌，提醒婴幼儿与人打招呼，会问"好"，说"再见""谢谢"。也可以组织有同伴参与的各种游戏活动，活动时要注意照顾，避免互相干扰，培养婴幼儿友好相处。照护者也可以参加到游戏中去，引起婴幼儿兴趣，并与其建立良好关系。照护者还要引导婴幼儿理解并遵守简单的规则，比如对待同伴要友好，不能打人。

需要注意的是：这个阶段的婴幼儿不愿把东西给别人，只知道是"我的"②。"分享"对这么大的婴幼儿是个毫无意义的词。大部分婴幼儿会跟人争夺玩具和关注，结果时常爆发冲突最后大哭。如何在婴幼儿的"朋友"来玩时减少冲突呢？尽量为每个婴幼儿提供足够的玩具，然后时刻准备着去做调解员。婴幼儿可能开始对属于他的玩具有特别的占有欲，试着告诉他别的婴幼儿"只是看看"而且"接下来会还给你"，但也要强调"这是你的玩具，他不是要拿走"③。

第三节　适合 18～24 月龄婴幼儿的活动

18～24 月龄的婴幼儿开始学跑、尝试自己吃饭、自我意识萌发，各方面发展迅速，适合这个阶段婴幼儿的活动主要有：上下楼梯、荡秋千、玩滑梯、踢球、玩橡皮泥、搭积木、串珠、套圆环、讲故事、听音乐等。

一、婴幼儿动作发展活动——捉泡泡④

活动目标：

（1）促进婴幼儿手、眼、走、跑动作的协调。

（2）引导婴幼儿感受游戏快乐。

活动材料：泡泡枪、自制泡泡液、户外场地等。

活动过程：

（1）照护者带婴幼儿来到户外，制作泡泡激发婴幼儿兴趣。

照护者制造泡泡，"快看，这是什么？"引导婴幼儿观察泡泡。

（2）照护者引导婴幼儿捉泡泡。

照护者面朝婴幼儿制造泡泡，鼓励婴幼儿观察和捕捉。开始距离较近，方便婴幼儿捕

---

① 中华人民共和国福建省教育厅. 福建省 0～3 岁儿童早期教育指南（试行）[Z]. 2008-10-26

② 中华人民共和国上海市教育委员会. 上海市 0～3 岁婴幼儿教养方案 [Z]. 2008-05-08

③ 谢尔弗. 美国儿科学会育儿百科 [M]. 陈铭宇，周莉，池丽叶，译. 北京：北京科学技术出版社，2016：264

④ 姚念玖. 0～3 岁婴幼儿的教养 [M]. 上海：上海科学技术出版社，1983：112

捉，锻炼手眼协调能力，并获得成就感。之后逐步拉开距离锻炼走跑能力和手眼协调能力。

（3）引导婴幼儿轮流尝试制造泡泡。

示范制造泡泡方法，允许婴幼儿独立尝试，引导婴幼儿轮流使用。

温馨提示：泡泡液可以自己用肥皂水制造，如果购买要保证安全，并且放到婴幼儿接触不到的地方。游戏活动之后要组织婴幼儿洗手。活动中注意泡泡制造地点适当分散，防止婴幼儿捉泡泡过程中发生碰撞。

活动评析：肥皂泡泡圆圆的、轻轻的、随风飘动，在阳光下反射出彩色的光并且一碰即破。这种奇妙事物能立刻引起婴幼儿极大兴趣，他们会不自觉地观察并且追逐。照护者利用泡泡组织游戏活动，并灵活调整，能有效促进婴幼儿协调动作发展。

二、婴幼儿认知发展活动——沙之趣[①]

活动目标：

（1）发展婴幼儿触觉，探索形状。

（2）促进婴幼儿手眼动作的协调。

（3）引导婴幼儿感受游戏快乐。

活动材料：婴幼儿感知活动专用沙子、感官活动箱或塑料盆、小号玩具沙铲、一个方形或圆形塑料小盆。

活动过程：

（1）照护者可以将沙盒放到地上或桌上开展活动，然后坐在婴幼儿旁边注意活动安全。

（2）在保证安全和卫生的情况下，尽量让婴幼儿自己玩沙，感受沙的质感，不要打断他们正在做的事。照护者可以在婴幼儿旁边，使用玩沙玩具来玩沙。

（3）引导婴幼儿用手或沙铲将沙子装入方形或圆形塑料盆，然后再倒出来。重复装满和倾倒沙子的过程，利用沙子和塑料盆感知探索形状和空间。

（4）如果有室外沙箱，可以开展更多玩沙活动。

温馨提示：低于30个月的婴幼儿玩沙活动需要成人一对一近距离地监管，照护者需要保证婴幼儿安全。

活动评析：沙子和水是婴幼儿最喜欢的自然物，玩沙活动能给婴幼儿带来很多好处，不仅可以丰富感官经验、发展动作技能，还可以发挥想象力和创造力。很多国家因此将玩沙玩水列为婴幼儿全天必要的感官活动。

[①] 焦敏，李群芳. 小活动 大智慧：0～3岁婴幼儿活动150例 [M]. 北京：北京师范大学出版社，2019：153－156

三、婴幼儿情感与社会性发展活动——如果感到高兴你就……①

活动目标：

（1）感知不同情绪，学习为情绪命名。

（2）在情绪和社会行为之间建立联系。

活动材料：歌曲、表情图片等。

活动过程：

（1）照护者和婴幼儿一起听歌曲。播放音乐，照护者唱歌曲做动作"如果感到高兴你就……"，婴幼儿观看模仿。

（2）照护者和婴幼儿一起看表情图片（高兴、伤心等），认识不同情绪，讨论不同情绪和社会行为关系（高兴—微笑—拍手，伤心—哭泣—擦泪）。

（3）播放音乐，照护者和婴幼儿一起唱歌曲做动作"如果感到高兴你就……"。

附：

歌曲

如果感到高兴你就拍拍手（拍两下），

如果感到高兴你就拍拍手（拍两下），

如果感到高兴，

你就微微笑（微笑），

如果感到高兴你就拍拍手（拍两下）。

温馨提示：活动建议在婴幼儿情绪愉悦时进行。

活动评析：这首歌提供了情绪表达的最简单方式。照护者引导婴幼儿认识自己的情绪并通过社会行为表现出来，这对婴幼儿的情感和社会性发展有明显促进作用。

---

① 赫尔，斯温. 认图形，说出来：13～24 个月婴幼儿教养方案［M］. 北京：北京师范大学出版社，2007：78

第九章

24～30月龄婴幼儿发展特点与照护要领

案例导读一

我们的女儿刚满两岁，她几乎每件事都要问我为什么。她会指着书中的图片问："这是什么？"我回答之后，她会接着问："为什么？"我不是不想让她问，但有时我觉得自己是个永不能停歇的答题机器。我该怎么处理这件事呢①？

智力发展到两岁的孩子爱永不休止地问"为什么"，这是典型情况。这表现了孩子对信息的需求。应该给孩子提供信息但不一定要非常精准，很重要的一点是要用她能理解的答案去回答她②。这个阶段的婴幼儿好奇心很强，爱提各种问题。婴幼儿提出的每个问题都是他们动脑思考的结果。照护者要重视婴幼儿提出的每个问题，并及时给予恰当回应。

案例导读二

早晨10点左右，然然离开教室时没穿鞋，当余老师提醒她时，她立刻跑开，一边跑一遍喊道："不，我就不！"，无论余老师怎么解释她仍然坚持不穿。午睡时，然然不停地从自己床上爬下爬上，一会儿站起来观望，一会儿故意扔东西闹着玩儿，我提醒她说："然然，请你安静。"然然一边喊"不"一边我行我素，为了保证她的安全，我把她从床铺上抱了下来，她大哭起来，嘴里喊着"不，我就不！"我抱她离开卧室，经过十几分钟的抚慰解释，她才稍稍平静。然然妈妈打电话告诉我，然然最近在家里也常发脾气，稍有不顺意的事，立刻哭闹③。

---

① 罗斯德蒙. 可怕的两岁［M］. 张凯飞，侯卫蔚，译. 北京：北京科学技术出版社，2017：70
② 同①71
③ 孙瑞雪. 捕捉儿童的敏感期［M］. 北京：中国妇女出版社，2013：110

案例中的然然正处于自我意识觉醒阶段，这个阶段的婴幼儿开始逐步意识到"我"的存在，自主性和独立性迅速发展，开始用拒绝别人的方式练习使用自己的意识。照护者要采取科学的教养方式促进婴幼儿全面发展。

第一节　24～30 月龄婴幼儿发展特点

24～30 月龄婴幼儿可以双脚跳离地面，喜欢蹦来蹦去；"不"是他们经常说的话，这表明独立性开始发展；喜欢自己玩游戏，不太关注别人……总体来说，这个阶段婴幼儿的发展特点主要体现在以下五大方面。

一、身体发育

（1）体格发育指标，详情参见表 9-1。

表 9-1　24～30 月龄婴幼儿体格发育指标

月龄	身长平均值（cm）		体重平均值（kg）		头围平均值（cm）	
	女	男	女	男	女	男
24 月	87.2	88.5	11.92	12.54	47.3	48.4
27 月	89.8	91.1	12.50	13.11	47.7	48.8
30 月	92.1	93.3	13.05	13.64	48.0	49.1

中华人民共和国卫生部妇幼保健与社区卫生司. 中国 7 岁以下儿童生长发育参照标准［Z］. 2009-09

（2）平均胸围：女孩约为 49.67 厘米，男孩约为 50.80 厘米[1]。

（3）20 颗乳牙已出齐[2]。

（4）视力标准为 0.5[3]。

二、动作发展

（1）能双脚交替走楼梯，能双脚离地跳[4]。

---

[1]　中华人民共和国福建省教育厅. 福建省 0～3 岁儿童早期教育指南（试行）［Z］. 2008-10-26

[2]　中华人民共和国上海市教育委员会. 上海市 0～3 岁婴幼儿教养方案［Z］. 2008-05-08

[3][4]　同[1]

（2）能后退、侧走和奔跑，会迈过低矮的障碍物①。

（3）能滚球、扔球，会举起手臂有方向地投掷②。

（4）会转动把手开门、旋开瓶盖取物③。

（5）能用积木搭桥、火车等简单的物体④。

（6）会用蜡笔涂涂画画，学习一页一页翻书⑤。

（7）会骑三轮车和其他大轮的玩具车⑥。

三、认知发展

（1）对周围事物或现象感兴趣，爱提问题⑦。

（2）认识基本颜色、形状⑧。

（3）能感知物体软、硬、冷、热等属性⑨。

（4）感知并能重复一些简单的韵律和歌曲⑩。

四、语言发展

（1）会用日常生活中一些常用形容词⑪。

（2）开始用"你"等代名词⑫。

（3）会说完整的短句和简单的复合句⑬。

（4）会说简单儿歌，爱听故事、能唱短歌⑭。

（5）能区分书中的图画和文字⑮。

五、情感与社会性发展

（1）有简单的是非观念⑯。

---

① 中华人民共和国上海市教育委员会. 上海市 0～3 岁婴幼儿教养方案［Z］. 2008-05-08
② 中华人民共和国福建省教育厅. 福建省 0～3 岁儿童早期教育指南（试行）［Z］. 2008-10-26
③ 同①
④ 同②
⑤ 中华人民共和国青岛市教育局. 青岛市 0～3 岁婴幼儿教养指导纲要（试行）［Z］. 2014-11-17
⑥⑦ 同②
⑧ 中华人民共和国卫生部妇幼卫生局. 三岁前小儿教养大纲（草案）［Z］. 1981-06
⑨⑩⑪⑫⑬ 同②
⑭ 同⑧
⑮⑯ 同②

（2）知道自己的全名，用"我"来表示自己①。

（3）喜欢参与同伴的活动，能和同伴一起玩简单的角色游戏，会相互模仿②。

（4）初步意识他人的情绪，开始表达自己的情感③。

（5）受到挫折会发脾气④。

知识窗

24～30 月龄婴幼儿经典实验

皮亚杰的三山实验

1. 实验目的

研究前运算阶段的儿童（2～7 岁）的思维水平。

2. 实验过程

在一个立体沙丘模型上错落摆放了三座山丘，首先让儿童从前后、左右不同方位观察这座模型，然后让儿童看四张从前后左右四个方位所摄的沙丘的照片，让儿童指出和自己站在不同方位的另外一个人（实验者或娃娃）所看到的沙丘情景与哪张照片一样。

3. 实验结论

前运算的特点——自我中心，前运算阶段的儿童无一例外地认为别人在另一个角度看到的沙丘跟自己所站的角度看到的沙丘是一样的。这证明，前运算思维缺乏逻辑性的表现之一是不具备观点采择能力——从他人角度看待事物的能力。

4. 实验启示

皮亚杰认为，前运算阶段的儿童只能从自己的角度看问题，而不会考虑他人的感受⑤。所以照护者要理解这个阶段婴幼儿的认知发展特点，不能以成人的思维水平要求儿童换位思考，同时照护者要引导婴幼儿逐步学会站在他人角度看待事物，促进其认知和社会性发展。

资料来源：周念丽. 0～3 岁儿童心理发展［M］. 上海：复旦大学出版社，2018：11

---

① 中华人民共和国上海市教育委员会. 上海市 0～3 岁婴幼儿教养方案［Z］. 2008-05-08
② 中华人民共和国福建省教育厅. 福建省 0～3 岁儿童早期教育指南（试行）［Z］. 2008-10-26
③ 同①
④ 同②
⑤ 洪秀敏. 儿童发展理论与应用［M］. 北京：北京师范大学出版社，2015：106

第二节 24～30 月龄婴幼儿的照护要领

一、身体发育照护要领

1. 提升进餐技巧，培养良好进餐习惯

2 岁时婴幼儿会双手捧着碗喝水，饭后自己用餐巾擦嘴①。这个阶段照护者应注重培养婴幼儿良好进餐习惯，包括：右手拿勺左手扶碗，不挑食、多吃蔬菜，进餐时不随便说话，吃完将碗筷放在固定地方②。还应引导婴幼儿饭后自己用毛巾擦嘴。每个婴幼儿进餐速度和食量不同，照护者要关注婴幼儿个体差异。

2. 掌握正确睡姿，培养良好睡眠习惯

这个阶段要培养婴幼儿正确的睡眠姿势，巩固按时、自动入睡的习惯③。照护者要继续培养婴幼儿养成按时入睡的习惯，睡觉姿势要侧卧或仰卧，不宜俯卧。婴幼儿采取仰卧的姿势睡觉更好，因为这种姿势最利于呼吸顺畅和血液系统循环，而俯卧（趴着睡）容易堵住口鼻，影响呼吸，可以仰卧和侧卧交替睡。同时注意防止婴幼儿蒙被睡觉，对有吸吮手指或咬被角的习惯的婴幼儿要逐步纠正。托幼机构会组织婴幼儿午睡，以保证其下午有充足的精力活动。但对不愿午睡的婴幼儿照护者可以组织安静活动，不能影响他人休息。午睡时，照护者要随时查看婴幼儿睡眠情况，防止睡眠时发生意外。

3. 学习自己洗手和刷牙，培养良好卫生习惯

这个阶段要引导婴幼儿学习自己用水、肥皂洗手，知道用自己的毛巾擦干手和脸，培养主动要求大小便的习惯④。照护者注意提供适宜的设施物品，比如洗手池、小毛巾等，引导婴幼儿学习洗手擦手的方法，逐步培养婴幼儿爱清洁、讲卫生的良好习惯。具体做法除引导婴幼儿在生活中亲身实践外，照护者还可以通过做示范、讲故事、适时提醒、及时表扬等多种方式培养婴幼儿良好卫生习惯。

2 岁半左右婴幼儿 20 颗乳牙已经出齐，照护者应鼓励婴幼儿爱护牙齿，养成早晚刷牙的卫生习惯。保护婴幼儿牙齿的最好途径是教给他良好的用牙习惯。通过适当的训练，婴幼儿很快就能将保持良好的口腔卫生当成日常生活的一部分⑤。照护者可以先对婴幼儿进行口腔保健知识教育，告诉他早晚刷牙，饭后漱口，少吃甜食，多吃蔬菜水果，临睡前不吃零食等简单的口腔保健知识。也可以利用图片或者儿歌引导婴幼儿认识自己的牙齿，还

① 中华人民共和国卫生部妇幼卫生局. 三岁前小儿教养大纲（草案）［Z］. 1981-06
② 姚念玖. 0～3 岁婴幼儿的教养［M］. 上海：上海科学技术出版社，1983：112
③④ 中华人民共和国福建省教育厅. 福建省 0～3 岁儿童早期教育指南（试行）［Z］. 2008-10-26
⑤ 谢尔弗. 美国儿科学会育儿百科［M］. 陈铭宇，周莉，池丽叶，译. 北京：北京科学技术出版社，2016：314

可以通过讲故事（如《小熊拔牙》的故事）的形式来教育婴幼儿注意牙齿的卫生[1]。照护者应给婴幼儿准备适合的牙刷和牙膏，引导他们模仿成人动作学习刷牙漱口，并提供适当的帮助。除刷牙外，照护者还应帮助婴幼儿建立持之以恒的定时排便的习惯，学会主动上厕所，大便后懂得请求成人帮助自己清洁身体。

二、动作发展照护要领

1. 尝试跳跃，玩简单运动器械，发展大动作

这个阶段应引导婴幼儿继续练习走、跑、跳等动作，玩简单的运动器械，体验运动的乐趣，培养初步的环境适应能力[2]。照护者可以通过角色扮演游戏，发展婴幼儿各种动作。如发展侧身走的动作，可以引导婴幼儿模仿小螃蟹横着爬；发展双脚离地跳的动作，可以引导婴幼儿模仿小兔子蹦蹦跳跳；发展独脚站的动作，可以引导婴幼儿模仿大公鸡独脚站立；等等。还应帮助婴幼儿掌握独自上下楼梯的动作技巧，鼓励其练习的同时，注意运动强度和安全。

各种运动器械游戏深受婴幼儿喜爱，如骑三轮车、滑板车等。照护者应提供适宜婴幼儿玩耍的器械，如球、车、平衡木等，开展丰富适宜的体育活动。

2. 利用生活和游戏，进一步发展婴幼儿精细动作

24～30 月龄婴幼儿精细动作发展的重点是可以更好地控制手和手指的动作、良好的手眼协调性[3]。照护者应为婴幼儿提供抓握、把玩、涂鸦、拆卸等活动的设施、工具和材料；用心欣赏婴幼儿的行为和作品，并给予鼓励，分享婴幼儿的快乐，促进婴幼儿直觉动作思维发展[4]。

照护者可以在日常生活中多为婴幼儿提供精细动作练习的机会。比如，自己用杯子喝水、自己拿勺吃饭、脱鞋、开关抽屉、开锁、找物、取物等，让婴幼儿在生活中发展精细动作。照护者还应开展多种游戏活动，促进婴幼儿手部精细动作发展，比如：积木搭建、雪花片拼插、撕纸游戏、橡皮泥活动等，但要注意选择安全无毒害的材料和适宜婴幼儿的工具，同时引导婴幼儿学习保持卫生和尝试整理材料。

三、认知发展照护要领

这个阶段，婴幼儿的感知更加灵敏，能比较准确说出颜色的名字；记忆发展迅速，具

[1] http://www.babylead.com/1n577.html
[2] 中华人民共和国福建省教育厅. 福建省 0～3 岁儿童早期教育指南（试行）[Z]. 2008-10-26
[3] 马丽娜，杨燕霞. 美国佐治亚州 0～3 岁婴幼儿早期学习标准的内容分析及启示 [J]. 早教特教，2017 (3)：18
[4] 全国妇联，教育部，等. 全国家庭教育指导大纲（修订）[Z]. 2019-05-14

有较长时间的再认和再现记忆，能主动回忆几个指令，能复述较长的童话故事；非常好问，思维更加灵活，知道更多事物的特点和用途，能理解图谱，对数的概括能力也有所发展；身体灵活性增强，能随音乐做复杂律动，喜欢自己随意编调哼唱，喜欢把自己想象成小演员在人前表现；2岁左右，想象力开始萌芽，手部控制力增强，能对齐边折纸，涂色、粘贴等技能都有进步，绘画内容变得丰富，命名能力也有进步，还出现了朦胧的审美意识①。

1. 满足好奇心，引导婴幼儿反复探索周围环境

养育孩子意味着保证他们安全、健康且营养充足，关注和回应他们的需求和兴趣，鼓励他们探索身边的环境，以及与照护者和他人的互动②。这个阶段婴幼儿对周围事物或现象感兴趣，爱提问题③。

照护者要满足婴幼儿的好奇心，引导婴幼儿运用各种感官反复对周围事物进行观察和探索。照护者可以种植一些安全无害的花草树木、饲养一些温顺可爱的小动物，引导婴幼儿感知观察。也可以带婴幼儿到超市、社区、公园等周边生活环境实际感知。还可以通过提供各种图片，引导婴幼儿认识日常生活中的生活物品、玩具、交通工具、各种人物、各种水果、各种蔬菜、各种动植物等。总之，通过反复持续探索，逐步巩固和加深婴幼儿对周围环境的认识。

2. 鼓励婴幼儿大胆提问并联想、猜测

对婴幼儿提出的各种问题，照护者应及时给予恰当回应。可以直接回答，也可以间接引导，或者转移话题。例如：婴幼儿问太阳为什么会下山，可以这样回答："因为太阳累了，它要睡觉了。"没有必要用正确的术语给孩子描述这个世界，只要您的描述能让孩子产生联想、能让孩子理解就行了。如果您回答够了，您可以向她提个问题或者教给她一些事情做，以此来转移话题④。

除喜欢提问题以外，这个阶段的婴幼儿还喜欢动手操作、探索触摸、攀爬装卸，在这些看似"搞破坏"的过程中，他们满足自己的好奇心，学习事物之间的相互联系，逐渐建立自己的逻辑思维和想象力⑤。照护者应理解婴幼儿发展特点和需要，提供适宜材料和环境，尽可能地满足婴幼儿探索欲望，促进婴幼儿认知发展。

3. 开展象征性游戏，促进婴幼儿想象发展

皮亚杰认为2岁以后婴幼儿认知发展进入前运算阶段，典型发展成就是婴幼儿获得了

① 李营. 0～3岁婴幼儿认知与语言发展及教育［M］. 北京：北京师范大学出版社，2020：91
② United Nations International Children Fund & World Health Organization. Nurturing care for early childhood development: a framework for helping children survive and thrive to transform health and human potential［R］. 2018
③ 中华人民共和国福建省教育厅. 福建省0～3岁儿童早期教育指南（试行）［Z］. 2008-10-26
④ 罗斯德蒙. 可怕的两岁［M］. 张凯飞，侯卫蔚，译. 北京：北京科学技术出版社，2017：71
⑤ 乌焕焕，李焕稳. 0～3岁婴幼儿教养概论［M］. 北京：北京师范大学出版社，2019（12）：84

符号表征能力，开始以符号为中介描述外部世界。在前运算阶段，象征性游戏大量涌现。如 2 岁幼儿用一块积木代表小汽车。角色游戏就是在象征性游戏基础上发展起来的①。

这个阶段的婴幼儿能和同伴一起玩简单的角色游戏，会相互模仿②。照护者可以提供材料、创设情境引导婴幼儿开展角色扮演游戏，如：提供布娃娃、小厨房等家居玩具材料引导婴幼儿进行"娃娃家"角色游戏。

四、语言发展照护要领

1. 听故事学儿歌，发展语言表达能力

从 1 岁半开始到两三岁，儿童处于积极说话发展阶段。儿童似乎突然开口，说话的积极性很高，词语大量增加，语句的掌握也迅速发展③。婴幼儿在 2 岁以后，逐渐会说比较完整的句子。在这一时期的语言交流中，简单句仍然占主要成分，但随着语言技能的熟练和心智的进一步发展，复合句也开始出现。不过这一时期的复合句主要体现为两个或多个简单句的松散组合，通常是没有连词的，而且语速过快，或句子稍多就会出现"乱套"的情况，所以说这个阶段儿童的语言能力与想要表达的思想内容尚有一定距离④。

2～3 岁的婴幼儿已能和成人自由交谈，他们喜欢听成人说儿歌、讲故事⑤。这个阶段应经常开展亲子阅读、听故事、学念儿歌等活动⑥。讲故事是最受婴幼儿欢迎的一种方式。但故事选择要适合儿童的年龄特点，内容简单生动；注意发音标准、声情并茂；也可以采用图片、木偶等多样化方式讲解；还可以和婴幼儿简单互动，鼓励婴幼儿通过看图、问答等方式参与活动。

儿歌简单押韵朗朗上口，深受婴幼儿喜欢。照护者要选择合适的儿歌，初学儿歌可选用简单易学的三字经典儿歌（如：小老鼠上灯台、排排坐、分果果等），照护者可以边说边进行动作表演，鼓励婴幼儿模仿，发展听说能力。

2. 与婴幼儿积极互动，创设生活化的学习情境

后天环境论者认为环境对儿童语言发展有重要影响，发展幼儿语言的关键是创设一个他们想说、敢说、喜欢说、有机会说并能得到积极应答的环境。为儿童语言学习创设生活化的学习情境，学习情境只有和儿童的实际生活以及自然生活紧密联系起来，才能使语言教育充满生命和活力，也才能最接近儿童的语言表达⑦。

---

① 沈雪梅. 0～3 岁婴幼儿心理学发展 [M]. 北京：北京师范大学出版社，2019：130
② 中华人民共和国福建省教育厅. 福建省 0～3 岁儿童早期教育指南（试行）[Z]. 2008-10-26
③ 陈帼眉. 学前心理学 [M]. 北京：人民教育出版社，2003：232
④ 杨恩华. 0～3 岁婴幼儿语言能力的发展及其影响因素 [J]. 科技信息，2011（12）：407-408
⑤ 钱峰，汪乃铭. 学前心理学 [M]. 上海：复旦大学出版社，2012：59
⑥ 同②
⑦ 洪秀敏. 儿童发展理论与应用 [M]. 北京：北京师范大学出版社，2015：137

这个阶段照护者平时可以和婴幼儿谈论日常生活中孩子感兴趣的事或行为，引导孩子表达自己的情感①。比如，照护者可以和婴幼儿谈论关于好朋友的话题：你的好朋友是谁？你们经常玩什么游戏？你们玩得开心吗？开心的时候你们会怎么做等。通过日常谈话把婴幼儿的实际生活和语言教育紧密联系起来，创设生活化的学习情境，从而促进婴幼儿语言发展。

五、情感与社会性发展照护要领

1. 科学应对婴幼儿的反抗期

2 岁后的婴幼儿自我意识逐渐增强，经常用"不"来表达自己的情绪。2 岁半左右婴幼儿明确意识到"我"的存在，意识到"我"的想法和意愿与别人是不一样的，要用行动来体验和证明自己的独立。所以这一阶段婴幼儿的叛逆和反抗是正常的，而且越是身体健康、精力充沛、自我意识强的婴幼儿反抗程度越高②。

照护者要采取科学应对方法，帮助婴幼儿顺利度过人生第一个反抗期。第一，要以平和的心态应对。反抗期是每个人都会经历的人生发展阶段，照护者要以平和心态应对，给予婴幼儿更多的耐心作为支持和鼓励，让婴幼儿感受到爱与尊重，引导他们顺利度过反抗期，逐步成长为一个既能自主又能遵守规则的人。如果照护者以激烈粗暴的手段应对，将会伤害到婴幼儿的情感和自尊，使他们变得更加暴躁逆反，还可能留下心理阴影，变得骄纵任性或过分顺从没有主见。第二，满足合理要求，对不合理要求冷处理。对反抗期的婴幼儿，合理的要求应尽量满足，给予足够的尊重和支持。但这并不意味着无条件纵容，否则婴幼儿会任意妄为。对不合理的要求要冷处理，不能以暴制暴，否则容易导致婴幼儿过分退缩，可以态度平和而坚决地拒绝或制止，应该让婴幼儿知道什么可以做什么不可以做，必须有规则和界限。如果婴幼儿哭闹不止，不能妥协，可以允许他哭闹一会儿，适当发泄情绪，给他一定的时间和空间去接受和改变。

2. 培养婴幼儿简单是非观念，增强规则意识

这个阶段婴幼儿有简单的是非观念，知道打人、咬人、抓人不好③。照护者应在日常生活中，增强婴幼儿对是非的辨别能力，克服任性和执拗。当婴幼儿做错事情时，有的照护者觉得有趣不但不制止反而鼓励，这样会导致婴幼儿是非观念不能正常建立。这个阶段婴幼儿好模仿，而且具备一定的学习思考能力，所以照护者一方面要以正确言行示范，一方面要给婴幼儿合理评价反馈，这样才能引导婴幼儿逐步掌握是非观念，学习遵守社会

---

① 中华人民共和国福建省教育厅. 福建省 0～3 岁儿童早期教育指南（试行）［Z］. 2008-10-26
② 卢越，徐晓燕，赵威. 0～3 岁婴幼儿抚育与教育［M］. 长春：东北师范大学出版社，2016：151
③ 中华人民共和国上海市教育委员会. 上海市 0～3 岁婴幼儿教养方案［Z］. 2008-05-08

规则。

照护者还应帮助婴幼儿理解和遵守简单的规则，初步学习分享、轮流、等待、协商等，逐步增强规则意识。可以通过儿歌、游戏和故事等形式帮助婴幼儿理解规则，比如儿歌"排排坐分果果"。还可以在组织婴幼儿进行生活或游戏活动时，有意识地引导婴幼儿遵守规则，比如，排队下楼梯、轮流玩玩具等。

3. 拓展交往范围，逐步适应集体生活

这个阶段照护者应引导、提醒婴幼儿与人打招呼，创设条件多让其与同伴玩耍、游戏[1]。还应帮助婴幼儿逐渐适应集体生活，使其愿意亲近老师和同伴。引导其学习对人有礼貌，不影响别人的活动[2]。照护者可以开展多种游戏活动引导婴幼儿学习与人交往，如问好、交朋友、一起玩等。

婴幼儿由熟悉的环境进入陌生的环境时，可能产生分离焦虑，出现恐惧、抵抗等消极情绪，照护者要给予婴幼儿更多的耐心和爱心，采用转移注意力等科学方法帮助婴幼儿逐步适应集体生活。

第三节　适合 24~30 月龄婴幼儿的活动

24~30 月龄的婴幼儿能跑会跳、好奇心强、独立性发展、喜欢和同伴一起玩角色游戏，适合这个阶段婴幼儿的活动主要有：洗手、彩虹伞、袋鼠跳、娃娃家、搭积木、豆子分类等。

一、婴幼儿动作发展活动——会唱歌的瓶宝宝[3]

活动目标：

(1) 发展婴幼儿手部小肌肉的灵活性以及手眼协调能力。

(2) 引导婴幼儿用小勺子舀起豆子、彩米，并将其较平稳地放入瓶中。

(3) 鼓励婴幼儿参与活动体验乐趣以及获得成功的快乐。

活动材料：制作成宝宝模样的瓶子，各种豆子、彩米若干，盘子、小勺、漏斗、小盆。

活动过程：

(1) 导入环节：通过情景铺垫，激发婴幼儿参与活动的积极性。

---

① 中华人民共和国福建省教育厅. 福建省 0~3 岁儿童早期教育指南（试行）[Z]. 2008-10-26
② 中华人民共和国上海市教育委员会. 上海市 0~3 岁婴幼儿教养方案 [Z]. 2008-05-08
③ 乌焕焕, 李焕稳. 0~3 岁婴幼儿教养概论 [M]. 北京：北京师范大学出版社，2019：191-193

将制作好的瓶宝宝用布盖好，以神秘礼物方式导入，引导婴幼儿猜一猜是什么。激发婴幼儿兴趣。然后出示瓶宝宝，请婴幼儿每人选一个自己喜欢的瓶宝宝，和瓶宝宝一起做游戏。

（2）展开环节：实际操作，帮助婴幼儿获取经验。

1）发现会唱歌的瓶宝宝。

照护者摇动手中装有豆子和彩米的瓶宝宝，请婴幼儿感受瓶子发出的声音，引导婴幼儿寻找声音的来源。

再请婴幼儿摇动自己手中的瓶宝宝，发现照护者手中的瓶宝宝和自己手中的瓶宝宝的不同。引导婴幼儿说一说为什么照护者手中的瓶宝宝会唱歌，而自己手中的不会唱歌。

2）制作会唱歌的瓶宝宝。

照护者边讲解边示范，请婴幼儿仔细观察。

随后分发材料，请婴幼儿独立操作，照护者在一旁观察指导，可以为婴幼儿提供材料支持，如漏斗、小盆等。

3）展示会唱歌的瓶宝宝。

待婴幼儿操作完毕后，提示婴幼儿将瓶宝宝的帽子盖上，随着音乐一起摇动手中的瓶宝宝，让瓶宝宝唱歌，让婴幼儿体验成功的快乐。

（3）结束环节：整理材料。

瓶宝宝玩得很开心，现在它们累了，我们把瓶宝宝送回家。

（4）活动延伸。

将不同的瓶子投放到活动区，进行个别指导，帮助婴幼儿提升经验。

温馨提示：瓶宝宝数量要比婴幼儿人数多，防止婴幼儿发生争抢。活动中注意提示婴幼儿不要吃豆子和彩米，以免发生危险。

活动评析：2～3岁的婴幼儿喜欢玩色彩鲜艳、有声响的操作材料。"瓶子"是婴幼儿日常生活中随处可见的，将瓶子装饰成漂亮的娃娃，能激发婴幼儿好奇心，调动操作活动兴趣。往瓶子里装豆子，可以锻炼婴幼儿"舀"的动作，促进其手眼协调发展。利用瓶子和豆子制作声音，能调动婴幼儿手、眼、耳等多种感官，丰富婴幼儿体验，激发婴幼儿思考，一举多得。

二、婴幼儿认知发展活动——苹果和香蕉①

活动目标：

（1）引导婴幼儿认识简单颜色形状。

---

① 张丽华，张梅，李俊，等. 婴幼儿教养活动（25～36月龄）[M]. 上海：复旦大学出版社，2010：52-53

（2）锻炼婴幼儿听说能力。

（3）鼓励婴幼儿观察和猜想。

活动材料：口袋、苹果和香蕉等。

活动过程：

（1）猜一猜。

照护者出示口袋，让婴幼儿摸一摸口袋里的东西，猜一猜是什么。如果猜对鼓掌表示鼓励；如果猜不中，可以适当提示，比如：一种常吃的水果，它是黄黄的。

（2）看一看，说一说。

让婴幼儿从口袋中取出香蕉，看一看。照护者说"黄黄的、长长的，是香蕉"。鼓励婴幼儿模仿，跟照护者一起说。

附：

儿歌

红红的、圆圆的，是苹果；

黄黄的、长长的，是香蕉。

温馨提示：活动中，如果婴幼儿一时猜不出，照护者不要急于告诉答案，可以耐心提示，可以用语言形容激发婴幼儿已有经验，比如：它颜色是黄黄的、吃起来甜甜的软软的等。

活动评析：苹果和香蕉是常见水果，婴幼儿对它们比较熟悉。可以通过这个简单活动引导婴幼儿认识红色和黄色并了解水果的外形特征。婴幼儿好奇心很强，把水果藏在布袋里更能激发其兴趣，使其乐于观察猜想，以此促进婴幼儿思维发展。通过儿歌模仿，还能发展婴幼儿听说能力。

三、婴幼儿综合发展活动——大纸盒公共汽车①

活动目标：

（1）引导婴幼儿认识简单颜色和形状。

（2）萌发婴幼儿合作、分享能力。

（3）鼓励婴幼儿模仿角色表演。

活动材料：大纸盒、水粉颜料、画笔、剪刀。

活动过程：

（1）照护者出示纸盒，引导婴幼儿说出自己想法。

照护者拿出几个大纸盒，问婴幼儿："我们怎样才能将大纸盒变成公共汽车？"引导婴

---

① 焦敏，李群芳. 小活动 大智慧：0～3岁婴幼儿活动150例［M］. 北京：北京师范大学出版社，2019：51-56

幼儿一步一步说出自己的想法。

（2）鼓励婴幼儿合作协商给纸盒涂色。

照护者鼓励几名婴幼儿合作，将一个大纸盒涂上自己喜欢的颜色。颜色尽量由婴幼儿自己协商选择。如果婴幼儿难以达成一致，需要成人指导时，照护者再做适当指导。婴幼儿协商好以后，一起分享颜料，给纸盒涂色。

（3）当大纸盒颜料干透时，照护者和婴幼儿完成公共汽车制作。

当大纸盒颜料干透时，照护者和婴幼儿一起画出车窗。先由照护者剪出车窗后，再和婴幼儿一起在剪好的车窗外画出车窗框。最后照护者和婴幼儿一起画出车轮。

（4）延伸活动，照护者引导婴幼儿一起玩公共汽车表演游戏。

附：

儿歌

公共汽车上的车轮转啊转，

转呀转，转呀转，

公共汽车上的车轮转啊转，

转呀转，一直在转！

公共汽车上的雨刮唰、唰、唰，

唰、唰、唰，唰、唰、唰，

公共汽车上的雨刮唰、唰、唰，

唰、唰、唰，一直在唰！

公共汽车上的喇叭嘀、嘀、嘀，

嘀、嘀、嘀，嘀、嘀、嘀，

公共汽车上的喇叭嘀啊嘀，

嘀、嘀、嘀，一直在嘀！

公共汽车上的婴幼儿哇哇哭，

哇哇哭，哇哇哭，

公共汽车上的婴幼儿哇哇哭，

哇哇哭，一直在哭！

公共汽车上的妈妈说："嘘—嘘—嘘—，

嘘—嘘—嘘—，嘘—嘘—嘘—"

公共汽车上的妈妈说："嘘—嘘—嘘—，"

一直在说："嘘—嘘—嘘—"！

公共汽车上的爷爷说："我爱你，

我爱你，我爱你"，

公共汽车上的爷爷说："我爱你，

我爱你，我—爱—你！"

温馨提示：分享和合作对于这个阶段的婴幼儿来说有一定难度，可能会出现矛盾和争执，照护者需要先观察，给婴幼儿尝试自己解决问题的机会，如果不行再做正面引导。

活动评析：这个活动能促进婴幼儿多方面发展，包括：对颜色和形状的认知、对公共汽车的认知、分享合作的社会性发展、语言表达发展等。对婴幼儿来说，社会化是婴幼儿在和周围各种各样的人的相处和互动中，学习一些社会行为方式。活动中，婴幼儿通过游戏体验社会生活场景，学习社会规范，从而促进其社会性发展。

第十章

30～36 月龄婴幼儿发展特点与照护要领

案例导读一

一位妈妈说，她女儿妮妮两岁十个月了，性子比较急还很有攻击性。有时她们故意让别的小朋友还击，让她感觉一下被攻击的滋味，可小姑娘一边哭一边说"我要用棍子把她打得稀巴烂"。一旦有不太满意的地方，就会大喊大叫用一些狠话，如"你这个笨蛋""把你打得乱七八糟"等等来发泄不满①。

案例中的妮妮爱发脾气，爱说狠话。2～3 岁，特别是 2 岁半左右的婴幼儿特别爱发脾气，动辄哭闹，甚至还会在地上打滚、打人、推人②。当遇到挫折的时候，婴幼儿的攻击方式有两种：身体攻击和语言攻击。说狠话属于语言攻击。当自己的意愿得不到满足的时候，婴幼儿采取什么方式自我调整心态，关系到他的情绪智能发展水平和处理问题的能力③。照护者应接纳和关怀婴幼儿的不良情绪，帮助婴幼儿学会正确归因，平时多教给婴幼儿和善的话语并引导婴幼儿学习感恩、快乐生活。

案例导读二

豆豆一直是个安静的小男孩，在他马上要过 3 岁生日的时候，幼儿园的老师对豆豆妈妈说："豆豆最近淘气了，经常跟着班里最淘气的婴幼儿一起疯。今天豆豆趁着老师给其他小朋友发饭的时间，偷偷溜到班级的盥洗室又洗了一次手。被老师发现后，豆豆哈哈大笑。"豆豆妈妈对此也深有体会，因为昨天晚上豆豆不仅在地上打滚

---

① 晏红. 宝宝说话难听怎么办? [J]. 多元潜能，2012（12）：94
② 卢越，徐晓燕，赵威. 0～3 岁婴幼儿抚育与教育 [M]. 长春：东北师范大学出版社，2016：125
③ 同①94-96

儿，更是史无前例地站在凳子上叉起了腰，以凳子为铺垫又爬到了饭桌上。放在以前的小豆豆身上，这些是想都不敢想的事啊①。

案例中豆豆的变化在3岁婴幼儿身上并不少见。经过两年多的发展，婴幼儿的自我意识、行为技能更为成熟，性格中诸多不显著的因素也逐渐显现出来②。照护者要关注婴幼儿的发展变化，提供良好的教养环境，采取科学的照护措施，促进这阶段婴幼儿全面发展。

第一节 30~36月龄婴幼儿发展特点

30~36月龄的婴幼儿言行举止越来越像个"小大人"，他们能完成较复杂的动作，会用语言表达自己的要求，喜欢和别的婴幼儿一起玩……总体来说，这个阶段婴幼儿发展特点主要表现在以下五大方面。

一、身体发育

（1）体格发育指标，详情参见表10-1。

表10-1 30~36月龄婴幼儿体格发育指标

月龄	身长平均值（cm）		体重平均值（kg）		头围平均值（cm）	
	女	男	女	男	女	男
30月	92.1	93.3	13.05	13.64	48.0	49.1
33月	94.3	95.4	13.59	14.15	48.3	49.3
36月	96.3	97.5	14.13	14.65	48.5	49.6

资料来源：中华人民共和国卫生部妇幼保健与社区卫生司. 中国7岁以下儿童生长发育参照标准［Z］. 2009-09

（2）平均胸围：女孩约为49.91厘米，男孩约为50.80厘米③。

（3）视力标准约为0.6④。

（4）晚上能控制大小便，不尿床⑤。

（5）能正确使用勺子吃饭⑥。

---

①② 卢越，徐晓燕，赵威. 0~3岁婴幼儿抚育与教育［M］. 长春：东北师范大学出版社，2016：120
③④ 中华人民共和国福建省教育厅. 福建省0~3岁儿童早期教育指南（试行）［Z］. 2008-10-26
⑤ 中华人民共和国上海市教育委员会. 上海市0~3岁婴幼儿教养方案［Z］. 2008-05-08
⑥ 中华人民共和国青岛市教育局. 青岛市0~3岁婴幼儿教养指导纲要（试行）［Z］. 2014-11-17

二、动作发展

（1）动作已基本协调，会双脚向前跳，迈过障碍物，走平衡木，会双脚交替上下楼梯①。

（2）单脚站（约 5～10 秒），能手脚基本协调地攀登②。

（3）能举起手臂，将球朝一定目标投掷③。

（4）能用橡皮泥捏简单物品，会握笔画横竖线④。

（5）会用积木（积塑）搭（或插）成较形象的物体⑤。

（6）能正确使用汤匙，尝试用筷子⑥。

（7）会穿鞋袜和简单的外衣外裤⑦。

（8）能跟随音乐、儿歌做模仿操，动作较协调⑧。

三、认知发展

（1）能区别红、黄、蓝、绿等常见的颜色⑨。

（2）看到常见的物品能知道它的用途⑩。

（3）会区分大小、多少、长短、上下、里外，能给物体归类⑪。

（4）能口数 1～10，知道数字代表数量⑫。

（5）尝试画代表一定意思的涂鸦画⑬。

（6）能记忆和唱简单的歌⑭。

（7）知道家里人的名字和简单的情况⑮。

（8）会解决简单的问题，如搬椅子、爬上去、取东西⑯。

---

① 中华人民共和国卫生部妇幼卫生局. 三岁前小儿教养大纲（草案）［Z］. 1981-06

② 中华人民共和国福建省教育厅. 福建省 0～3 岁儿童早期教育指南（试行）［Z］. 2008-10-26

③ 中华人民共和国上海市教育委员会. 上海市 0～3 岁婴幼儿教养方案［Z］. 2008-05-08

④ 同①

⑤ 同②

⑥ 同③

⑦ 同②

⑧ 同③

⑨ 同②

⑩ 同①

⑪⑫⑬⑭　同②

⑮⑯　同③

四、语言发展

（1）认识并说出常见的物品、动物名称，词汇量较丰富①。

（2）开始运用"你们""他们""如果""但是"等词②。

（3）知道一些礼貌用语，并知道何时使用这些礼貌用语③。

（4）能说出有几个词的复杂句子④。

（5）能回答简单问题，会问"这（那）是什么?"等问句⑤。

（6）会用简单的词句表达自己的愿望，并能讲述自己的印象，会讲出故事简单情节⑥。

（7）喜欢自己看图画书，在成人引导下，理解故事主要情节⑦。

（8）会"念"熟悉的图画书给自己或家人听⑧。

五、情感与社会性发展

（1）能较好地调节情绪，发脾气时间减少⑨。

（2）会用"快乐、生气"等词来谈论自己和他人的情感⑩。

（3）对成功表现出高兴的情绪，对失败表现出沮丧的情绪⑪。

（4）会表现出"骄傲、羞愧、嫉妒"等复杂的自我意识⑫。

（5）害怕黑暗和动物⑬。

（6）知道自己的性别，倾向于玩属于自己性别的玩具和参加属于自己性别群体的活动⑭。

（7）会整理玩具，开始知道物归原处⑮。

（8）能自己上床睡觉⑯。

---

①② 中华人民共和国上海市教育委员会. 上海市 0～3 岁婴幼儿教养方案［Z］. 2008-05-08
③ 中华人民共和国福建省教育厅. 福建省 0～3 岁儿童早期教育指南（试行）［Z］. 2008-10-26
④ 同①
⑤ 同③
⑥ 中华人民共和国卫生部妇幼卫生局. 三岁前小儿教养大纲（草案）［Z］. 1981-06
⑦ 同①
⑧⑨⑩ 同③
⑪ 同①
⑫ 同③
⑬ 同①
⑭ 同③
⑮ 同①
⑯ 同③

（9）和同伴或家人一起玩角色游戏，如"过家家"游戏①。

（10）能和同龄小朋友分享玩具等，知道等待、轮流，有时没耐心②。

（11）开始对故事里的人物投入感情，表达同情③。

知识窗

30～36 月龄婴幼儿经典实验

班杜拉的 BOBO 玩偶实验

班杜拉最著名的研究是对儿童攻击性行为的实验研究。

1. 实验目的

了解儿童怎样模仿他们观察到的成人攻击行为。

2. 实验过程

班杜拉选取了三组等量的儿童作为实验被试。

首先，让三组儿童共同观看一段成人甲玩 BOBO 玩偶的片段，视频中的成人甲表现出了很强的攻击性行为，如将 BOBO 玩偶扔起、坐在 BOBO 玩偶身上打他、用身边的锤子敲打 BOBO 玩偶等。

随后，让第一组儿童观看成人甲被成人乙奖励的视频，第二组儿童观看成人甲没有受到任何奖励与惩罚的视频，第三组儿童观看的是成人甲被成人乙惩罚的视频。

最后，将三组儿童分别带到与视频中布局相同的屋子里，观察他们玩耍 BOBO 玩偶的情形。第一组表现出了很强的攻击行为，第二组适中，第三组表现出的攻击行为最少。

在这之后，班杜拉将三组儿童重新带到与视频中布局相同的屋子中，并鼓励他们对 BOBO 玩偶进行攻击性行为。实验显示，三组儿童对 BOBO 玩偶采取的攻击性行为几乎没有区别，都表现出了较高的攻击性行为。

3. 实验结论

最初实验说明强化和惩罚对行为习得的重要性。接下来的实验证明了不仅强化和惩罚会影响行为的习得，观察也是行为习得的源泉。惩罚组的孩子之所以在之前没有表现出攻击性行为，只是因为没有给予及时强化，所以观察学习的行为没有立即表现出来。因此，班杜拉认为观察学习确实是行为习得的不错方法，仅通过观看社会上的榜样的行为即可学习，甚至不需要进行行为反应或强化。

---

① 中华人民共和国上海市教育委员会. 上海市 0～3 岁婴幼儿教养方案［Z］. 2008-05-08

② 中华人民共和国福建省教育厅. 福建省 0～3 岁儿童早期教育指南（试行）［Z］. 2008-10-26

③ 同①

4. 实验启示

观察学习对处于早期认知发展阶段的婴幼儿来说起着特别重要的作用。当前有些电视节目、网络中有很多不良行为示范，如果婴幼儿经常接触，容易通过观察学得不良行为。所以，照护者应该合理选择，给予婴幼儿良好影响。榜样在观察学习中起着重要作用。所以，照护者要注意自身言行举止，为婴幼儿做出良好的榜样示范。

资料来源：洪秀敏. 儿童发展理论与应用［M］. 北京：北京师范大学出版社，2015：46-47

第二节　30～36 月龄婴幼儿的照护要领

一、身体发育照护要领

1. 愉快进餐，主动喝水，养成健康饮食习惯

这个阶段的婴幼儿已掌握独立进餐技巧，照护者可以在愉快的进餐过程中，培养婴幼儿的进餐习惯。如引导他们合理饮食，不挑食、吃各种食物，不浪费食物；主动喝水、爱喝水，少吃甜食、少喝饮料；能在固定的地方安静地独自吃一份饭菜；会正确地使用餐具；进餐时注意卫生，尽量保持衣物桌椅干净整洁。

婴儿对水的需求量大于成人。如果婴幼儿每日水的摄入量过少，会影响正常代谢，因此应当每天保证供给婴幼儿充足的饮用水。婴幼儿理想的饮用水应该是符合国家标准的生活饮用水，鼓励婴幼儿按需饮水。但要注意，饭前给婴幼儿喝水，不利于食物消化。其次，年龄较小的婴幼儿夜间深睡后不能完全控制排尿，如果在睡前喝水多了，很容易尿床。另外，也可给婴幼儿辅助一些自制饮料，如绿豆汤、酸梅汤、稀粥等①。

2. 自己入睡，养成良好睡眠习惯

这个阶段，照护者要引导婴幼儿自己上床睡觉，醒后不影响别人，养成良好的睡眠习惯②。照护者可以采取语言鼓励、动作提醒等方式帮助婴幼儿养成良好睡眠习惯，还可以使用相关内容的绘本或游戏等间接方式帮助婴幼儿掌握睡眠规则。

3. 学习穿衣穿鞋，培养生活自理能力

穿衣是生活自理的一项重要内容。这个阶段照护者要继续指导帮助婴幼儿学习穿脱衣服、鞋袜③。3 岁的婴幼儿可以自己穿脱衣服鞋袜，完成包括解扣子、扣扣子等难度较

① 丁春锁，孙莹. 婴幼儿营养与配餐［M］. 上海：复旦大学出版社，2016：26
②③ 中华人民共和国福建省教育厅. 福建省 0～3 岁儿童教育指南（试行）［Z］. 2008-10-26

大的任务。照护者注意不要包办代替，应该把学习发展的权利留给婴幼儿，可以通过游戏、儿歌等方式引导婴幼儿掌握穿衣技巧，如利用蒙台梭利日常生活教育活动中的穿衣板等。

除穿衣外，在日常生活里，照护者应鼓励婴幼儿乐于做自己能做的事，培养他的独立性，尽可能降低他对成人的倚赖。

二、动作发展照护要领

1. 开展全身运动和体能游戏，促进大动作发展

这个阶段婴幼儿的大动作和体能发展有了质的飞跃。照护者应引导婴幼儿继续练习钻爬、上下楼梯，学走小斜坡、平衡道，促进走、跑、跳跃、投掷等基本动作的发展[①]。3岁的婴幼儿动作基本平衡，能完成很多复杂大动作，比如：蹦跳、攀爬、骑车等。照护者可以开展各种全身运动和体能游戏，促进婴幼儿大动作发展，如：引导扮演小兔子或袋鼠，练习蹦跳；提供各类玩具车（三轮车、四轮车、滑板车等），鼓励婴幼儿骑车；组织探险者游戏，练习攀爬等。

2. 组织丰富适宜活动，促进精细动作发展

这个阶段婴幼儿的手腕、手指和手掌的协调能力已经很成熟[②]。照护者应引导婴幼儿操作摆弄积木、珠子、纸、橡皮泥等玩具，提高手指的灵活性和手眼协调能力[③]。照护者可以通过组织婴幼儿进行绘画、手工制作、结构造型和日常生活自理等活动促进婴幼儿精细动作发展。绘画：学习模仿画横、竖线，学习模仿画圆，学习涂色或印章，学习画填充画和简单意愿画。手工制作：学习折正方形、三角形；折3～4 种简单物体；初步学习使用剪刀，剪出直线；学习自己抹糨糊粘贴；学习用彩泥搓、团、压出简单物体。结构造型：学习用积木搭出简单物体，将套珠由大到小逐一往上套，学习隔色穿珠，用积塑插出简单物体（飞机等），学习用正方形、长方形、圆形、三角形等材料拼出简单的物体（机器人等）。日常生活自理：洗手、穿脱衣服等[④]。

三、认知发展照护要领

1. 依据"自我中心性"特点，促进认知发展

皮亚杰将儿童认知发展的第二个阶段称为前运算阶段，自我中心性是前运算阶段婴幼

① 中华人民共和国上海市教育委员会. 上海市 0～3 岁婴幼儿教养方案［Z］. 2008－05－08
② 谢尔弗. 美国儿科学会育儿百科［M］. 陈铭宇，周莉，池丽叶，译. 北京：北京科学技术出版社，2016：301
③ 中华人民共和国福建省教育厅. 福建省 0～3 岁儿童早期教育指南（试行）［Z］. 2008－10－26
④ 施红卫. 2～3 岁幼儿小肌肉动作发展初探［J］. 上海教育科研，2004（10）：72－73

儿思维的核心特点。自我中心是指从自我观点看世界，而不能认识到他人会有与自己不同的观点和看法，只能站在自己的角度看问题。受自我中心化的局限，婴幼儿只能将注意力集中在一个特征上而忽略其他特征，这就使得他们的判断受事物外在直观特征的影响，只能集中于一个特征，如形状、颜色、大小、高低等外部特征①。

这个阶段应引导婴幼儿在生活中感知常见的动植物和简单的数量，区分大小、多少、长短、上下、里外等，给物体归类②。照护者可以提供丰富多样的实物（如各种水果、豆类），引导婴幼儿通过比较感知物体的大小、多少、长短、色彩和形状上的差异，通过感知事物从而根据事物不同特征进行归类。但要注意提供材料时，尽量保证除典型特征外，其他特征影响降到最小，如请婴幼儿选出红色的苹果，可提供多种颜色的苹果，最好大小一致。

2. 发展数概念，感受生活中的数学

24～36 月龄婴幼儿数学推理和逻辑思维能力发展的重点是开始建立初步的数概念，建立初步的测量概念，开始用数学推理和逻辑思维解决简单的问题③。计数能力一般经历三个阶段：口头数数、按数取物、说出总数。2 岁左右的婴幼儿可以唱数，就是像唱儿歌那样唱出数字的顺序。到了 3 岁，婴幼儿能逐步学会手口一致地实物点数，但点数后不能说出物体的总数。这些初步的计数能力是数概念发展的基础④。这阶段婴幼儿能口数1～10，知道数字代表数量⑤。

照护者要引导婴幼儿学习数数，促进婴幼儿数概念发展，可以借助玩教具（如蒙台梭利数学教具⑥等）或者通过游戏方式（数学游戏）进行。照护者还要注意引导婴幼儿感受生活中的数学，比如：吃饼干时，感知饼干的形状、数量等。

3. 培养兴趣，发展婴幼儿专注力

注意是心理活动对一定对象的指向和集中。注意可以分为无意注意和有意注意，无意注意是指无预定目的，也不需要一直努力的注意。0～3 岁婴幼儿的注意以无意注意为主。一般而言，1.5 岁婴幼儿对有兴趣的事物只能集中注意 5～8 分钟，2 岁的婴幼儿能集中注意 10～12 分钟，2.5 岁的婴幼儿能集中注意 10～20 分钟⑦。

照护者可以培养婴幼儿对感兴趣的事保持一定的专注力。比如：关上灯拉好窗帘，打开手电筒让光束照到墙壁上，然后不断移动，让婴幼儿追踪光点拍打。逐步引导婴幼儿在

---

① 沈雪梅. 0～3 岁婴幼儿心理学发展［M］. 北京：北京师范大学出版社，2019：134

② 中华人民共和国福建省教育厅. 福建省 0～3 岁儿童早期教育指南（试行）［Z］. 2008-10-26

③ 马丽娜，杨燕霞. 美国佐治亚州 0～3 岁婴幼儿早期学习标准的内容分析及启示［J］. 早教特教，2017 (3)：19

④ 同①139

⑤ 同②

⑥ 蒙台梭利. 蒙台梭利儿童教育手册［M］. 北京：中国发展出版社，2003：134

⑦ 赵洪. 0～3 岁婴幼儿身心发展与教养［M］. 上海：同济大学出版社，2018：74

感兴趣的游戏中发展专注力。

4. 学习使用多种方式表达自我感受

这个阶段应引导婴幼儿用声音、动作、涂画、粘贴等多种方式表达自己的感受和对事物的理解①。照护者应依据婴幼儿发展状况选择适合的方式，引导婴幼儿使用多种方式表达自己的感受。如：动物模仿游戏，可以引导婴幼儿使用声音、动作等方式模仿大老虎、小鸟等；送小动物回家游戏，可以引导婴幼儿通过涂画和粘贴方式表达自己的认知（小鸟的家在树上、小鱼的家在河里等）。

四、语言发展照护要领

1. 学习用规范语言和大人交流

2～3 岁的婴幼儿主要使用"主谓宾结构句"，如：宝宝喝水；主谓双宾结构句，如妈妈给宝宝奶等②。已经掌握大量词汇，而且所有的词类（包括感叹词、语气助词等）在儿童的语言表达中基本上能得以熟练运用。意思表达已经比较准确，句子结构更为完整，但有时也还是会出现语序颠倒或成分不完整情况③。

这个阶段应引导婴幼儿学习用语言和大人交流，表达自己的要求，乐意执行成人简单的语言指令④。交流是语言学习的重要方式。照护者要在日常生活和游戏教育活动中引导婴幼儿学习用语言和大人交流。照护者可以给婴幼儿布置适合的任务，鼓励婴幼儿执行任务，任务完成后给予及时恰当表扬，使婴幼儿逐渐乐意执行任务。照护者也需要引导婴幼儿用语言主动表达自己的要求，当婴幼儿急于表达却又存在一定困难时，可以提供适当帮助，如提示用词、纠正发音等。照护者还应鼓励婴幼儿尝试理解和使用由几个词构成的复杂句子，可以通过日常谈话和阅读活动进行引导。

2. 经常开展阅读活动和音乐活动

这个阶段应经常开展阅读活动，引导婴幼儿学习讲述简单的事情和故事、唱儿歌、听音乐、跟随音乐做模仿动作⑤。3 岁左右婴幼儿的阅读能力有所增强，能记住故事角色和情节，可以讲述和表演其中某些角色和情节。照护者应在阅读活动中引导婴幼儿回忆故事角色和情节，尝试进行简单讲述。

照护者还应引导婴幼儿感受不同性质、多种类型的音乐，注意播放音量、次数适度，同时引导婴幼儿跟随音乐节奏做简单的肢体动作，感受音乐带来的快乐。

---

① 中华人民共和国福建省教育厅. 福建省 0～3 岁儿童早期教育指南（试行）[Z]. 2008-10-26
② 陈帼眉. 学前心理学 [M]. 北京：人民教育出版社，2003：262-263
③ 杨恩华. 0～3 岁婴幼儿语言能力的发展及其影响因素 [J]. 科技信息，2011（12）：407-408
④ 同①
⑤ 中华人民共和国上海市教育委员会. 上海市 0～3 岁婴幼儿教养方案 [Z]. 2008-05-08

五、 情感与社会性发展照护要领

1. 关注婴幼儿恐惧情绪

婴幼儿具有六种基本情绪：兴趣、快乐、惧怕、痛苦、厌恶、愤怒，其中前四种情绪对婴幼儿影响较大。我国心理学家孟昭兰提出，2 岁左右的婴幼儿开始出现预测性惧怕。如怕黑、怕动物、怕陌生人、怕陌生情境等。

照护者应及时关注婴幼儿情感，对婴幼儿加以保护使其远离惧怕源，同时教给他面对不良情绪和危险的方法，培养他解决问题的能力和自信乐观的心态。照护者还要注意平时多尊重、理解婴幼儿的情绪，多给予婴幼儿鼓励和支持；客观了解和合理对待婴幼儿过度的情绪化行为，有针对性地实施适合婴幼儿个性的教养策略①。

2. 指导婴幼儿学习简单情绪调节策略

0～1 岁，婴幼儿的情绪调节是很有限的，当婴幼儿情绪发作时，需要成人及时照顾。1～3 岁，婴幼儿形成了自我意识，可在一定程度上自主控制情绪。在情绪调节上，婴幼儿自主性很鲜明，已经能用语言表达自己的情绪，并学会了采取一定的方式来控制情绪。

照护者要有意识地指导婴幼儿学习简单的情绪调控策略，比如：学习发泄不良情绪，包括用语言表达自己的不良情绪、用哭诉宣泄自己的不满等；学习转移不良情绪的方法，引导婴幼儿在觉察到自己有不良情绪时，用自己喜欢的方式调整心态（听故事、表演、与同伴游戏等方法）或者转换环境从而调节情绪；发现同伴的不良情绪，能用语言和行动帮助其进入良好情绪状态②。

3. 感受交往愉悦，尝试解决同伴冲突

这个阶段应引导婴幼儿多与同伴玩耍、游戏，学习礼让、同情、关心和安慰别人，对人有礼貌③。婴幼儿愿意和小伙伴一起玩，但经常发生冲突，这主要是因为婴幼儿还没有掌握人际交往技巧。

照护者要依据婴幼儿的发展特点，逐步引导他们解决同伴交往冲突，学习人际交往技巧。如：对人有礼貌，对同伴友好；知道同情和关心别人；可以采用交换、轮流、礼让等方式共同玩耍；等等。照护者可以在日常生活和游戏活动中培养婴幼儿人际交往技巧，如滑滑梯时可以提醒婴幼儿排好队轮流进行，也可以通过谈话活动、阅读活动引导婴幼儿间接理解人际交往技巧，如通过绘本阅读《不哭了》关心安慰

① 全国妇联，教育部，等. 全国家庭教育指导大纲（修订）[Z]. 2019-05-14
② 赵洪. 0～3 岁婴幼儿身心发展与教养 [M]. 上海：同济大学出版社，2018：116
③ 中华人民共和国福建省教育厅. 福建省 0～3 岁儿童早期教育指南（试行）[Z]. 2008-10-26

同伴。

4. 逐步了解社会生活环境

环境对婴幼儿发展起着至关重要的作用。对婴幼儿来说，除其生活的家庭环境和托幼机构环境外，还包括社区环境，如公园、超市等公共场所。这个阶段婴幼儿在照护者引导下能说出照护者的名字甚至祖辈的名字，也能说出小伙伴的名字。除名字外，还能说出照护者的工作、家庭住址等。照护者可以引导婴幼儿逐步扩大社会接触范围，从家庭到托幼机构再到社区，由近及远帮助婴幼儿逐步熟悉其所生活的社会环境。

照护者还应注重对婴幼儿进行遵守社会规则的适应性培养。可以通过角色游戏来体验和学习在公共场所应遵守的规则，如在超市购物时不乱动货物、付款时应该排队等待，在图书馆看书时应该保持安静、图书看完应放回原处等，从而不断提高婴幼儿适应周围社会生活环境的能力。

第三节　适合30～36月龄婴幼儿的活动

30～36月龄婴幼儿动作基本协调、语言发展迅速、人际交往技巧增长，适合这个阶段婴幼儿的活动主要有：穿衣服、骑小车、抛接球、攀爬、钻洞、搭积木、拼图、角色扮演游戏、讲故事、手指游戏、画画、折纸、玩橡皮泥等。

一、婴幼儿动作发展活动——小熊过桥①

活动目标：

(1) 通过游戏发展婴幼儿平衡动作。

(2) 学说儿歌促进婴幼儿语言发展。

(3) 鼓励婴幼儿勇敢尝试、体验成功。

活动材料：平衡木（宽25～30厘米、长约2米、高约30厘米）、小熊头饰等。

活动过程：

(1) 照护者和婴幼儿扮演熊妈妈和小熊出去玩。

(2) 照护者示范过桥。

(3) 婴幼儿尝试过桥。

(4) 学念儿歌。

---

① 姚念玖. 0～3岁婴幼儿的教养［M］. 上海：上海科学技术出版社，1983：132

小熊过桥

小河流水哗啦啦，

小熊过桥不害怕，

走过小桥回到家，

妈妈夸我胆子大。

温馨提示：活动中照护者要注意保护婴幼儿安全。如果婴幼儿害怕，可以鼓励但不要强制，可以让其先看别的婴幼儿过桥，通过观察模仿获得信心逐步敢于尝试。

活动评析：《小熊过桥》是一首经典儿歌，情节简单生动，不仅读起来朗朗上口，还能鼓励儿童勇于尝试、体验成功。通过角色扮演游戏练习平衡动作，学说儿歌能够一举多得，照护者示范环节可以具体展开加入动作技巧，并放慢动作引导婴幼儿模仿。

二、婴幼儿语言发展活动——爱唱歌的小鸟[①]

活动目标：

（1）理解故事内容，通过图片感知故事中小动物的上、下空间方位。

（2）根据图片内容学说故事中的简单对话。

（3）知道在别人睡觉时不要打扰别人。

活动材料：PPT 课件、大幅背景图大树、故事中的角色图片（小鸟、猫头鹰、小猴子、小松鼠、小蝴蝶、小狗）、录音机、小鸟叫声音频。

活动过程：

1. 导入环节

（1）听声音猜小动物。

照护者带来一种小动物，它的声音是这样的，请小朋友们竖起小耳朵仔细听听是哪种小动物的声音。

（2）看图片引出故事。

照护者出示小鸟图片，并告知小朋友是这只小鸟在唱歌，接下来照护者讲述这只小鸟的故事，名字叫《爱唱歌的小鸟》。

2. 展开环节

（1）第一遍讲故事，边讲边出示图片。

（2）围绕故事情节讲述，针对目标，强化故事中的对话并提问。

提问：①故事中都有哪些小动物？

---

① 乌焕焕，李焕稳. 0～3 岁婴幼儿教养概论［M］. 北京：北京师范大学出版社，2019：177－178

②小鸟在做什么？

③小鸟问猫头鹰什么？它是怎么回答的？（按故事中角色出现的顺序逐个问）

④是谁不让小鸟唱歌的？它为什么不让小鸟唱歌了？

⑤小鸟是怎么做的？

3. 结束环节

梳理经验，联系婴幼儿的生活实际进行讨论。因为小狗在睡觉，小鸟知道不能打扰小狗。

提问：还有什么时候不能打扰别人？小朋友在睡觉、吃饭的时候不能打扰到别人……

附：

故事《爱唱歌的小鸟》

在高高的树顶上，住着一只爱唱歌的小鸟，它的歌声可好听了，小动物们都喜欢听。

有一天，小鸟又站在高高的树顶上，大声地唱起了歌："大清早的树林里，有只小鸟爱唱……"突然，从下面传来一个声音："上面的小鸟，请你不要唱了。"小鸟想："是我唱得不好吗？为什么不要我唱？我得下去问明白。"

小鸟往下飞，看见猫头鹰，问："猫头鹰，是你不要我唱歌的吗？"猫头鹰，说："不是不是，是下面的朋友不要你唱。"

小鸟往下飞，看见小猴子问："小猴子，是你不要我唱歌的吗？"小猴子说："不是不是，是下面的朋友不要你唱。"

小鸟往下飞，看见小松鼠问："小松鼠，是你不要我唱歌的吗？"小松鼠说："不是不是，是下面的朋友不要你唱。"

小鸟又往下飞，看见小蝴蝶问："小蝴蝶，是你不要我唱歌的吗？"小蝴蝶说："是的。是我叫你不要唱的。"

小鸟奇怪地问："为什么呢？"

小蝴蝶说："你飞下去看看就知道了。"

小鸟飞到树底下一看。呀！大树下一只小花狗正在睡觉呢。

小鸟不唱歌了，轻轻地飞回树顶，安静地等着等着。它想：狗醒来了，我要为她唱一支最好听的歌。

温馨提示：这个阶段的婴幼儿喜欢进行装扮游戏，可以尝试引导婴幼儿在照护者辅助下进行角色表演，练习情景对话。

活动评析：活动目标把握准确，照护者能够围绕目标进行有效提问，引导婴幼儿积极主动地参与。在活动中，照护者通过可爱的"小动物移动教具"激发婴幼儿兴趣，帮助婴幼儿理解故事内容，学习角色对话，培养婴幼儿关爱朋友的美好情感。

三、婴幼儿情感与社会性发展活动——找朋友[①]

活动目标：

（1）发展婴幼儿人际交往能力。

（2）引导婴幼儿学习找朋友技巧。

活动材料："找朋友"音乐、各种动物毛绒玩具、笑脸贴纸等。

活动过程：

（1）找动物朋友。

照护者展示各种动物玩具，请婴幼儿找小动物做朋友。可以问婴幼儿："你想找哪个小动物做朋友。"引导婴幼儿抱一抱、亲一亲小动物，和新朋友说说话。

（2）交换动物朋友。

引导婴幼儿和周围同伴简单认识，鼓励婴幼儿交换手中的动物玩具。如："我是某某某，你愿意和我换一换吗？"

（3）找同伴做朋友。

观察婴幼儿找朋友的表现，寻找适当机会送笑脸贴纸，或提醒婴幼儿送笑脸贴纸。

附：

儿歌

找找找，找朋友；

找到朋友，拉拉手。

拉拉手，抱一抱；

你是我的好朋友。

温馨提示：有些婴幼儿可能最初不愿主动与人交往，照护者不要急于求成，可以让性格活泼的婴幼儿来做榜样。如果有些婴幼儿不愿意做语言和动作的交流，可以引导先做表情和眼神的交流，如："对这个小伙伴笑一笑好吗？"每个婴幼儿都有自己的特点，要关注个体差异。

活动评析：婴幼儿喜欢小动物，活动刚开始就让其先跟小动物交朋友，激发婴幼儿活动兴趣，为后续活动打下基础。这个阶段婴幼儿愿意与同伴交往但缺乏交往技巧，活动中照护者考虑到这一点，准备了一些帮助婴幼儿产生交往的媒介，如歌曲和动物玩具，引导婴幼儿逐步掌握交朋友的技巧。

[①] 张丽华，张梅，李俊，等. 婴幼儿教养活动（25～36 月龄）［M］. 上海：复旦大学出版社，2010：102-106

第十一章

婴幼儿照护常见问题及解答

一、新生儿期常发生溢奶和吐奶，应如何预防[①]?

新生儿期发生溢奶和吐奶，主要有两个原因。

（1）因为生理情况。由于新生儿器官发育并不完善，新生儿的胃与成人的胃的形状存在差异。成年人的胃大致呈竖直状态，而新生儿的胃大致为水平状态，新生儿吸奶时吸入空气、吃奶过多且又活动过多时，最容易导致新生儿出现吐奶的情况。照护者应重视给婴幼儿换衣服、换尿布和喂奶的顺序，尽量保证在喂奶前先做好一切准备，在喂完奶一小段时间内，将新生儿直立抱起来，通过对新生儿的背部进行轻轻的拍打来排出胃里的空气。

（2）因为喂养方法。母亲的奶头过小或凹陷、用假奶头、奶头的奶水不足等情况，都很容易导致新生儿吸入大量的空气，当婴幼儿吃饱打嗝时，便会将奶水一起吐出来。因此，母亲在哺乳时要注意自己的乳头是否凹陷，如果有这种情况，要注意护理，且在每次喂奶前将乳头拉出。

若以上两种方法对新生儿的吐奶情况不起作用或起的作用很微小，需尽快就医检查是否是其他疾病引起的新生儿吐奶。

二、新生儿体温偏高怎么办?

新生儿设定温度比成年人高，通常范围为 36.9～37.5℃，体温设定与成年人不同，

---

① 田代菊，马静. 一个月新生儿护理知识 [J]. 养生保健指南，2019（39）：154

而成年人对婴幼儿温度测量时多数以手掌温度进行测量，因此测量结果并不可靠，一般均存在偏高水平[1]。同时，新生儿一般体温波动较大，活动、大哭、用力等均会引起体温上升，但一般上下浮动不会超过 1℃，因此，若借助体温测量工具发现婴幼儿体温上升，超过正常水平，但婴幼儿未表现出明显精神状态差异，喝奶量正常并且未发生感冒、腹泻等症状，则无须过于担心，也不用干预，等婴幼儿安静下来后再次测量体温，若仍处于较高水平，则需要增加体温测量频率，并观察婴幼儿情况，若出现无原因哭闹、拒绝饮食等情况，在排除胃胀气情况下，应去医院检查，看是否发生感染等情况[2]。

三、新生儿的脐带如何处理？

出生不久的婴幼儿脐带残端还没有脱落，照护者需要每天为婴幼儿清洗一次或者两次。通常情况下，医生会在新生儿妈妈出院时开具一瓶新生儿脐带护理液，照护者只要每天使用棉签或者医用棉从外到内轻轻地清理婴幼儿肚脐褶皱的地方就可以了[3]。

四、如何判断新生儿吃饱了？

新生儿的尿布可以提供他是否吃饱的线索。第 1 个月，当奶量增加到足够新生儿所需时，他每天至少有 6 次小便，3～4 次大便（经常每次吃奶后就会拉一点）。其次，判断新生儿是否吃饱的线索是听他的吞咽声，一般连续吮吸几下后就应该有吞咽声。如果新生儿每次吃完奶后几小时都表现得很满足，也说明他刚才吃饱了。另外，判断新生儿长期摄取量是否充足最准确的一个方法是检查他的体重增长情况。出生第一周，婴幼儿体重减少最多达 10%（对一个大约 3.4 千克的足月婴儿来说大约减少 340 克），之后体重应该相对稳定增长。满两周时，体重恢复到出生时的重量[4]。

五、新生儿怎么抱[5]？

婴幼儿在母体内，有温暖的子宫和羊水孕育，非常舒适。当他来到新手父母面前，因为父母缺乏经验、紧张，抱新生儿时，会让其不舒适，下面介绍几种抱新生儿的姿势。

（1）手托法：用左手托住婴幼儿的背、颈、头，右手托住他的小屁股和腰。这一方法

① 谢萌，施玲玲，周丽娜，等. 音乐配合先俯后仰卧位抚触在新生儿护理中的研究 [J]. 护士进修杂志，2017，32（11）：974-976
② 朱丹. 如何正确护理新生儿 [J]. 妇幼天地，2019，7（19）：133
③ 左春蓉. 新生儿常见问题有哪些 [J]. 特别健康，2019（24）：216
④ 谢尔夫. 美国儿科学会育儿百科 [M]. 陈铭宇，周莉，池丽叶，译. 北京：北京科学技术出版社，2015：88
⑤ 王穗芬，马梅，陈莺. 婴幼儿教养活动（0～6月）[M]. 上海：复旦大学出版社，2010：30

比较多用于把婴幼儿从床上抱起和放下时。

（2）腕抱法：将婴幼儿的头放在左臂腕里，肘部护住婴幼儿的头，左腕和左手护背和腰部，右小臂从婴幼儿身上伸过护着婴幼儿的腿部，右手托住婴幼儿的屁股和腰部。这一方法是抱婴幼儿的常用姿势。

六、如何为新生儿洗澡①？

1. 做好洗澡前准备

在给新生儿洗澡前要先做好相关准备，室温不宜过低，水温要在 37.2℃上下，并且要提前准备好干浴巾、换洗衣物、尿布等，在给新生儿洗完后立马换上，避免着凉受冻。

2. 洗澡顺序与注意事项

洗澡时最好按照从上往下、从前往后的顺序洗，先清洗头部和脸部，往下再洗两臂、前身、后背，再往下是腿和脚。

洗头部时，要用左手托住新生儿的头部，并注意用手指堵住新生儿的耳道，避免水流入耳内造成感染，做好准备后用温热水浸过的棉质毛巾轻轻擦拭新生儿的面部，前胸也是同样进行轻柔的擦洗，擦洗后背时要用手托住新生儿的前胸，并托住腋下，再清洗后背。在新生儿脐带未脱落时期，要将新生儿托在手中，用棉质软毛巾擦洗身体，注意避开脐带处，避免水中细菌感染。新生儿脐带脱落以后，便可将其放入浴盆，并事先在底部放置一块较软的毛巾，水最好不要超过新生儿的胸部，洗澡时，照护者要用左手扶住新生儿的头部和颈部，然后再对新生儿的身体进行擦洗。

在给新生儿擦洗完后，要立即用干的浴巾轻轻拍打身体来吸干水分，然后给新生儿穿上提前备好的衣物。如果照护者一个人应对不了，建议两个人一起配合完成给新生儿洗澡。

3. 不宜洗澡的情况

第一，由于天气状况，例如冬天时，室内温度过低或者不稳定时不建议每天给新生儿洗澡，可隔天擦洗。第二，当新生儿有感冒、发烧、咳嗽等病状时，最好不要给新生儿洗澡，避免再次着凉。第三，新生儿有烫伤、湿疹等皮肤性疾病时，应避免洗澡，以防感染。第四，若新生儿患有肺部疾病或缺氧、呼吸困难等方面的疾病也应避免洗澡，防止洗澡过程中出现缺氧或窒息的情况。

4. 不宜洗澡时的临时措施

新生儿从出生后，从卫生和健康的角度来讲，理应每天进行洗澡，当新生儿因身体等原因不能洗澡时，可以用热的湿毛巾进行小面积擦洗，擦洗时要避开不宜碰水处，可用少

---

① 田代菊，马静. 一个月新生儿护理知识［J］. 养生保健指南，2019（39）：154

量婴儿专用的沐浴露，但是一定要擦洗干净，避免引起不良反应。

七、婴幼儿用纸尿裤好还是传统布尿片好[①]?

纸尿裤把照护者从繁重的清洗尿布的劳动中"解放"出来，提升了育婴生活的便利性和愉悦感。使用纸尿裤最大的好处就是可以让婴幼儿睡得更安稳，特别是刚出生的婴幼儿，尿的次数多、频率高，照护者如果清理不及时，婴幼儿会不舒服，也不容易睡好，纸尿裤可以帮助婴幼儿提高睡眠质量，有利于婴幼儿大脑发育，也让照护者有足够的精力对婴幼儿进行智力开发。而传统的布尿片经济实惠，透气性、柔软性好，可以很好地呵护婴幼儿娇嫩的皮肤。

纸尿裤和布尿片各有优点，照护者可以根据实际情况两者搭配使用，新生儿期多用一些布尿片，随着婴幼儿逐渐长大，白天在家可以用布尿片，晚上用纸尿裤。外出时，尽可能还是给婴幼儿用纸尿裤，即使婴幼儿能够自己如厕，出行时也带上纸尿裤，以防万一。

八、如何保护婴幼儿的心灵之窗——眼睛[②]?

婴幼儿出生之后，从漆黑的子宫来到了光明的世界，环境发生了巨大的变化，对光要有逐渐适应的过程。因此，灯光要柔和，婴幼儿睡觉的房间不能用很刺激的灯光。要避免灯光直接刺激眼睛。平时要注意婴幼儿眼睛的卫生，可配备专用脸盆和毛巾，并将毛巾煮沸消毒或在太阳下晾晒，每次洗脸时应先洗眼睛，若眼睛里有脏东西，可用柔软毛巾的一角或消毒棉签擦去脏东西。婴幼儿的玩具应是轻软的、圆钝的和不会破损的，以防刺伤或有异物飞入眼睛。

注意：24 个月前尽量不要让婴幼儿接触电子产品。电子产品的屏幕会产生射线，这种射线对婴幼儿的发育不利。

九、给婴幼儿冲奶粉要避免哪些误区[③]?

误区一：用矿泉水、纯净水冲泡更有营养。

照护者冲泡奶粉时尽量不要用矿泉水、纯净水。因为矿泉水中增加的微量矿物质是根据成人的标准设计的，其含量和比例不适用于新生儿，饮用矿泉水会增加新生儿的肾脏负

① 北京市朝阳区教育委员会，北京市朝阳社区学院. 让生命起航 0～3 岁：婴幼儿篇［M］. 北京：中国商务出版社，2016：9-10
② 何茶英. 0～3 岁婴幼儿健康成长指导手册：优养篇［M］. 杭州：浙江教育出版社，2015：6
③ 黄征宇. 给宝宝冲奶粉要避免六大误区［J］. 农村百事通，2019（24）：56-57

担；而纯净水在去除一些杂质的同时也使得微量元素减少。因此，冲泡奶粉最好选用煮沸冷却到适宜温度的自来水。

误区二：凉奶热热再喝。

泡好的奶在常温下保存不要超过两个小时，在冰箱里保存不要超过 24 个小时。在适当时间内的凉奶，可以加热至 45℃ 左右给婴幼儿喝。切记凉奶高温煮沸，或者直接冲兑开水。

误区三：在奶粉里加点"料"。

有的照护者担心婴幼儿奶粉中的营养不够，或者看到婴幼儿喝奶后出现便秘、口臭等情况，就认为是上火了。于是冲泡奶粉时，放入钙片和药物等。对于月龄较小的孩子，加"料"会增加婴幼儿的肠道负担。

误区四：奶越浓越好。

要按照所购买奶粉的说明来冲泡，注意奶的浓度不是越浓越好。婴幼儿的肠道功能未发育完全，奶的浓度过高，会让婴幼儿的肠道渗透压失衡，导致小肠缺乏水分与营养。

十、婴幼儿需要叫醒喂奶吗[①]?

对于刚出生几周的婴幼儿，比较推崇的喂养方式是按需哺乳。也就是说，给婴幼儿喂奶的时间，并不刻板地以间隔多长时间作为参考，而是根据婴幼儿及妈妈的需要去喂奶，即：婴幼儿饿了，就给他喂奶；或者妈妈感觉奶水涨了，也可以给他喂奶。

十一、婴幼儿的枕头如何选择[②]?

婴幼儿前 3 个月不会抬头时，颈部肌肉没有力量，可以不用枕头，或用毛巾垫。3 个月以后，婴幼儿开始学会抬头，脊柱颈段出现向前的生理弯曲，这时可以给婴幼儿使用枕头。婴幼儿枕宜选择荞麦皮、稗草籽或小米做填充物，不宜选择其他过软或过硬的东西。婴幼儿的头骨较软，囟门和颅骨缝还未完全闭合，若使用过硬的材质给婴幼儿做枕头，容易使婴幼儿的枕部过于平坦，头颅扁平。婴幼儿枕的高度以 2～3 厘米为宜，长度与肩同宽即可。由于婴幼儿新陈代谢旺盛，头部易出汗，汗液和头皮屑混合在一起，易使致病微生物黏附在枕巾上，容易造成宝宝湿疹或头皮感染，因此婴幼儿枕头要经常洗涤、暴晒，保持干净。

---

① 高爽. 新生小宝宝需要叫醒喂奶吗 [J]. 伴侣，2019 (4)：62
② 许环环. 0～3 岁儿童保健与营养 [M]. 上海：复旦大学出版社，2014：36

十二、如何保护孩子的乳牙[①]?

人的牙齿分为乳牙与恒牙，乳牙从第 4～6 个月开始萌发，到 2 岁半左右出齐。从 6 岁开始，乳牙逐渐脱落，恒牙开始陆续萌出。

怎样才能保护好婴幼儿的牙齿呢？对于 5 个月左右的婴幼儿来说，首先，要从小培养婴幼儿的好习惯，在睡眠前不要吃带糖分的食物，这种糖类食物在口腔细菌作用下，发酵产生酸性物质，这种酸性物质会腐蚀乳牙，使其脱钙形成龋齿。其次，要从小培养婴幼儿正确睡眠姿势，有的婴幼儿睡眠偏向一侧，会使正常的颌骨发育受到影响，会变得一侧大一侧小，影响牙齿的发育；此外，婴幼儿含奶头睡、吮吸手指等习惯，都会引起牙齿排列不齐，从而影响牙齿的正常发育。

十三、如何观察婴幼儿的健康状况[②]?

婴幼儿不会用语言表达自己的感觉，这时，就需要照护者学会观察婴幼儿的身体表征，及时察觉。以下提供 7 个观察重点，供照护者参考：

（1）食欲：如果和平时相比，婴幼儿的食欲明显下降，需观察婴幼儿的脸色、情绪、大小便状况。若都无异常，则无须过于担心，否则应留心婴幼儿是否生病了。

（2）脸色、肤色及眼神是否有异常：如果有，通常代表他生病了，应及早就医。

（3）睡眠及精神活力：婴幼儿的睡眠习惯改变——变得不易入睡或贪睡，或是活力下降，这都是生病的征兆，应警惕。

（4）情绪状态：婴幼儿身体不适时最折腾人，如哭闹不停、烦躁不安，应赶紧确认是否有发热、食欲不好等症状。如果婴幼儿比平时更黏人，也可能是生病引起的不适及不安。

（5）呼吸是否急促：若婴幼儿呼吸变粗、呼吸急促、有异音、喘鸣，甚至呼吸时胸骨上窝、肋骨往下凹陷，可能是患上了肺炎、哮喘或有呼吸窘迫综合征等，照护者不可掉以轻心。

（6）腹部是否鼓胀：若婴幼儿腹部鼓胀，摸起来硬硬的，或同时伴有发热、呕吐等症状，应及时就医。

（7）大小便次数及形状：平时要观察婴幼儿大小便情况。包括次数、量、颜色、气味、形状等。一旦和平时不同，很可能就是生病的征兆，此时要仔细观察婴幼儿的全身状况。

---

① 张秀丽. 婴幼儿科学喂养［M］. 北京：中国人口出版社，2010：102-103
② 薛亦男. 图解小儿常见病照护（0～3 岁婴幼儿常见疾病居家照护指南）［M］. 济南：济南出版社. 2017：6-7

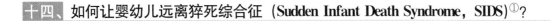

十四、如何让婴幼儿远离猝死综合征（Sudden Infant Death Syndrome，SIDS）①?

SIDS 是指未满周岁、外表似乎完全健康的婴幼儿突然意外死亡。由于 SIDS 往往发生于婴幼儿睡眠过程中，因此它又被称为"婴儿床死亡"或"摇篮死亡"，让婴幼儿远离 SIDS，应从以下方面做起：

1. 婴幼儿趴着睡不安全

当婴幼儿趴着睡时，呼出的二氧化碳会在面部附近积累，造成氧气含量不足。趴着睡的婴幼儿睡得更沉、更难苏醒，可能无法及时清醒并调整自己的呼吸。另外，当婴幼儿趴着睡时，食道在气管上方。一旦呕吐，食物容易进入肺部，造成窒息。

2. 婴幼儿应在照护者同一房间的独立空间睡

婴幼儿最安全的睡眠位置是和照护者同一房间，但在自己的婴儿床上。成年人和婴幼儿一起睡，存在大量危险。柔软的床垫、枕头、被子、床和墙之间的缝隙，甚至是不慎睡着的大人的躯体，都有可能导致婴幼儿窒息。照护者可以在大床上安抚婴幼儿，但当婴幼儿睡着时，把他放在婴儿床上。

3. 婴儿床上的用品越简单越安全

婴儿床上需要结实的床垫和平整的床单，避免不必要的物品。松垮的床单、枕头、床围、玩具等物品都可能导致婴幼儿窒息。

4. 警惕"会睡觉的婴幼儿"

很多照护者特别希望婴幼儿能一睡就睡一整夜。然而，婴幼儿睡得沉、睡得久，也意味着更难醒来。专家表示，对于 6 个月以内的婴幼儿来说，醒得更快、更频繁，才是正常和健康的。这说明他们可以在遇到危险时及时反应，保护自己。如果婴幼儿在头几个月能睡整觉，这反而是不正常的、危险的。

十五、怎样建立良好的亲子依恋②?

首先，照护者在抚养方式上应该敏感细腻，善于观察和发现婴幼儿的情绪变化，及时满足婴幼儿的需要，使婴幼儿的消极情绪得到及时排解，以利于婴幼儿积极情绪的形成和发展。

其次，要创设温馨和谐的亲子交往氛围，为婴幼儿提供身体上的呵护和心理上的支持。多给婴幼儿微笑，给孩子信任支持的眼神等，尽量避免在婴幼儿面前板起面孔、面无

① https://mp. weixin. qq. com/s/WIs2WhuXEtkjJKBeeVE1NQ
② 陈雅芳. 0～3 岁儿童心理发展与潜能开发［M］. 上海：复旦大学出版社，2014：82

表情。

再次，应增加与婴幼儿身体接触的机会，给婴幼儿安全感并帮助婴幼儿调节情绪。身体的亲密接触是一种无声的安慰。

最后，照护者应该给婴幼儿树立一个良好的榜样，因为照护者的情绪调节方式会潜移默化地影响婴幼儿情绪调节策略的形成和应用。

十六、为什么要为婴幼儿适时添加辅食？添加辅食一定要等到 6 个月吗[①]？

婴幼儿从出生开始，都是奶制品喂养，但一定时间后就需要为婴幼儿添加辅食，为何要给婴幼儿适时添加辅食？第一，预防生理性贫血。孕期婴幼儿体内储存的铁已消耗殆尽。第二，预防缺锌。母乳可以保证 6 个月内锌的供给量，之后需要从食物中补充。第三，预防乳牙龋。研究表明，4～6 月龄添加辅食，幼儿龋齿患病率最低。第四，味觉发育敏感期，婴幼儿更容易接近辅食。第五，减少过敏反应。第六，为了锻炼咀嚼能力，促进语言发育。

世界卫生组织以及美国儿科学会、中国营养学会建议纯母乳或配方奶婴儿在 6 月龄左右添加辅食，主要是担心其肠道发育不成熟而出现过敏反应。其实，是否可以添加，要考虑：婴幼儿是否对大人吃饭感兴趣，体重是否是出生时的 2 倍，扶坐时头是否可稳当地竖起，是否还有挺舌反应。如果婴幼儿准备好了，即便不到 6 月龄也可在儿保医生的指导下尝试添加辅食。

十七、如何为婴幼儿做好爬行训练[②]？

爬行，是婴幼儿生长发育中一项重要的运动，一般都会经历匍匐爬行、手膝爬行和手脚爬行三个阶段，照护者可以循序渐进地帮助婴幼儿做好爬行训练。

2～4 个月：照护者可以让婴幼儿练习抬头（抬头是翻身、坐、爬等大运动发育的基础），可以让婴幼儿趴着逐渐适应俯卧位的姿势，为以后的爬行做好准备。

5～6 个月：婴幼儿可以用双手或前臂支撑抬起胸部和上腹部，抬头大于 90 度。这阶段可以让婴幼儿练习手臂支撑，如放一个小玩具在婴幼儿前方让其伸手去够，有利于培养婴幼儿的爬行意识。

7～8 个月：婴幼儿可以双手或单手支撑，胸部离床，但腹部不离开床面爬行，医学上称之为腹爬。这阶段可以让婴幼儿练习双手或单手支撑，如果婴幼儿开始爬行向后退，

---

① 王旭峰. 给宝宝添加辅食一定要等到 6 个月吗？[J]. 家庭科学·新健康，2018（6）：59
② 张茜. 宝宝七八个月还不会爬，怎么办 [J]. 祝你健康，2019（6）：57

照护者可以将手放在婴幼儿脚处，让宝宝的脚蹬着照护者的手前进，给婴幼儿提供前进的反作用力。

9～10个月：婴幼儿可用手或肘支撑使腹部离床并爬行，称为手膝爬。如果婴幼儿仍肚皮贴着床面腹爬，照护者可以用手轻轻托起或用宽大的毛巾等穿过婴幼儿的腹部，轻轻向上提起，使婴幼儿腹部悬空，轻轻推动婴幼儿向前，训练婴幼儿用手膝爬行。

10～12个月：此时婴幼儿可用手和脚支撑向前移动，称为熊爬或高爬。这阶段可以尝试给婴幼儿设置障碍，如爬过枕头、照护者的腿等，让婴幼儿爬过有一定高度的东西。

十八、如何对待婴幼儿认生？

婴幼儿认生现象是儿童心理发育中一个重要的里程碑，因为，新生儿绝大部分时间生活在自我世界里，很少关注外边的世界。一般情况下，认生现象出现在婴幼儿4～7个月左右。每个婴幼儿出现认生时间不同，或早或晚，这种差异的原因是多方面的。首先，每个婴幼儿的气质类型是重要的影响因素，如易养气质的孩子适应性强。相反，难养型的孩子认生现象较强烈并且持续时间较长。其次，婴幼儿对周围人和物的观察、记忆、理解存在的差异也会造成认生现象出现早晚的差异。再次，婴幼儿成长环境也是认生现象产生早晚的重要原因[1]。

虽然认生对婴幼儿的生存具有积极的意义，可以保护其安全，但也在某种程度上阻碍了婴幼儿与外界的人际沟通，对其以后的成长不利。对于婴幼儿的认生问题，家长可以通过以下几种方法来解决：（1）多带婴幼儿去户外活动；（2）在成人的陪伴下，多与陌生人接触；（3）迎合婴幼儿的爱好心理；（4）耐心对待婴幼儿的认生现象[2]。

十九、如何培养婴幼儿的人际交往能力[3]？

人际智能是指一个人理解他人及其关系的能力。婴幼儿的人际智能不像其他智能（如身体运动智能）通过单纯的刺激就可以得到提升，而是与其他智能的发展相互联系、相互作用，如肢体运动、音乐、语言智能都对人际智能有很大的影响，其中语言的作用尤为突出。因此0～1岁婴幼儿人际智能的培养要与其他智能相互结合。

在提升婴幼儿人际智能方面，照护者可让婴幼儿多参加团队活动，引导其与年龄相仿

①　陈礼伟. 正确对待宝宝认生［J］. 健康博览，2019（9）：36
②　陈雅芳. 0～3岁儿童心理发展与潜能开发［M］. 上海：复旦大学出版社，2014：18
③　罗芮. 两岁宝宝社交计划［J］. 家庭育儿，2018（2）：47-48

的小朋友互动，最重要的是对婴幼儿在与人互动中的表现和言行进行观察，并进行适当的引导。尤其当婴幼儿与其他小朋友发生争执时，照护者的引导方式和态度将会影响他未来的人际发展。

二十、提升婴幼儿人际智能的游戏有哪些[①]？

婴幼儿的人际智能可通过适当的人际游戏来提升，可经常和婴幼儿玩下列小游戏：

1. 照镜子

游戏作用：通过镜子认识和观察人的表情。

建议：经常抱着婴幼儿照镜子，照护者可引导婴幼儿认识眼睛、鼻子、耳朵、嘴巴、眉毛等，并让他用手摸自己的脸和五官，引导婴幼儿做出不同的表情。

2. 传球

游戏作用：引导婴幼儿对他人的注意、与人互动，可增强其反应能力。

建议：0～1岁婴幼儿通常喜欢自己玩，照护者可以把一个球传给他，请他接住，然后再让他把球传给你。这些动作互动可以引起婴幼儿对他人动作的关注，并建立起社会化的模式。

3. 玩手偶

游戏作用：通过角色扮演来学习人际互动。

建议：照护者可利用一些手偶、玩偶和婴幼儿互动。比如：可以用小熊布偶和婴幼儿说话："你好，我是小熊，我很喜欢你，我们拉拉手，做个好朋友吧。"通过布偶给婴幼儿讲故事或做简单的日常沟通，不仅可以让他们学习如何与人交流，还能刺激其视觉力和想象力。

二十一、晚上睡觉，是否该给婴幼儿开夜灯[②]？

有的照护者认为婴幼儿晚上怕黑，有开夜灯睡觉的习惯。当然，开一盏小夜灯，照护者晚上起来照顾婴幼儿就会方便许多。但是，从更有利于婴幼儿成长的角度来看，晚上睡觉尽量不要开夜灯。长时间的照明会扰乱婴幼儿脑细胞中调节睡眠与苏醒节律的生物钟；还有研究显示，比起在黑暗中睡觉，开灯睡觉的婴幼儿更容易患近视，且会降低身体的免疫力；黑暗中，婴幼儿的身体能制造更多的褪黑激素，褪黑激素是由位于第三脑室后壁的松果体分泌出的，能参与抗氧化系统，防止细胞产生氧化损伤的激素。因此，尽量让婴幼

---

① 罗芮. 两岁宝宝社交计划［J］. 家庭育儿，2018（2）：47-48
② 许环环. 0～3岁儿童保健与营养［M］. 上海：复旦大学出版社，2014：8

儿习惯在黑暗中睡觉，这也是婴幼儿适应环境的一种方式。

二十二、婴幼儿学走路应注意什么[①]？

当婴幼儿能够自己站得很稳的时候，就可以让他尝试走路了，婴幼儿在学走路的过程中，照护者应注意以下几点：

（1）尽量不要拉着婴幼儿走，因为这个阶段的婴幼儿还不适合长时间走路，而且成人领着走会使婴幼儿失去自己锻炼的机会。自己走路是婴幼儿的一次探险，要把这种机会留给婴幼儿。

（2）引导比亲自动手更有效。照护者可以蹲在婴幼儿前几米的地方，朝婴幼儿拍手、说话，或用玩具逗引，鼓励婴幼儿迈步，即使婴幼儿是"扑"过来的，也说明婴幼儿有了很大的进步。

（3）不要怕婴幼儿摔倒，即使摔倒了，只要不严重，照护者不要马上把婴幼儿抱起来，以免给婴幼儿"走路是一件很危险的事情"的消极暗示，而是要鼓励婴幼儿自己重新站起来，锻炼婴幼儿自己克服困难的能力。

二十三、如何逐渐培养婴幼儿自己进食的行为[②]？

对于7~8月龄的婴幼儿，应允许自己手握食物吃，到10~12月龄时，可鼓励婴幼儿自己用小勺进食，这样可以锻炼婴幼儿的手眼协调能力，促进精细动作的发育。培养婴幼儿良好的进食行为，应从以下几方面做起：

1. 固定就餐时间、位置

固定每次就餐的时间、地点、餐具等，这样有利于婴幼儿建立定时就餐的条件反射，形成良好习惯。

2. 适宜的食物量

婴幼儿的胃比成人少，一餐不能吃太多。由于婴幼儿对热能和蛋白质的需求量大，因此要少食多餐。应根据婴幼儿的月龄、活动量等安排每餐的食物量。

3. 品尝各种各样的食物味道，不挑食、不偏食

婴幼儿需要学习吃，应尝试调整婴幼儿的食物种类，从食物性状、花色、口味上进行合理的搭配，让婴幼儿品尝各种各样的食物味道，提高其对食物的喜好和进食兴趣，养成其不挑食、不偏食的好习惯。

---

① 陈宝英，刘宏，王书荃，等. 新生儿婴儿护理养育指南［M］. 北京：中国妇女出版社，2018：284
② 何慧华. 0~3 岁婴幼儿保育与教育［M］. 上海：上海交通大学出版社，2013：83

4. 情绪愉快，专心致志地进餐

要为婴幼儿营造安静的进餐环境，避免婴幼儿分心，不要让婴幼儿边玩边进食，边看电视或讲故事边喂食，更不要边追着边喂食，应让婴幼儿专心投入进餐。同时，不要在用餐时训斥婴幼儿，强迫婴幼儿进食，要多给予婴幼儿鼓励进食的眼神、言语交流，让其保持愉快的心情进食。

二十四、如何科学地促进婴幼儿的语言发展[①]?

首先，认识事物从实物开始，从婴幼儿最常接触的东西开始。比如先教他认识奶瓶、灯、耳朵、鼻子、爸爸、妈妈等，而不是一开始就教他认识大象、红色等。婴幼儿更容易掌握自己常常接触的实际物体，而非卡片里的物品或比较抽象的事物。

其次，从婴幼儿感兴趣的事物开始，比如你在教婴幼儿认识灯，他眼睛一直盯着他的玩具狗，那你不妨先教他认识玩具狗，可以拉着他的小手去感受一下玩具狗的毛，学狗叫声，让婴幼儿的各个感官都去感受和理解这个东西。

再次，对于开口说话晚的婴幼儿，要适当延迟满足。也就是说，不能他一个眼神，你就把水杯递给他。你可以试着问他要什么，诱导他主动表达。

最后，如果你想让婴幼儿学唱歌或童谣，不妨选一些节奏感强、重复的词，孩子更容易记住有节奏的句子。

二十五、婴幼儿学走路能使用学步车吗[②]?

国外研究表明，过早使用学步车的婴幼儿爬行、独立站立和行走的时间较晚，使用学步车的时间越长，运动能力延迟越明显，1 岁左右的婴幼儿不具备使用学步车的技巧和能力。此外，长期使用学步车还会造成腿形不美观，婴幼儿形成依赖个性等不良现象。因此，在婴幼儿学走路的时候，照护者最好不让其使用学步车。

二十六、婴幼儿不愿意分享就是自私吗?

婴幼儿到 10 个月或稍早些时期，慢慢就会产生对喜欢物体的占有欲，家长拿走婴幼儿喜欢的物品时，他们会吃惊地观察着，或者大哭表示不愿意。婴幼儿的这种占有欲可能到两三岁达到高峰[③]。

① 段雅琴. 如何培养"能说会道"的宝宝 [J]. 家庭医学，2019（12）：14
② 陈雅芳. 0～3 岁儿童心理发展与潜能开发 [M]. 上海. 复旦大学出版社，2014：18
③ 陈礼伟. 宝宝不分享，父母莫勉强 [J]. 健康博览，2012（10）：26

让孩子学会分享，并不意味着他们不可以捍卫自己的物权，并不意味着可以让其他孩子随意占有他的东西。在日常照护中，可引导婴幼儿学会自我评估，哪些玩具是可以分享的？哪些玩具是不可以分享的？哪些人他愿意分享？哪些人他不愿意分享？分享的原则是快乐的、自愿的。当婴幼儿说"我的"时候，一方面，照护者应该充分尊重孩子的主权，不强迫分享；另一方面，随着婴幼儿开始明白"我的"概念，引导婴幼儿哪些东西是他的，哪些东西是其他人的。想要玩他人玩具的婴幼儿，必须要有礼貌地询问，如"交换"，这些是尊重他人物权前提下表达自己欲望的方法，这些都是需要培养的①。

二十七、如何科学断奶？

断奶对婴幼儿来说，是一个巨大的考验，婴幼儿不仅要在生理上适应食物品种、喂养方式的改变，更重要的是在心理上适应许多变化。断奶没有必要分离母子，母亲长时间地和婴幼儿分离，会使婴幼儿缺乏安全感，还可能产生强烈的焦虑情绪，对婴幼儿的生理和心理造成不良影响。因此，科学断奶非常重要。

给婴幼儿断奶需要注意以下几点：第一，断奶宜在辅食添加顺利的情况下进行，这时，米粥、软饭、肉末、面条、蔬菜等辅食就逐渐成为婴幼儿的主食。第二，断奶后，每天仍需给婴幼儿哺喂1～2次牛奶或其他代乳品。奶类食品含有优质蛋白质，容易被消化和吸收，仍是婴幼儿重要的营养来源。第三，断奶的时间宜选在温度适宜的春秋季节，不宜选在炎热的夏季，因为此时气温较高，婴幼儿的消化系功能降低，抵抗力减弱，容易出现消化不良。第四，婴幼儿生病时，不宜断奶，可在病愈后慢慢断奶。第五，断奶时除了要注意婴幼儿的生理上有何不适，还要注意婴幼儿心理的变化。婴幼儿在这时期可能会更加依恋母亲，因此，母亲要给婴幼儿多一些的呵护，以免他因不安而产生焦虑感②。

如果断奶时，婴幼儿哭闹，母亲最好能避开一些，让其他照护者喂食，也可以用唱歌、讲故事等方法吸引婴幼儿的注意，让他忘记母乳③。

二十八、婴幼儿为什么喜欢乱扔东西④？

很多1岁半左右的婴幼儿对扔东西特别感兴趣，无论拿到什么都要往地下扔，而且捡回来之后会马上又扔出去，甚至还一边扔一边笑。

可以这样解读婴幼儿的乱扔行为：婴幼儿扔东西的行为是和他的动作与认知发展密

① 乌焕焕，李焕稳. 0～3岁婴幼儿教育概论［M］. 北京：北京师范大学出版社，2019：82
② 许环环. 0～3岁儿童保健与营养［M］. 上海：复旦大学出版社，2014：42-43
③ 王玉萍. 婴幼儿养育大百科［M］. 北京：中国妇女出版社，2016：217
④ 刘晓晔. 乱扔东西？一起来玩游戏吧！［J］. 父母必读，2019（10）：86

切关联的。第一，"扔"意味着身体动作能力的提升。婴幼儿开始扔东西首先表示他的上肢力量和动作能力开始逐步发展了，伴随着扔，可能还会出现踢、戴等各种不断重复的动作，这是婴幼儿身体运动能力全面提升的标志。第二，"扔"意味着智慧的成长。相比软绵绵的东西，婴幼儿更喜欢扔勺子或者筷子，原因是他发现了自己扔的动作和物品掉落地面的声音之间存在着关联。这其实是婴幼儿对因果关系的最初探索，他的行为开始具有了最初的目的性，是智慧发展的表现。第三，"扔"是邀请你共同游戏的最初信号。"一边扔一边笑，你越捡他越笑"，乍看起来很让人苦恼，可是如果从婴幼儿的角度来看则完全不同，照护者的加入让他感觉很兴奋，他正在从你捡我扔的游戏中获得快乐！

了解婴幼儿的乱扔行为后，可以因势利导，既支持他的探索行为又进行适当的规则约束。第一，选择可以扔的玩具。比如不怕摔的不锈钢器皿，还有撞击后能发出声响的玩具。第二，开辟一个可以随便扔东西的游戏场，用围栏或明显的标志圈起来。第三，和婴幼儿玩"你扔我捡"的游戏。

二十九、怎样看待婴幼儿的"依恋物"?

1~3 岁的婴幼儿，开始懂得自己寻找安全感，依恋物对他们来说，是有生命和情感的，并不是照护者眼中脏乎乎的一只小玩偶。很多这个年龄段的婴幼儿都有依恋物，这是他自己找到的一种适应周围环境的方式，可以帮助他缓解内心的焦虑和紧张，其实可以看作是一种成长。依恋物各种各样，除了毛绒玩具，还可能是小毯子、一块旧积木，甚至是他自己的手指头。照护者应该这样做：第一，接受婴幼儿的"宝贝"。在大人眼里，玩具就是玩具，但在婴幼儿眼里，它却是珍贵的宝贝。所以，当婴幼儿外出时，尤其需要带着他的"宝贝"，千万不要因此批评他，甚至强行拿走依恋物，这会让本来就感到不安的婴幼儿更加无助。第二，借此引导婴幼儿表达情感。婴幼儿还没有学会如何清晰地表达自己的情感，照护者不妨借依恋物教其学会表达。当婴幼儿难过、害怕、生气的时候，就能够把依恋物作为倾诉的对象，找到情绪宣泄的出口。第三，提升陪伴的浓度。婴幼儿需要依恋物的时候，往往是感觉比较紧张或者觉得无事可做的时候。比如很多婴幼儿在睡前特别需要依恋物，是因为他可能正处在练习独睡的阶段，如果照护者特别担心他对玩具的依赖，就需要自己亲密地拥抱婴幼儿，为他唱歌或者读故事陪伴入睡①。

一般情况下，只要婴幼儿情绪、行为等方面发育正常，对物品的依恋就不会是异常的，不会对其心理发育造成不良影响。但照护者仍要细心加以引导，及早改正婴幼儿这一

---

① 程祥玮. 离不开的小兔子［J］. 父母必读，2019（2-3）：126

行为，以免造成恋物异常，进而发展成为恋物癖①。

三十、婴幼儿不和其他小朋友玩怎么办？

有的婴幼儿很喜欢跟小伙伴玩，而有的婴幼儿好像对其他小朋友一点都不感兴趣，还有的婴幼儿不和其他小朋友玩，就躲在照护者身后，这正常吗？

1 岁多的婴幼儿喜欢单独玩或观看别人游戏活动②。一般来讲，婴幼儿自发的社会交往是从 1 岁开始的，1 岁之前是在为 1 岁以后的社交发展奠定基础。1 岁以后的孩子，开始有强烈的交流意愿，并逐步扩张自己的社交圈子。照护者要做到以下几点：第一，尊重孩子的主权，引导他们体验"我的"概念，随着婴幼儿开始明白"我的"，引导他们认识哪些是"其他人"的；第二，引导婴幼儿参加各种集体活动，体验与同伴共同生活、游戏的乐趣，学习初步的人际交往技能；第三，为每个婴幼儿提供表现自己和获得成功的机会，帮助他们增强自尊心和自信心；第四，提供自由活动和自由游戏的机会，鼓励他们通过努力自主解决问题，培养其不轻易放弃的品质③。

有的婴幼儿不和其他小朋友玩，可能是因为害羞心理。如何改善婴幼儿的害羞心理？第一，要提高婴幼儿的自信心，日常生活中照护者要注意采取民主、平等的方式教育婴幼儿，多表扬他的长处和优点；第二，要培养婴幼儿的自理能力，自理能力强的婴幼儿更愿意探索陌生的人和事，照护者可以逐步引导婴幼儿自己吃饭睡觉等；第三，要为婴幼儿提供交往机会，尽可能多地为婴幼儿提供与人交往的机会，缓解其害羞心理④。

三十一、婴幼儿便秘怎么办？

便秘是指大便干硬，排便时间间隔较久（大于 2 天），有时排便困难，有时虽有便意但排不出大便。婴幼儿便秘原因很多，照护者应找出便秘的原因，针对原因进行预防和护理。具体方法有：第一，按摩法，大便前用手掌围绕婴幼儿肚脐顺时针按摩腹部，刺激肠管蠕动。照护者可每天定时进行（如早餐后 30 分钟），坚持数周，能有效改善便秘。而及早帮助婴幼儿养成定时排便的习惯和让婴幼儿多运动，都能有效预防便秘。第二，药物法，用消毒好的棉签蘸消毒过的植物油轻轻刺激肛门，或用肥皂条或开塞露塞入肛门，让药液在肠子里保留一段时间后再让婴幼儿排便。因婴幼儿肠胃功能发育还不太完善，这种方法不到万不得已最好不用，以免形成依赖或伤害婴幼儿身体。第三，食疗法，萝卜半个

① 王友爱. 0～3 岁科学育儿 800 问 [M]. 北京：人民邮电出版社，2012：13
② 中华人民共和国上海市教育委员会. 上海市 0～3 岁婴幼儿教养方案 [Z]. 2008-05-08
③ 乌焕焕、李焕稳. 0～3 岁婴幼儿教养概论 [M]. 北京：北京师范大学出版社，2019：150
④ 同①12

切成片、削成块的梨（带梨核）一个，煮水给婴幼儿喝，一般第一天喝第二天就可以顺利大便。但是不主张长期使用①。

婴幼儿经常便秘吃哪些食物好？首先应该给婴幼儿补充足够的水分。酸奶富含乳酸菌，能调节肠道菌群，使大便松软适度，容易排出。芹菜、萝卜、大白菜、韭菜属于含粗纤维较为丰富的蔬菜，能够帮助婴幼儿轻松排便。苹果、香蕉、大枣（去核，以防枣核卡到宝宝）等有利于润肠通便。红薯片、玉米粉等粗粮也可以帮助通便，但粗粮的摄入应适量地增加，不可过量。香油、蜂蜜具有较温和的缓泻作用，对习惯性便秘婴幼儿尤为适用②。

三十二、婴幼儿偏食、挑食、厌食怎么办？

如何预防婴幼儿偏食、挑食？从开始添加辅食起，照护者就要随时预防婴幼儿出现偏食、挑食、厌食的行为。要尽量杜绝以下几种行为：第一，从小把不同种类食物分开喂。不同食物味道不同，分开喂就如同给婴幼儿出了选择题，诱导婴幼儿进行选择。第二，照护者本身挑食，自己不吃的东西只强调婴幼儿要吃，却不以身作则。第三，从营养的角度，某些食物喂养过频。婴幼儿出现挑食情况时照护者不要紧张，不要强迫他必须吃某种食物，稍微淡化一下缓一段时间，然后再给他尝试，也许情况就会好转③。

对于婴幼儿不喜欢吃却又富含营养的食物，照护者必须精心烹调，尽量做到色、香、味、形俱佳，还可以将其添加到婴幼儿喜欢吃的食物中，使其慢慢适应。还可以增加婴幼儿运动量，运动会加速能量消耗，促进新陈代谢，增进食欲④。

婴幼儿厌食表现为不好好吃饭，食欲不振或者拒进饮食，这样时间久了容易发生营养不良等病症，严重影响婴幼儿健康发育。由疾病导致厌食应尽快就医，由娇惯导致的厌食应首先改正照护者观念和做法再纠正婴幼儿厌食。纠正婴幼儿厌食的方法主要有：创设安静的进食环境、激发婴幼儿的饮食欲望、使其定时定量进食、根据婴幼儿胃口合理安排进食、不要在婴幼儿面前议论他的进食状况⑤。

三十三、"贵人语迟"有科学依据吗？

"贵人语迟"，言下之意就是说话晚的婴幼儿有可能是"贵人"，这句话出自《论语》：

① 张思莱. 张思莱育儿手记（下）[M]. 北京：中国妇女出版社，2011：119
② 岳然. 育儿全程专家热线解答 [M]. 北京：中国人口出版社，2012：150
③ 崔玉涛. 崔玉涛图解家庭育儿 5：小儿营养与辅食添加 [M]. 北京：东方出版社，2013：83
④ 吴光池. 儿研所主任教你 0～3 岁育儿经 [M]. 长春：吉林科学技术出版社，2018：319
⑤ 曲丽丽. 0～3 岁育儿方案 [M]. 长春：北方妇女儿童出版社，2008：83

"贵人语迟，敏于行而不讷于言，泰山崩于前而色不变，麋鹿兴于左而目不瞬。"原意是指很多有谋略的人不善言谈却心中有数，行动敏捷勇猛。后来有人望文生义，把这句话跟婴幼儿说话联系上，就成了一句安抚父母心的话了。事实上，婴幼儿之间有个体差异，有的婴幼儿说话早，有的说话晚，这是正常现象。但是如果1岁半不会讲"爸爸""妈妈"，过了3岁还说不出一句半句来，那就不是"贵人语迟"而是"语言发育迟缓"了。"语言发育迟缓"是指由各种原因导致的儿童口头语言表达能力或语言理解能力明显落后于同龄儿童的正常发育水平[1]。

婴幼儿说话迟的原因归纳起来主要有几点：第一，受到的语言刺激少，如果照护者性格内向、沉默寡言，或照护者更换频繁就会造成婴幼儿受到的语言刺激大大减少，进而导致其语言发展缓慢。第二，体质弱，若婴幼儿长期体弱多病，精神状态不佳，情绪处于消极状态，就会提不起劲来练习说话。第三，生活单调，婴幼儿的生活单调，一成不变，缺少新鲜内容的刺激，也会懒得开口说话。第四，看电视时间过长，日本宝宝科学会公布的调查结果表明：两岁以下的婴幼儿看电视时间过长，会影响他们的语言发育，导致表达能力不良。第五，生理原因，用右脑处理语言能力的婴幼儿，通常说话较晚。另外，男孩一般而言比女孩说话晚。第六，婴幼儿如果先天性发育异常，如软腭或舌系带过短，影响正常发音，也可影响其语言发育，这可以通过早期发现和医疗处理矫正[2]。

三十四、婴幼儿为何对小事物感兴趣[3]？

婴幼儿从出生后的第二年开始就对环境中的一些在成人眼里毫不起眼的小东西着迷，这个时候婴幼儿就进入了对细微事物的敏感期。这个敏感期一般从2岁一直持续到5岁左右。如果照护者能在这个时期对婴幼儿进行合理引导和培养，他将来就有可能具备惊人的观察与探索能力。

婴幼儿不会毫无缘由地去做任何事情，所以当他集中注意力，观察细微事物时，并不是这个物体给他留下了多么深刻的印象，而是他在通过自己的观察与揣摩发现和探究这种事物。比如他看到花朵上停着一只美丽的蝴蝶，他感兴趣的不仅仅是蝴蝶的外形与颜色，他更感兴趣的是想要去探究蝴蝶的秘密：这是什么？它为什么会飞会动？它的颜色和花有何差异？等等。

处在对细微事物敏感期内的婴幼儿很容易发现物与物之间的差异性及其自身特质，因此他会着迷似的去做一些感官上的探索、辨别。从婴幼儿2岁开始，照护者就要给予他自

---

①　乌焕焕，李焕稳. 0～3岁婴幼儿教养概论［M］. 北京：北京师范大学出版社，2019：151

②　王友爱. 0～3岁科学育儿800问［M］. 北京：人民邮电出版社，2012：219

③　岳贤伦. 抓住婴幼儿成长的8大关键期［M］. 北京：北京工业大学出版社，2009：102-103

由探索的机会，为他提供一些合适的环境。比如准备一些能够满足他这种探究细微区别需求的玩具或者经常带他到户外、野外玩耍，让他进行对实物分类、配对、排序、比较等活动。如果婴幼儿喜欢捡树叶、收集小石头、抓昆虫和小动物拿回家来观察，那就要支持他，鼓励他，而不是训斥他。这样培养出来的婴幼儿才会有创造力，有丰富的想象力，也才能在同龄婴幼儿中出类拔萃。

三十五、婴幼儿喜欢玩水怎么办？

几乎每一个婴幼儿都喜欢玩水，婴幼儿在玩水过程中还能学到很多知识，所以照护者不要阻止婴幼儿玩水。玩水有时候也是危险的，因此在让婴幼儿尽享快乐的同时，照护者要注意保护他们的安全。

以下是指导婴幼儿玩水的一些具体建议：第一，用各种大小、形状各异的勺、瓶、壶、桶等器具让婴幼儿舀水、盛水，在玩水的过程中，婴幼儿会自然了解到各种盛水器皿的大小。第二，玩喷水枪或在自来水管上接一段橡皮管来喷水，但要注意不能让婴幼儿用水枪对着人喷射。第三，用量度杯和抽水管玩抽水游戏，对婴幼儿来说，用橡皮管把高处量度杯里的水抽往低处的杯子里，可以使他的手眼协调能力得到训练。第四，准备一个大的塑料盆，把小皮球、塑料球、小铁桶、小木块、用纸张制作的小船等投入水中，告诉婴幼儿各种物质的沉和浮。第五，还可以让婴幼儿把沙、糖、盐分别投入盛水的杯中，然后告诉婴幼儿什么叫溶解，什么物质能溶解，什么物质不能溶解。第六，培养婴幼儿爱劳动的习惯，让婴幼儿在肥皂水盆里洗布娃娃衣服并用晾衣架把它们挂起来在太阳下晾干。第七，在条件允许的情况下，可以带婴幼儿到海边游泳，为婴幼儿配备一个小泳圈，可以让他把沙滩玩具和洗澡玩具放进海水里一起玩①。

三十六、婴幼儿爱翻抽屉怎么办？

喜欢翻抽屉是 2 岁左右婴幼儿比较常见的问题，这个阶段的婴幼儿喜欢探索周围的世界②。翻抽屉虽然不是什么大问题，但是也可能会有不少麻烦，比如婴幼儿被夹伤等安全问题等。

照护者应知道应对"乱翻宝宝"的解决方案：第一，主动提供可翻找的安全抽屉。在婴幼儿能够翻到的范围之内，专门设置几个可供婴幼儿安全翻找的抽屉，装上防夹手装置，在抽屉里放一些安全、新颖、有趣的物品，如塑料瓶子、丝巾、卫生纸筒、小纸盒

---

① 岳贤伦. 抓住婴幼儿成长的 8 大关键期［M］. 北京：北京工业大学出版社，2009：111
② 中华人民共和国福建省教育厅. 福建省 0～3 岁儿童早期教育指南（试行）［Z］. 2008－10－26

等，而且定期更换，把这几个抽屉变成家里的神秘宝箱，满足婴幼儿翻抽屉的欲望，发展婴幼儿的空间认知能力。第二，陪伴婴幼儿一起探索抽屉的秘密。婴幼儿翻抽屉的时候，照护者不必过度参与，但可以陪伴，比如观察婴幼儿的动作，了解他的兴趣点。发现婴幼儿成功解决问题时给予赞赏，当婴幼儿需要时给予回应或帮助等。第三，教婴幼儿区分可翻和不可翻的抽屉。将不适合婴幼儿翻的抽屉尽量安排在婴幼儿够不着的地方，或者装上抽屉锁，并告之婴幼儿哪些抽屉不可以翻。如果婴幼儿对不让翻的抽屉实在好奇，可以专门带婴幼儿一起打开这些抽屉，让婴幼儿看到里面放的是他熟悉或者不感兴趣的东西，婴幼儿就会对这些抽屉失去兴趣了。第四，让婴幼儿了解乱翻抽屉的后果。如果婴幼儿翻了不能翻的抽屉，要以一致、严肃的态度让婴幼儿了解这样做的后果。比如婴幼儿不经允许翻了其他人家里的抽屉，要带着婴幼儿向主人道歉；如果婴幼儿翻抽屉造成了抽屉里贵重物品的损害，要让婴幼儿了解造成的损失对家里的影响，但不要直接对婴幼儿发脾气。第五，带婴幼儿一起收拾。随着婴幼儿年龄的增加，照护者可以带着婴幼儿一起收拾被翻得乱七八糟的抽屉。一方面，比起翻抽屉，收拾抽屉需要更高的动作技能，对空间认知能力、计划执行能力要求也更高，可以通过收拾活动锻炼婴幼儿的能力；另一方面，也可以让婴幼儿学会自己的行为自己负责，并且通过表扬婴幼儿的收拾行为建立婴幼儿的自信心[1]。

三十七、**怎么让婴幼儿好奇心爆棚[2]？**

好奇心是兴趣的起源，是创造力的开始。其实婴幼儿天生是带着好奇心来的，喜欢问问题，喜欢去探索，如果照护者能对这种好奇心加以保护和引导，就会激发婴幼儿主动学习与继续探索的欲望，让婴幼儿轻松学习、接受新事物、获得新知识。

1. 多鼓励，少打断，给孩子探索空间

婴幼儿探索新鲜事物的过程，可能会充满破坏性和危险性，比如把衣服弄脏甚至把自己弄伤。其实只要在安全范围内，照护者要多鼓励探索行为，少去打断。婴幼儿被阻止惯了，就失去了挑战新事物的动力。想让婴幼儿对新鲜事物保有好奇心，照护者需要站在让婴幼儿有足够空间，又能给予他保护和帮助的位置，还特别需要积极地鼓励他。

2. 多提问，少回答，启发婴幼儿思考

想要婴幼儿对一件事情好奇，最好的方式是不告诉他答案，而是用提问的方式启发他思考。提问需要技巧，不问诸如"是不是、好不好"等封闭式问题，多问"怎样、哪里、什么"等具体与开放式的问题，引导婴幼儿从细微处去思考。比如，婴幼儿观察蚂蚁时，

---

① 牟书. 宝宝爱翻抽屉［J］. 父母必读，2020（3）：87

② 卢丹丹. "4多4少"让孩子好奇心爆棚［J］. 父母必读，2019（8）：92

可以问："你猜蚂蚁要把食物运到哪里呢?"

3. 多"装笨",少教授,让婴幼儿来教

婴幼儿的世界会有很多问题,除了直接回答、用问问题的方式引发他的思考之外,还可以让婴幼儿来教。大多数婴幼儿都会非常愿意教的。在教的过程中,无论婴幼儿说的是否正确,都要认真地听,积极地反馈。教是最好的学,这是一个非常有效的再学习的过程。

4. 多期待,少焦虑,让婴幼儿从错误中学习

大多数照护者都害怕婴幼儿犯错,在犯错前就指出可能会犯的错误,这会大大降低婴幼儿对一件事物的好奇与热情。当婴幼儿碰到困难或出现错误时,不妨等一等,让婴幼儿自己思考一会儿,到他们提问的时候再回答和指导。错误是学习的机会,婴幼儿通过犯错、思考、纠正错误,掌握知识技能,这个学习过程还将让婴幼儿获得自信、乐趣与成就感,从而保持好奇心,愿意去探索。

三十八、婴幼儿为什么爱唠叨?

两岁的婴幼儿正处于口语发展的关键期,婴幼儿词汇迅速增加,喜欢说话,喜欢重复。照护者不能对婴幼儿没完没了说话感到不耐烦,更不能粗暴对待。

照护者要用正确的方法引导婴幼儿不仅爱说,还要发音准确、词能达意,使之进一步发展语言。第一,丰富婴幼儿词汇,2~3岁是婴幼儿语言迅速发展的阶段,如果照护者没有时间陪婴幼儿,让他没有足够的机会去听、去说、去模仿,就会导致词汇量不足。针对这种情况,照护者就要注意多陪陪婴幼儿,多和他谈话,婴幼儿在与成人的谈话中可以模仿学习语言。第二,提高婴幼儿表达能力。明智的照护者应懂得教导婴幼儿说话的技巧。照护者要以身作则,和婴幼儿说话时缓慢而清晰,多用简单句;倾听婴幼儿说话时,面带微笑、适时赞美;在与婴幼儿交流中要注意婴幼儿发音准确,遇到问题要给予正面引导。第三,亲子共玩语言游戏。两岁的婴幼儿喜欢听简短的故事和儿歌,更愿意与成人一起玩游戏。例如看图说话游戏,照护者买或做小卡片,每张卡片贴上物品或动作的图片,或者做一个"神秘盒",玩抽卡片的游戏,让婴幼儿从盒子里抽出卡片,练习说话,丰富婴幼儿的词汇,提高其语言理解和表达能力①。

三十九、为什么婴幼儿两岁就会说谎了②?

很多照护者惊讶地发现两岁多的婴幼儿开始说谎了,这是否意味着道德教育出了问

① 张艺伟."唠叨"的两岁宝宝 [J]. 教育新概念,2007 (8): 20
② 胡悦欣. 为什么宝宝两岁就会说谎了 [J]. 儿童保健,2019: 33

题？需要立即纠正吗？我们先看看婴幼儿说谎的原因。

原因一：年幼无知，无意说谎。婴幼儿可能会把别的小朋友的玩具拿回家并坚持那就是他的东西。这很可能是婴幼儿对物品的归属概念模糊，认为自己喜欢的东西就是自己的，他出于无意会造成许多说谎的假象。原因二：把想象的事情当作是现实，无意说谎。这个阶段的婴幼儿对于事实和虚构的界线还分不清楚。他有时会用幻想的语句作为未能实现愿望的补偿，作为克制和掩饰自己失望心理的手段。原因三：想实现某种愿望时，有意说谎。婴幼儿的愿望大体可以分为两种：一种是物质的，如玩具与零食等；另一种是精神的，如希望得到照护者和他人的表扬。有的婴幼儿会出现因为物质欲望和精神需要得不到满足而说谎的现象。原因四：逃避惩罚时，有意说谎。婴幼儿做了错事，害怕遭受体罚，害怕失去爱抚，为了消除这种恐惧的心态，会出现说谎的行为。特别是面对一些性格粗暴、态度严厉的照护者，婴幼儿往往不敢承认自己的过失行为而支吾说谎。原因五：模仿行为，有意说谎。婴幼儿的模仿能力极强，照护者、邻居、亲戚中如果经常有人当着婴幼儿的面说些小谎话，那么婴幼儿很快就能学会说谎。

如何应对婴幼儿无意或有意的谎言呢？

1. 学习婴幼儿发育的特点

对无意的谎言要予以及时指出和纠正，不要强调他在撒谎，要尽量深化他对生活的认识，提高他的语言能力和记忆能力。

2. 对婴幼儿的错误行为要处罚得当

婴幼儿做错事了，照护者严厉苛责甚至动手打骂，这样只能促使他出现说谎行为。因此，婴幼儿犯错了，切忌粗暴体罚，应耐心进行指导教育。惩罚的办法可以是让他在一段时间内不得外出玩耍、不得吃零食、不准看电视等。

3. 建立良好的亲子关系

照护者与婴幼儿间的相互信任和理解是他诚实的前提条件。平时多关心婴幼儿的生活，对他的要求要切合实际。当发现他说谎，要与他一起商量，下一次遇到类似情况应用哪些更好的办法代替说谎。

4. 照护者要以身作则

照护者一句漫不经心的谎话会给一旁的婴幼儿非常不好的影响。作为婴幼儿人生的第一位领航者，照护者必须要做个好榜样，才能期待婴幼儿有一个健康的人格。

四十、婴幼儿争辩、顶嘴，到底是为何[①]？

2～3岁的婴幼儿顶嘴是很常见的现象，这个时期的婴幼儿正处于"第一反抗期"，自

---

① 平婕. 宝宝争辩、顶嘴，到底是为何？[J]. 家庭育儿，2016（2）：40

我意识急剧增长。这个时期的婴幼儿认为自己已经长大了，可以独立地去做一些事情，不喜欢照护者的束缚，这种对立状态使得婴幼儿和照护者间有了各种各样的矛盾，从而引起了婴幼儿的争辩。

专制对待婴幼儿的争辩，会带来怎样的后果？可能使婴幼儿的逆反心理更严重。照护者的一味批评会让婴幼儿觉得照护者不相信自己。也可能使婴幼儿形成认识障碍，照护者简单粗暴的阻碍行为，不让其通过"辩"来分清是非，婴幼儿就会逐渐对事物缺乏深刻认识。还可能扼杀婴幼儿的创造性思维，日常生活中那些想要顶嘴辩解的婴幼儿总是很聪明的，他们想要表达自己独特的想法，然而照护者不许顶嘴的高压会使婴幼儿产生唯唯诺诺的心理，其创造性会被扼杀。

其实，争辩好处多多。争辩可以促进婴幼儿智力发展，争辩可以使婴幼儿形成独立的人格，争辩让婴幼儿更自信，争辩使婴幼儿学会处理分歧和冲突，争辩有利于形成良好的家庭氛围。

四十一、左利手更聪明吗[①]？

左利手和右利手在认知能力上是否存在差异，是一个仍有争议的问题。即使存在差异，这种差异也不会很大，而且这只是从统计的角度而言。对于某个个体来说，意义更小。

婴幼儿从出生到1岁多时，左右手的使用频率基本一样，没有明显的偏向。2岁多的时候，开始偏向右边；3～4岁时，左利、右利有了明显的分化。这里不仅指左利手、右利手，也包括左利脚、右利脚。我国的左利手比例远远低于西方国家，这与我们的文化环境有关。由于右手在生活、学习中的便捷性高，于是我们潜意识里就将这种用手方式强加给了婴幼儿，不自觉地、强制性地"帮"婴幼儿选择了右手。比如给婴儿喂饭，通常会坐在他的右手边，递东西给他时也习惯递到他的右手；婴幼儿自己尝试吃饭时，全家人示范的大多都是右手拿筷子和勺子；婴幼儿开始涂鸦，照护者也习惯将彩笔递到他的右手，并通常握着他的右手进行示范；当婴幼儿开始玩球时，照护者示范的是右手指球、右脚踢球；用剪刀时，右手拿剪刀，左手拿纸……所以到3～4岁时，婴幼儿并不是自然发展的左利或右利，而是被照护者训练出来的。

在婴幼儿期，当婴幼儿还没有形成明显的左利、右利时，可以让左手、左脚多多参与活动，如握勺、握笔、拍球、踢球、翻书页、插牙签、用剪刀、穿珠子、摆积木、涂色画画等，都可以用双手进行，不要过早提示、强调让婴幼儿只使用右手。1～3岁时，最好是左右手共用，如果婴幼儿6岁之前形成了右利手，也一定要有意识地锻炼婴幼儿的左

---

① 周念丽. 0～3岁儿童心理发展［M］. 上海：复旦大学出版社，2017：60

手，不要让左手就此"空闲"。

四十二、如何做好入园准备[①]？

教育家把第一次入园比喻成婴幼儿的第二次"断奶"，无论从身体上还是心理上，婴幼儿都要接受巨大挑战，其实，如果入园前做好充分准备，入园也没有想象中那么困难。

照护者应帮助婴幼儿做好以下入园准备：

1. 防病准备

入园第一学期是"生病高峰"。入园后，一是婴幼儿平时受到全家人精心呵护，身体的抗寒抗疲劳能力较差；二是集体生活使得其接触的人员增多，增加了病原体侵袭的机会；三是刚入园，到一个新的环境，精神紧张导致抗病能力下降，就很容易生病。所以，照护者要在平时做好预防工作，包括：让婴幼儿多喝白开水、多吃新鲜水果，荤素搭配，保持婴幼儿情绪愉快，及时给婴幼儿增减衣服，让婴幼儿在家尽量以幼儿园的生活规律为标准，多到户外活动，按时接种疫苗等。

2. 能力准备

能力准备，主要是重点训练"吃、睡、拉"。首先，睡眠训练：通常幼儿园的午睡时间在12：00—14：00。照护者从现在起就要准备安排婴幼儿的午餐，尽量在12点之前结束，然后漱口、擦嘴上床睡觉。14点左右准备叫醒。晚上睡眠时间也要调整固定下来，9点之前应该入睡。其次，吃饭训练：如果婴幼儿吃饭还处于"追着喂、哄着喂、边看电视边喂"状态，一定要想办法纠正，尽可能做到固定时间、固定地点、固定饭量，以便婴幼儿更好地适应幼儿园生活。最后，如厕训练：最好能培养婴幼儿每天早起按时排便的习惯，婴幼儿初上幼儿园，因为紧张"拉裤子"的情况时有发生，这会给婴幼儿留下心理阴影。所以，要训练婴幼儿自己上厕所的习惯。

3. 心理准备

照护者如果有时间，可以带婴幼儿到幼儿园转转，让婴幼儿感受"我已经长大了，所以要上幼儿园了"；也可以在家做一些上幼儿园的游戏或背着小书包演练一番，告诉婴幼儿上幼儿园可以学好多本领，可以和很多小朋友一起游戏，让婴幼儿喜欢上幼儿园。同时照护者应当坚信：上幼儿园是婴幼儿社会化的重要一步，对婴幼儿的成长有很多好处，婴幼儿有很强的适应能力，只要给予适当的帮助，上幼儿园就会是件快乐的事情。

4. 衣物准备

与婴幼儿一同准备幼儿园时所需的衣服和用品，衣服要宽松舒适便于活动，不用系鞋带的鞋子等，还可以让婴幼儿挑选自己喜欢的玩具带去幼儿园，因为刚入园的婴幼儿手里

① 陈雅芳. 0～3岁婴幼儿心理发展和潜能开发［M］. 北京：东方出版社，2013：24

拿着自己熟悉的东西会有一定的安全感。

四十三、婴幼儿为何喜欢说脏话、粗话？

婴幼儿经常说的粗话有："你个大傻子！""你是个臭屁股！""把你从马桶冲走！""滚开！"……1～3岁是婴幼儿易叛逆的阶段，同时也是语言大爆发时期，但他们还不具备辨别是非善恶美丑的能力。有些婴幼儿学着说粗话，但其实他还不能完全理解话语中的意思。

说脏话、粗话是婴幼儿发展过程中常见的一种行为，照护者可以把这看作是以粗话为乐的短暂特殊阶段加以对待。婴幼儿说的大多数粗话是因为最初模仿、从众和好玩学来的，说过几次之后，他发现照护者反应强烈，则会更加上瘾，如果是这种典型情况，照护者可以淡化处理，假装没听见或者岔开话题。也可以从共情、考虑他人心理感受的角度引导。如果在淡化处理的情况下，婴幼儿说脏话的情况愈演愈烈，就要严加管控，必要时严肃制止[1]。

婴幼儿喜欢说"屎尿屁"之类的卫生间语言，按照弗洛伊德的理论分析：1.5～3岁的婴幼儿处于肛门期，在这一阶段，由于婴幼儿对粪便排泄时解除内急压力所得到的快感经验，因而对肛门的活动特别感兴趣，并因此获得满足。据此，婴幼儿喜欢说"屎尿屁"之类的话可能是通过这些卫生间语言表达获得快感。

婴幼儿故意说"屎尿屁"之类的脏话，反映了婴幼儿的好奇心与娱乐心理，尤其是当他说出此类的话，得到周围人的"哈哈大笑"，他便会更加乐此不疲。有的婴幼儿说这类话是为引起别人的注意。照护者可以采取"冷处理"与正面教育相结合的方式。平静地面对，既不笑谈也不做一些健康的游戏，引导他通过正面积极行为来吸引照护者注意力[2]。

四十四、婴幼儿为什么输不起？

有的婴幼儿一心想赢，凡事都要争第一，赢的时候开心地乱蹦乱跳，输的时候就会非常生气，甚至大哭大闹。这是行为问题吗？其实婴幼儿想赢是一种正常现象。

1岁半之后到两三岁左右，随着婴幼儿身体运动能力的增强，他们感受到了自己的能力，所以什么事情都想尝试一下，从而获得对自己能力的认识。正因为如此，这阶段的婴幼儿特别渴望在各种活动中证明自己的能力，自然也会表现得特别在意结果。但是婴幼儿总想赢的心理，除了和自身的心理成长有关，也与家庭的抚养方式密切相关。不少照护者

① 赵红梅. 爱说粗话［J］. 父母必读，2019（12）：90
② 晏红. 婴幼儿喜欢说"屎尿屁"［J］. 学前教育，2016（11）：4

为了激励婴幼儿，总是有意或无意地进行"比赛"，比如：吃饭时"看谁先吃完"，这种看似激励的话语，实际上也同时暗示了婴幼儿"赢"了才好，这种养育方式让婴幼儿形成了什么事情都要和别人去比的习惯。而为了让婴幼儿产生胜任感，照护者在很多事情上又常常造假，故意输给婴幼儿，导致他们认为自己真的很厉害。习惯了"被冠军"的婴幼儿突然面对真实社交生活时，自然很难接受自己不是第一名的现实①。

如何帮助婴幼儿摆脱输不起的魔咒？可以试试这样做：第一，尽早让婴幼儿接触同龄伙伴，感受真实的社交环境。第二，体验自己的"不可能"。这阶段婴幼儿缺乏自我评价能力，因此对自己的能力估计会非常高，比如想帮妈妈洗碗，可以给婴幼儿客观评价"洗得很认真，但是没有妈妈洗得干净，将来你也会洗得很好"。第三，给婴幼儿搭建成长阶梯。不要轻易让婴幼儿完成超过其能力范围的任务，要循序渐进地培养其能力，平时注意观察婴幼儿，鼓励冒险的同时向婴幼儿伸出援手②。

四十五、婴幼儿不分享就是自私吗？

2岁以后，随着自我意识发展，婴幼儿开始意识到自己的东西是自己的，因此想捍卫自己的权利，开始进入"物权敏感期"。3岁以后婴幼儿同伴交往越来越多，也开始逐渐有了分享意识，照护者可以给婴幼儿创设温暖的同伴环境，不强迫分享，同时做出分享榜样，让婴幼儿感受到分享更快乐③。

照护者还可以帮婴幼儿建立如下分享规则：第一，文明分享。告诉婴幼儿要爱护别的小朋友的玩具等物品，不能随意毁坏。若是毁坏了，就应该承担责任。第二，礼貌分享。当婴幼儿想和别人一起分享某事物时，引导婴幼儿使用礼貌性的话语向拥有者表示请求。比如："我能和你一起玩这个吗？"用完之后，应该说"谢谢"。第三，平等分享。对于那些只愿与要好的同伴一起分享的婴幼儿来说，应该让他们学会对其他的同伴也要做到共同分享。第四，轮流分享。当几个婴幼儿同时对一件物品发生兴趣时，要让他们学会一个一个按次序来。告诉婴幼儿要遵守规则，懂得谦让④。

---

①② 刘晓晔. 输不起的宝宝［J］. 父母必读，2019（8）：91

③ 许玉玲. 我的，你的，我们的：宝宝物权意识发展关键词［J］. 父母必读，2016（7）：95

④ 边玉芳. 读懂婴幼儿：心理学家实用教子宝典（0～6岁）［M］. 北京：北京师范大学出版社，2009：52

附　录

附录一：0 岁～6 岁儿童发育行为评估量表

1. 范围

本标准规定了 0 岁～6 岁（未满 7 周岁）儿童发育行为评估量表的评估内容、测查方法、发育商参考范围以及量表的使用。

本标准适用于 0 岁～6 岁（未满 7 周岁）儿童发育行为水平的评估，是评估儿童发育行为水平的诊断量表。

2. 术语和定义

下列术语和定义适用于本文件。

2.1　能区 attribute

量表测定的领域，本量表包括大运动、精细动作、语言、适应能力和社会行为五个能区。其中大运动能区指身体的姿势、头的平衡，以及坐、爬、立、走、跑、跳的能力；精细动作能区指使用手指的能力；语言能区指理解语言和语言的表达能力；适应能力能区指儿童对其周围自然环境和社会需要做出反应和适应的能力；社会行为能区指对周围人们的交往能力和生活自理能力。

2.2　智力年龄 mental age；MA 智龄心理年龄

反映儿童智力水平高低的指标。

注：在编制的量表中，按年龄分组编制测查项目，若被试者通过 3 岁的测查项目，就表示他使用该量表测查的智力年龄为 3 岁。

2.3　发育商 development quotient；DQ

用来衡量儿童心智发展水平的核心指标之一，是在大运动、精细动作、认知、情绪和社会性发展等方面对儿童发育情况进行衡量。计算见式（1）：

$$发育商 = \frac{智龄}{实际年龄} \times 100 \tag{1}$$

3. 评估内容

包括大运动、精细动作、语言、适应能力和社会行为 5 个能区，用于测查儿童发育行为状况，评估其发育程度。每个月龄组 8～10 个测查项目，共计 261 个测查项目。见附录 A。

4. 测查方法

4.1 测查工具

4.1.1 评估量表

0 岁～6 岁儿童发育行为评估量表，见附录 A。

4.1.2 辅助工具

主试者使用与测查量表配套的标准化测查工具箱，以及诊查床、围栏床、小桌、小椅、楼梯等测查工具。

4.2 测查程序

4.2.1 计算实际月龄

4.2.1.1 首先根据被试者的测查日期和出生日期计算出被试者是几岁几月零几日，再把岁和日换算为月，以月龄为单位，月龄保留一位小数。

4.2.1.2 日换算成月为 30 天＝1.0 个月，岁换算成月为 1 岁＝12.0 个月。

4.2.2 标记主测月龄

与实际月龄最接近的月龄段为主测月龄，在主测月龄前用△标记，主测月龄介于量表两个月龄段之间的，视较小月龄为主测月龄。早产儿也按照实际月龄进行标记，无须矫正月龄。

4.2.3 测查启动与结束

4.2.3.1 主测月龄为启动月龄，先测查主测月龄的项目，无论主测月龄的某一能区的项目是否通过，需分别向前和向后再测查 2 个月龄，共 5 个月龄的项目。

4.2.3.2 向前测查该能区的连续 2 个月龄的项目均通过，则该能区的向前测查结束；若该能区向前连续 2 个月龄的项目有任何一项未通过，需继续往前测查，直到该能区向前的连续 2 个月龄的项目均通过为止。

4.2.3.3 然后从主测月龄向后测连续 2 个月龄的项目，若向后测查的该能区的连续 2 个月龄的项目均不能通过，则该能区的向后测查结束；若该能区向后连续 2 个月龄的项目有任何一项通过，需继续往后测查，直到该能区向后的连续两个月龄的项目均不通过为止。

4.2.3.4 所有能区均应按照 4.2.3.1～4.2.3.3 的要求进行测查。

4.2.4 记录方式

测查通过的项目用○表示；不通过的项目用×表示。

4.3 操作方法和测查通过要求

量表的操作方法和测查通过要求见附录 B。

4.4 结果计算

4.4.1 各能区计分

4.4.1.1 1 月龄～12 月龄

每个能区 1.0 分，若只有一个测查项目，则该测查项目为 1.0 分；若有两个测查项目则各为 0.5 分。

4.4.1.2　15 月龄～36 月龄

每个能区 3.0 分，若只有一个测查项目，则该测查项目为 3.0 分；若有两个测查项目则各为 1.5 分。

4.4.1.3　42 月龄～84 月龄

每个能区 6.0 分，若只有一个测查项目，则该测查项目为 6.0 分；若有两个测查项目则各为 3.0 分。

4.4.2　计算智龄

4.4.2.1　把连续通过的测查项目读至最高分（连续两个月龄通过则不再往前继续测，默认前面的全部通过），不通过的项目不计算，通过的项目（含默认通过的项目）分数逐项加上，为该能区的智龄。

4.4.2.2　将五个能区所得分数相加，再除以 5 就是总的智龄，保留一位小数。

4.4.3　计算发育商

发育商计算方法见式（1）。

5.　发育商参考范围

发育商参考范围：>130 为优秀；110～129 为良好；80～109 为中等；70～79 为临界偏低；<70 为智力发育障碍。

6.　量表的使用

6.1　测查要求

6.1.1　测查环境应安静，光线明亮，4 岁以下儿童允许一位家长陪伴，4 岁及以上的儿童如伴有发育落后、沟通不利或者测查不配合的情况可有家长陪同。

6.1.2　主试者应严格按照操作方法和测查通过要求进行操作，避免被试儿童家长暗示、启发、诱导。

6.1.3　主试者应熟记操作方法和测查通过要求

6.1.4　主试者的位置应正确，桌面应整洁，测查工具箱内的用具不应让被试儿童看到，用一件取一件，用完后放回。

6.1.5　主试者应经过专业培训获得相关资质才能施测。

6.2　结果解释

6.2.1　应由受过专业培训的主试者结合儿童的综合情况对其发育行为水平予以解释和判断。

6.2.2　主试者应恰当地向家长解释儿童发育行为水平，尤其是对于发育落后的儿童更要慎重。

附录 A

（规范性附录）

0 岁～6 岁儿童发育行为评估量表（儿心量表-II）

0 岁～6 岁儿童发育行为评估量表见表 A.1、图 A.1、表 A.2 和表 A.2。

表 A.1　0 岁～6 岁儿童发育行为评估量表（儿心量表-II）

项目	1 月龄	2 月龄	3 月龄	4 月龄	5 月龄
大运动	□1 抬肩坐起头竖直片刻　□2 俯卧头部翘动	□11 拉腕坐起头竖直短时　□12 俯卧头抬离床面	□21 抱直头竖稳　□22 俯卧抬头 45°	□30 扶腋可站片刻　□31 俯卧抬头 90°	□40 轻拉腕部即坐起　□41 独坐头身前倾
精细动作	□3 触碰手掌紧握拳　□4 手的自然状态*	□13 花铃棒留握片刻　□14 拇指轻叩可分开*	□23 花铃棒留握 30s　□24 两手搭在一起	□33 试图抓物	□43 玩手　□44 注意小丸
适应能力	□5 看黑白靶*　□6 眼跟红球过中线	□15 即刻注意大玩具　□16 眼跟红球上下移动*	□25 即刻注意胸前玩具　□26 眼跟红球 180°	□34 目光对视*　□34 目光对视*	□44 注意小丸　□45 拿住一积木注视另一积木
语言	□7 自发细小喉音R　□8 听声音有反应*	□17 发 a、o、e 等母音R　□18 听到声音有复杂反应	□27 笑出声R	□35 高声叫R　□36 伊语作声R　□37 找到声源	□46 对人及物发声
社会行为	□9 对发声的人有注视　□10 眼跟随走动的人	□19 自发微笑R　□20 逗引时有反应	□28 见人会笑　□29 灵敏模样	□38 注视镜中人像　□39 认亲人R	□47 对镜有游戏反应R　□48 见食物兴奋R

项目	6 月龄	7 月龄	8 月龄	9 月龄	10 月龄
大运动	□49 仰卧翻身R　□50 会拍桌子	□59 悬垂落地姿势*　□60 独坐直	□68 双手扶物可站立　□69 独坐自如	□77 拉双手会走　□78 会爬	□86 保护性支撑*　□87 自己坐起
精细动作	□51 会撕揉纸张　□52 耙弄到桌上一积木	□61 耙弄到桌子　□62 自取一积木、再取另一块	□70 拇他指捏小丸　□71 试图取第三块积木	□79 拇食指捏小丸　□80 从杯中取出积木	□88 拇食指动作熟练

续表

项目		1月龄	2月龄	3月龄	4月龄	5月龄
适应能力		□53 两手拿住积木 □54 寻找失落的玩具	□63 积木换手 □64 伸手够远处玩具	□72 有意识地摇铃 □73 持续用手追逐玩具	□81 积木对敲 □82 拨弄铃舌	□89 拿掉扣积木杯玩积木 □90 寻找盒内东西
语言		□55 叫名字转头 □56 理解手势	□65 发 da-da、ma-ma 等无所指	□74 模仿声音^R □75 可用动作手势表达(2/3)^R	□83 会欢迎^R □84 会再见^R	□91 模仿发语声^R
社会行为		□57 自喂食物^R □58 会躲猫猫	□66 抱脚玩 □67 能认生人^R	□76 懂得成人面部表情	□85 表示不要^R	□92 懂得常见物及人名称 □93 按指令取东西

项目		11月龄	12月龄	15月龄	18月龄	21月龄
大运动		□94 独站片刻 □95 扶物下蹲取物	□103 独站稳 □104 牵一手可走	□112 独走自如	□120 扔球无方向	□128 脚尖走^R □129 扶楼梯上楼 □130 水晶线穿扣眼
精细动作		□96 积木放入杯中	□105 全掌握笔留笔道	□113 自发乱画	□121 模仿画道道	□131 模仿拉拉锁适应能力
适应能力		□97 打开包积木的方巾 □98 模仿拍娃娃	□106 试把小丸投小瓶 □107 盖瓶盖	□114 瓶中拿到小丸 □115 翻书两次 □116 盖上圆盒	□122 积木搭高四块 □123 正放圆积木型板	□132 积木搭高 7～8块 □133 知道红色
语言		□99 有意识地发一个字音^R □100 懂得"不"^{R}	□108 叫爸爸妈妈有所指^R □109 向他/她要东西知道给	□117 会指眼耳鼻口手 □118 说3～5个字^R	□124 懂得三个投向 □125 说十个字词^R	□134 回答简单问题 □135 说 3～5 个字的句子^R
社会行为		□101 会从杯中喝水^R □102 会摘帽子	□110 穿衣知配合^R □111 共同注意	□119 会脱袜子^R	□126 白天能控制大小便 □127 会用匙^R	□136 能表示个人需要 □137 想象性游戏^R

续表

项目	1月龄 24月龄	2月龄 27月龄	3月龄 30月龄	4月龄 33月龄	5月龄 36月龄
大运动	□138 双足跳离地面	□146 独自上楼 □147 独自下楼	□156 独脚站 2s	□165 立定跳远	□174 双脚交替跳
精细动作	□139 穿过扣眼后拉线	□148 模仿画竖道	□157 穿扣子 3~5 个 □158 模仿搭桥	□166 模仿画圆 □167 拉拉锁	□175 模仿画交叉线 □176 会拧螺丝
适应能力	□140 一页页翻书 □141 倒放圆积木型板	□149 对拉锁 □150 认识大小 □151 正放型板	□159 知道 1 与许多 □160 倒放型板	□168 积木搭高 10 块 □169 连续执行三个命令	□177 懂得"3" □178 认识两种颜色
语言	□142 说两句诗或以上儿歌 □143 说常见物用途（碗笔凳球）R	□152 说 7~10 个字的句子 □153 理解指令	□161 说出图片 10 样 □162 说自己名字	□170 说出性别 □171 分清"里""外"	□179 说出图片 14 样 □180 发音基本清楚
社会行为	□144 会打招呼 □145 问"这是什么?"R	□154 脱单衣或裤R □155 开始有是非观念	□163 来回倒水不洒 □164 女孩扔果皮	□172 会穿鞋 □173 解扣子	□181 懂得"饿了、冷了、累了" □182 扣扣子

项目	1月龄 42月龄	2月龄 48月龄	3月龄 54月龄	4月龄 60月龄	5月龄 66月龄
大运动	□183 交替上楼 □184 并足从楼梯末级跳下	□193 独脚站 5s □194 并足从楼梯末级跳下	□203 独脚站 10s □204 足尖对足跟向前走 2m	□213 单脚跳 □214 踩踏板	□222 接球 □223 足尖对足跟向后走 2m
精细动作	□185 拼圆形、正方形 □186 会用剪刀	□195 模仿画方形 □196 照图组装螺丝	□205 折纸边角整齐 □206 筷子夹花生米	□215 照图拼椭圆形 □216 试剪圆形	□224 会写自己的名字 □225 剪平滑圆形
适应能力	□187 懂得"5" □188 认识四种颜色	□197 找不同（3 个） □198 图画补缺（3/6）	□207 类同 □208 图画补缺（4/6）	□217 找不同（5 个） □218 图画补缺（5/6）	□226 树同站人 □227 十字切苹果
语言	□189 会说反义词 □190 说出图形（△○□）	□199 模仿说复合句 □200 锅、手机、眼睛的用途	□209 会漱口 □210 会认识数字	□219 你姓什么? □220 说出两种圆形的东西	□228 知道自己属相 □229 倒数数字

续表

项目		1 月龄	2 月龄	3 月龄	4 月龄	5 月龄
社会行为		□191 会穿上衣R	□201 会做集体游戏R	□211 懂得上午、下午	□221 你家住哪里？	□230 为什么要走人行横道？
		□192 吃饭之前为什么要洗手？	□202 分辨男女厕所		□212 数手指	□231 鸡在水中游

项目		72 月龄	78 月龄	84 月龄
大运动		□232 抱肘连续跳	□242 踢带绳的球	□252 连续踢带绳的球
		□233 拍球（2 个）	□243 拍球（5 个）	□253 交替踩踏板
精细动作		□234 拼长方形	□244 临摹六边形	□254 学翻绳
		□235 临摹组合图形	□245 试打活结	□255 打活结
适应能力		□236 找不同	□246 图形类比	□256 数字类比
		□237 知道左右	□247 面粉的用途	□257 什么动物没有脚？
语言		□238 描述图画内容	□248 归纳图画主题	□258 为什么要进行预防接种？
		□239 上班、窗、苹果、香蕉（2/3）	□249 认识钟表	□259 毛衣、裤、鞋 共同点
社会行为		□240 一年有哪四个季节？	□250 懂得星期几	□260 紧急电话
		□241 认识标识	□251 雨中看书	□261 猫头鹰抓老鼠

注1：标注 R 的测查项目表示该项目的表现可以通过询问家长获得。

注2：标注 * 的测查项目表示该项目如果未通过需要引起注意。

注3：测查床规格：长 140cm，宽 120cm，高 143cm，栏高 63cm。

注4：测查用桌子规格：长 120cm，宽 60cm，高 75cm，某面颜色深绿。

注5：测查用楼梯规格：上平台：由两梯相对合成的平台，长 50cm×宽 60cm×高 50cm（离地面高度）。底座全梯：长 150cm（单梯底座长 75cm）。每一个阶梯面：长 60cm×宽 25cm×高 17cm，共 3 阶梯。单梯：长 90cm，单侧扶栏：长 50cm，直径 2.5cm，从梯面计算扶栏高 40cm，直径 2.5cm。

WS/T 580—2017

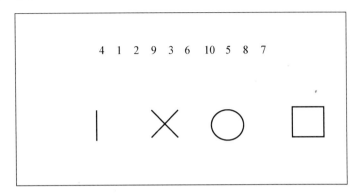

图 A.1　0 岁~6 岁儿童发育行为评估量表（儿心量表-Ⅱ）数字识别和模仿画图测查图

WS/T 580—2017

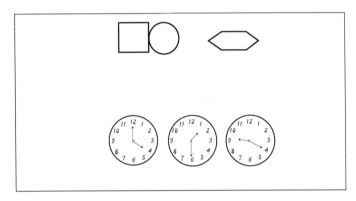

图 A.2　0 岁~6 岁儿童发育行为评估量表（儿心量表-Ⅱ）临摹图形和认识钟表测查图

表 A.2　0 岁~6 岁儿童发育行为评估量表（儿心量表-Ⅱ）基本信息和结果记录

姓名		性别		民族	
测验日期		年	月	日	
出生日期		年	月	日	
实足年龄					
项目	智龄（月）		发育商（DQ）		
大运动					
精细动作					
适应能力					
语言					
社会行为					
全量表					

主试者：

附录 B

（规范性附录）

0 岁～6 岁儿童发育行为评估量表（儿心量表-Ⅱ）操作方法和测查通过要求

0 岁～6 岁儿童发育行为评估量表操作方法和测查通过要求见表 B.1。

表 B.1 0 岁～6 岁儿童发育行为评估量表（儿心量表-Ⅱ）操作方法和测查通过要求

测查项目	操作方法	测查通过要求
1. 抬肩坐起头竖直片刻	婴儿仰卧，主试者面向婴儿站立，对婴儿微笑、说话，直到婴儿注视到主试者的脸。这时主试者轻轻握住婴儿双肩（四指并拢置于肩胛骨外侧，食指不能触碰颈部），将婴儿拉坐起来，观察婴儿控制头的能力	婴儿头可竖直保持 2s 或以上
2. 俯卧头部翘动	婴儿俯卧，前臂屈曲支撑，用玩具逗引婴儿抬头，观察其反应	婴儿有头部翘动即可通过
3. 触碰手掌紧握拳	婴儿仰卧，主试者将食指从尺侧放入婴儿手掌中	婴儿能将拳头握紧
4. 手的自然状态	主试者观察婴儿清醒时手的自然状态	双手拇指内收不达掌心，无发紧即通过
5. 看黑白靶*	婴儿仰卧，主试者将黑白靶拿在距婴儿脸部上方 20cm 处移动，吸引婴儿注意	婴儿眼睛可明确注视黑白靶
6. 眼跟红球过中线	婴儿仰卧，主试者手提红球，在婴儿脸部上方 20cm 处轻轻晃动以引起婴儿注意，然后把红球慢慢移动，从头的一侧沿着弧形，移向中央，再移向头的另一侧，观察婴儿头部和眼睛的活动。	当主试者把红球移向中央时，婴儿用眼睛跟踪看着红球转过中线，三试一成
7. 自发细小喉音R	婴儿仰卧、清醒。注意其发音	观察或询问，小儿能发出任何一种细小柔和的喉音
8. 听声音有反应*	婴儿仰卧，在其一侧耳上方 10～15cm 处轻摇铜铃，观察婴儿的反应。（双侧均做，一侧通过即可）	婴儿听到铃声有一种或多种反应
9. 对发声的人有注视	主试者面对婴儿的脸微笑并对其说话。但不能触碰婴儿的面孔或身体	婴儿能注视主试者的脸
10. 眼跟踪走动的人	婴儿横放在床上或斜躺在家长臂弯里，主试者站立（直立位，勿弯腰）逗引婴儿引起其注意后左右走动，观察婴儿眼睛是否追随主试者	眼睛随走动的人转动

续表

测查项目	操作方法	测查通过要求
11. 拉腕坐起头竖直短时	婴儿仰卧，主试者将拇指置于婴儿掌心，余四指握住腕部轻拉婴儿坐起，观察婴儿控制头部的能力	当把婴儿拉起成坐位时婴儿头可自行竖直，保持 5s 或以上
12. 俯卧头抬离床面	婴儿俯卧，前臂屈曲支撑，用玩具逗引婴儿抬头，观察其反应	婴儿可自行将头抬离床面达 2s 或以上。
13. 花铃棒留握片刻	婴儿仰卧，将花铃棒放在婴儿手中	握住花铃棒不松手达 2s 或以上
14. 拇指轻叩可分开*	主试者分别轻叩婴儿双手手背，观察拇指自然放松的状态	婴儿双手握拳稍紧，拇指稍内收，但轻叩即可打开
15. 即刻注意大玩具	婴儿仰卧，用娃娃在婴儿脸部上方 20cm 处晃动，观察其反应。	可立刻注意到娃娃，三试一成
16. 眼跟红球上下移动*	婴儿仰卧，主试者提起红球，在婴儿脸部上方 20cm 处轻轻晃动以引起婴儿注意，先慢慢向上移动，然后再从头顶向下颏处移动	婴儿眼睛能上或下跟随红球
17. 发 a、o、e 等母音R	询问或逗引婴儿发音	能从喉部发出 a、o、e 等元音来
18. 听声音有复杂反应	婴儿仰卧，在其一侧耳上方 10～15cm 处轻摇铜铃，观察婴儿的反应。（双侧均做，一侧通过即可）	婴儿听到声音有表情和肢体动作的变化
19. 自发微笑R	观察或询问婴儿在无外界逗引时是否有自发微笑的情况	婴儿能自发出现微笑，但不一定出声。睡眠时微笑不通过
20. 逗引时有反应	婴儿仰卧，主试者弯腰，对婴儿点头微笑或说话进行逗引，观察其反应。但不能触碰婴儿的面孔或身体	经逗引，婴儿会出现微笑、发声、手脚乱动等一种或多种表现
21. 抱直头稳	竖抱婴儿，观察婴儿控制头部的能力	能将头举正并稳定 10s 或以上
22. 俯卧抬头 45°	婴儿俯卧，前臂屈曲支撑，头正中位，用玩具逗引婴儿抬头，观察其反应	头可自行抬离床面，面部与床面成 45°，持续 5s 或以上
23. 花铃棒留握 30s	婴儿仰卧或侧卧，将花铃棒放入婴儿手中	婴儿能握住花铃棒 30s，不借助床面的支持
24. 两手搭在一起	婴儿仰卧，主试者观察婴儿双手是否能够自搭在一起，或主试者将其两手搭在一起，随即松手，观察婴儿双手状态。	婴儿能将双手搭在一起，保持 3～4s
25. 即刻注意胸前玩具	婴儿仰卧，主试者将娃娃在婴儿身体上方 20cm 处沿中线自下向上移动。当玩具到婴儿乳头连线至下颏之间时，观察婴儿反应	当娃娃移动至婴儿乳头连线至下颏之间时，立即注意即可通过

续表

测查项目	操作方法	测查通过要求
26. 眼跟红球 180°	婴儿仰卧，主试者手提红球，在婴儿脸部上方 20cm 处轻轻晃动以引起婴儿注意，然后把红球慢慢移动，从头的一侧沿着弧形，移向中央，再移向头的另一侧，观察婴儿头部和眼睛的活动	婴儿用眼及头跟随红球转动 180°，三试一成
27. 笑出声[R]	逗引婴儿笑，但不得接触身体	观察或询问，婴儿能发出"咯咯"笑声
28. 见人会笑	主试者面对婴儿，不做出接近性的社交行为或动作，观察婴儿在无人逗引时的表情	婴儿见到人自行笑起来
29. 灵敏模样	主试者观察婴儿在不经逗引的情况下，对周围人和环境的反应	婴儿不经逗引可观察周围环境，眼会东张西望
30. 扶腋可站片刻	主试者扶婴儿腋下，置于立位后放松手的支持，观察其反应	婴儿可用自己双腿支持大部分体重达 2s 或以上
31. 俯卧抬头 90°	婴儿俯卧，前臂屈曲支撑，头正中位，用玩具逗引婴儿抬头，观察其反应	头可自行抬离床面，面部与床面呈 90°，持续 5s 或以上
32. 摇动并注视花铃棒	抱坐，将花铃棒放入婴儿手中，鼓励婴儿摇动	婴儿能注视花铃棒，并摇动数下
33. 试图抓物	婴儿仰卧，将花铃棒拿到婴儿可及的范围内，观察婴儿反应，但不能触碰婴儿	婴儿手臂试图抬起或有手抓动作即可通过
34. 目光对视*	主试者或母亲对婴儿说话，观察婴儿是否与人对视	婴儿能与成人对视，并保持 5s 或以上
35. 高声叫[R]	观察或询问婴儿在高兴或不满时的发音	会高声叫（非高调尖叫）
36. 咿语作声[R]	观察婴儿安静时的发音	观察或询问，婴儿会类似自言自语，无音节、无意义
37. 找到声源	抱坐，主试者在婴儿耳后上方 15cm 处轻摇铜铃，观察其反应	可回头找到声源，一侧耳通过即可
38. 注视镜中人像	将无边镜子横放在婴儿面前约 20cm 处，主试者或母亲可在镜中逗引婴儿，观察婴儿反应	婴儿可经逗引或自发注视镜中人像
39. 认亲人[R]	观察婴儿在看到母亲或其他亲人或听到亲人声音后的表情变化	观察或询问，在见到母亲或其他亲人时，婴儿会变得高兴起来
40. 轻拉腕部即坐起	婴儿仰卧，主试者握住腕部，轻拉到坐的位置	婴儿自己能主动用力坐起，拉坐过程中无头部后滞现象
41. 独坐头身前倾	将婴儿以坐姿置于床上	独坐保持 5s 或以上，头身向前倾
42. 抓住近处玩具	抱坐，婴儿手置于桌上。玩具（如花铃棒）放在距离婴儿手掌一侧 2.5cm 处，鼓励婴儿取玩具	婴儿可用一手或双手抓住玩具
43. 玩手	观察婴儿能否把双手放在一起互相玩弄	婴儿会自发将双手抱到一起玩

续表

测查项目	操作方法	测查通过要求
44. 注意小丸	桌面上放一小丸，主试者指点小丸或把小丸动来动去，以引起婴儿注意	婴儿明确地注意到小丸
45. 拿住一积木注视另一积木	抱坐，婴儿手置于桌上，主试者先放一块积木在婴儿手中，再放另一块积木于桌上婴儿可及范围内，适当逗引，观察婴儿对第二块积木的反应	婴儿拿着放在手中的第一块积木，当第二块积木靠近时，目光明确地注视第二块积木
46. 对人及物发声ᴿ	观察或询问婴儿看到熟悉的人或玩具时的发音	观察或询问，婴儿会发出像说话般的声音，如咿咿呀呀、ma、pa、ba 等辅元结合音
47. 对镜有游戏反应	将无边镜子竖放在婴儿面前约 20cm 处，主试者及家长影像不能在镜内出现，观察婴儿反应	对镜中自己的影像有面部表情变化或伴有肢体动作
48. 见食物兴奋ᴿ	观察婴儿看到奶瓶、饼干、水等食物时的反应	观察或询问，当婴儿看到奶瓶或母亲乳房时，表现出高兴要吃的样子
49. 仰卧翻身ᴿ	婴儿仰卧，用玩具逗引其翻身	观察或询问，婴儿可从仰卧自行翻到俯卧位
50. 会拍桌子	抱坐，主试者示范拍打桌面，鼓励婴儿照样做	婴儿经示范后或自发拍打桌面，并拍响
51. 会撕揉纸张	将一张 28g 粉色打字纸放入婴儿手中，使婴儿能抓住纸，观察婴儿反应	能用双手反复揉搓纸张两次或以上，或将纸撕破
52. 把弄到桌上一积木	抱坐，放一积木在婴儿容易够到的桌面上，观察婴儿反应	婴儿伸出手触碰到积木并抓握到
53. 两手拿住积木	抱坐，先后递给婴儿两块积木，婴儿自己拿或被动放在手中均可	婴儿一手拿一块积木，保持在手里 10s 或以上
54. 寻找失落的玩具	以红球逗引婴儿注意，红球位置应与婴儿双眼在同一水平线上。主试者手提红球，当婴儿注意到红球后，立即松手使红球落地，此时主试者的手保持原姿势，观察婴儿反应	红球落地后，婴儿立即低下头寻找红球
55. 叫名字转头	主试者或家长在婴儿背后呼唤其名字，观察其反应	婴儿会转头寻找呼唤的人
56. 理解手势	主试者或妈妈（带养人）伸手表示要抱，不得出声提示，观察婴儿反应	婴儿理解并将手伸向主试者或妈妈（带养人），二试一成
57. 自喂食物ᴿ	观察或询问婴儿拿到一块饼干或其他能拿住的食物时，能否送至口中并咀嚼	能将饼干送入口中并咀嚼，有张嘴咬的动作而不是吸吮
58. 会躲猫猫	主试者把自己的脸藏在一张中心有孔的 A4 纸后面（孔直径 0.5cm），呼唤婴儿名字，婴儿听到声音，观望时，主试者沿纸边在纸的同一侧反复出现两次并逗引说"喵、喵"，第三次呼唤婴儿名字后从纸孔观察婴儿表情	第三次呼唤婴儿时，婴儿视线再次转向主试者刚才露脸的方向

续表

测查项目	操作方法	测查通过要求
59. 悬垂落地姿势*	扶腋下使婴儿呈悬空位，足离床面 20～30cm，立位瞬时落下，观察脚落地瞬时的姿势	婴儿能全脚掌着地
60. 独坐直	将婴儿以坐姿置于床上	独坐时背直，无须手支撑床面，保持 1min 或以上
61. 耙弄到小丸	抱坐，将一小丸放在桌上，鼓励婴儿取	婴儿用所有手指弯曲做耙弄、搔抓动作，最后成功地用全掌抓到小丸
62. 自取一积木，再取另一块	抱坐，出示一积木给婴儿，抓住后，再出示另一块，观察其反应	婴儿主动伸手去抓桌上的积木，第一块积木握住并保留在手中后，又成功地用另一只手抓住第二块积木
63. 积木换手	抱坐，出示一积木给婴儿，婴儿拿住后，再向拿积木的手前出示另一块积木，观察其反应	婴儿将第一块积木传到另一只手后，再去拿第二块积木
64. 伸手够远处玩具	抱坐，将一玩具放于婴儿手恰好够不到的桌面上，观察其反应	欠身取，并能拿到玩具
65. 发 da-da ma-ma 无所指R	观察婴儿在清醒状态时的发声情况	观察或询问，婴儿会发 da-da、ma-ma 的双唇音，但无所指
66. 抱脚玩	婴儿仰卧，观察其是否会自发或在主试者协助下将脚放入手中后玩脚	婴儿能抱住脚玩或吸吮
67. 能认生人R	观察或询问婴儿对陌生人的反应	婴儿有拒抱、哭、不高兴或惊奇等表现
68. 双手扶物可站立	将婴儿置于床上，协助婴儿双手抓握栏杆，胸部不靠栏杆，呈站立姿势观察	双手扶栏杆支撑全身重量，保持站立位 5s 或以上
69. 独坐自如	婴儿坐位，用玩具逗引，婴儿上身可自由转动取物，或轻轻将婴儿肩头向对侧推，观察其侧平衡	独坐时无须手支撑，上身可自由转动取物或侧推后回正保持平衡不倒
70. 拇他指捏小丸	抱坐，将一小丸放在桌上，鼓励婴儿取	婴儿会用拇他指捏起小丸
71. 试图取第三块积木	连续出示两块积木后婴儿均能拿到，再出示第三块积木鼓励婴儿取	有要取第三块积木的表现，不一定能取到，前两块仍保留在手中
72. 有意识地摇铃	主试者示范摇铃，鼓励婴儿照样做	婴儿能够有意识地摇铃
73. 持续用手追逐玩具	以玩具逗引婴儿来取，将要取到时，主试者将玩具移动到稍远的地方，观察其反应	婴儿持续追逐玩具，力图拿到，但不一定取到
74. 模仿声音R	观察或询问婴儿是否会模仿咳嗽、弄舌的声音	观察或询问，婴儿能模仿发出类似声音
75. 可用动作手势表达（2/3）R	主试者询问家长，婴儿是否常有主动伸手表示要抱；摊开手表示没有；咂咂嘴表示好吃等动作做手势	三问中，有两项表现即可通过

续表

测查项目	操作方法	测查通过要求
76. 懂得成人面部表情	主试者或家长对婴儿训斥或赞许,观察其反应	婴儿表现出委屈或兴奋等反应
77. 拉双手会走	站立位,主试者牵婴儿双手,牵手时不过多给力,鼓励婴儿向前行走	婴儿可自己用力,较协调地移动双腿,向前行走三步及以上
78. 会爬	婴儿俯卧,用玩具逗引婴儿爬	婴儿能将腹部抬离床面,四点支撑向前爬行(膝手爬)
79. 拇食指捏小丸	抱坐,将一小丸放在桌上,鼓励婴儿取	婴儿会用拇食指捏起小丸
80. 从杯中取出积木	主试者在婴儿注视下将积木放入杯中,鼓励婴儿取出	婴儿能自行将积木取出,不能倒出
81. 积木对敲	主试者出示两块积木,示范积木对敲后,让婴儿一手拿一块,鼓励其照样做	婴儿能把双手合到中线,互敲积木,对击可不十分准确
82. 拨弄铃舌	主试者轻摇铜铃以引起婴儿注意,然后将铜铃递给婴儿,观察其对铜铃的反应	婴儿有意识寻找并拨弄或拿捏铃舌
83. 会欢迎R	主试者只说欢迎,不做手势示范,鼓励婴儿以手势表示	观察或询问,婴儿能够做出欢迎的手势
84. 会再见R	主试者只说再见,不做手势示范,鼓励婴儿以手势表示	观察或询问,婴儿能够做出再见的手势
85. 表示不要R	观察或询问婴儿对不感兴趣的物品的反应	观察或询问,婴儿对不要之物有摇头或推开的动作
86. 保护性支撑*	主试者站立在床或桌边,由婴儿背后扶持其腋下抱起,然后快速做俯冲动作,观察婴儿反应	婴儿出现双手张开,向前伸臂,类似保护自己的动作
87. 自己坐起	将婴儿置于俯卧位,用玩具逗引,观察婴儿能否坐起	无须协助,婴儿能较协调地从俯卧位坐起,并坐稳
88. 拇食指动作熟练	抱坐,将一小丸放在桌上,鼓励婴儿取	婴儿会用拇食指的指端协调、熟练且迅速地对捏起小丸
89. 拿掉扣积木杯玩积木	积木放在桌上,在婴儿注视下用杯子盖住积木,杯子的把手对着婴儿,鼓励婴儿取积木	婴儿能主动拿掉杯子,取出藏在杯子里面的积木
90. 寻找盒内东西	在婴儿面前摇响装有硬币的盒,然后避开婴儿将硬币取出,给婴儿空盒,观察其反应	婴儿能明确地寻找盒内的硬币
91. 模仿发语声R	观察或询问婴儿是否会模仿"妈妈""爸爸""拿""走"等语音	观察或询问,婴儿能模仿发语声
92. 懂得常见物及人名称	主试者问婴儿"妈妈在哪里?""灯在哪里?""阿姨在哪里?"等人或物的名称,观察其反应	婴儿会用眼睛注视或指出2种或以上的人或物
93. 按指令取东西	将娃娃、球和杯子并排放在婴儿双手可及的桌面上,鼓励婴儿按指令取其中的一件。(每样东西交替问两次,不能连续问)	婴儿能理解指令并成功拿对其中一种或一种以上物品
94. 独站片刻	将婴儿置于立位,待婴儿站稳后松开双手,观察其站立情况	婴儿能独自站立2s或以上

续表

测查项目	操作方法	测查通过要求
95. 扶物下蹲取物	婴儿手扶围栏站立,不得倚靠。将玩具放在其脚边,鼓励婴儿下蹲取物	一手扶栏杆蹲下,用另一只手捡玩具,并能再站起来
96. 积木放入杯中	主试者示范将积木放入杯中,鼓励婴儿照样做	婴儿能有意识地将积木放入杯中并撒开手
97. 打开包积木的方巾	在婴儿注视下用方巾包起一积木,然后打开,再包上,鼓励婴儿找	婴儿有意识地打开包积木的方巾,寻找积木,成功将积木拿到手
98. 模仿拍娃娃	主试者示范拍娃娃,鼓励婴儿照样做	婴儿学大人样子轻拍娃娃
99. 有意识地发一个字音R	观察或询问婴儿有意识的发音情况	观察或询问,有意识并正确地发出相应的字音,如爸、妈、拿、走、姨、奶、汪汪等
100. 懂得"不"R	婴儿取一玩具玩时,主试者说"不动"、"不拿",不要做手势,观察或询问其反应	观察或询问,婴儿会停止拿取玩具的动作
101. 会从杯中喝水R	观察或询问婴儿能否从成人拿的杯子里喝到水	观察或询问,婴儿能从杯中喝到水
102. 会摘帽子	主试者将帽子戴在婴儿头上,观察其能否摘下帽子	婴儿能用单手或双手摘下帽子
103. 独站稳	将小儿置于立位,待小儿站稳后松开双手,观察其站立情况	独自站立 10s 或以上,允许身体轻微晃动
104. 牵一手可走	主试者牵小儿一只手行走,不要用力,观察其行走情况	小儿自己迈步,牵一手能协调地移动双腿,至少向前迈三步以上
105. 全掌握笔留笔道	主试者示范用笔在纸上画道,鼓励小儿模仿	小儿握笔在纸上留下笔道即可
106. 试把小丸投小瓶	出示一小丸及 30ml 广口试剂瓶,主试者拿瓶示范并指点将小丸放入瓶内,鼓励小儿照样做	小儿捏住小丸试往瓶内投放,但不一定成功
107. 盖瓶盖	瓶盖翻放在桌上,主试者示范将瓶盖盖在瓶上,鼓励小儿照样做	小儿会将瓶盖翻正后盖在瓶上
108. 叫爸爸妈妈有所指R	观察或询问小儿见到妈妈、爸爸时,是否会有意识并准确地叫出	小儿会主动地称呼爸爸或妈妈
109. 向他/她要东西知道给	将一玩具放入小儿手中,然后主试者或家长对小儿说"把某某东西给我",不要伸手去拿,观察小儿反应	经要求,小儿把玩具主动递给主试者或家长,并主动松手
110. 穿衣知配合R	观察或询问成人给小儿穿衣时的配合情况	穿衣时小儿合作,会有伸手、伸腿等配合动作,不一定穿进
111. 共同注意R	观察或询问,对家长指示的某一场景或过程,小儿能否与家长一起关注	小儿有共同注意过程
112. 独走自如	观察小儿走路的情况	小儿行走自如,不左右摇摆,会控制步速,不惯性前冲
113. 自发乱画	主试者出示纸和笔,鼓励小儿画画	小儿能用笔在纸上自行乱画

续表

测查项目	操作方法	测查通过要求
114. 从瓶中拿到小丸	出示装有小丸的 30ml 广口试剂瓶，递给小儿，说"阿姨想要豆豆（小丸）怎么办？"或"把豆豆给妈妈"。鼓励小儿将小丸取出，但不能说倒出	小儿能将小丸拿出或倒出
115. 翻书两次	主试者示范翻书，鼓励小儿照样做	做出翻书动作两次或以上
116. 盖上圆盒	主试者示范将圆盒盖好，鼓励小儿照样做	小儿会将圆盒盖上，并盖严
117. 会指眼耳口鼻手	主试者问小儿"眼在哪儿？""耳在哪儿？""鼻子在哪儿？"等，观察其反应	能正确指出 3 个或 3 个以上身体部位
118. 说3～5个字^R	观察或询问小儿有意识讲话的情况	有意识地说 3～5 个字（妈、爸除外）
119. 会脱袜子^R	观察或询问小儿脱袜子的方法	观察或询问，小儿能正确且有意识地脱下袜子
120. 扔球无方向	主试者示范过肩扔球，鼓励小儿照样做	小儿举手过肩扔球，可无方向
121. 模仿画道道	主试者示范用蜡笔画出一无方向道道，鼓励小儿模仿	小儿能画出道道，起止自如，方向不限
122. 积木搭高四块	示范搭高两块积木，推倒后一块一块出示积木，鼓励小儿搭高	小儿搭高四块积木或以上，三试一成
123. 正放圆积木入型板	在型板圆孔下方放一圆积木，圆孔靠近小儿身体。主试者对小儿说"这是小朋友的家（指型板面而不是圆孔），请帮这个小朋友（指圆积木）找到自己的家"，不示范	不经指点，能正确将圆积木一次性放入孔内
124. 懂得三个投向	请小儿把三块积木分别递给妈妈、阿姨、放在桌子上，妈妈阿姨不能伸手要	小儿会正确地将积木送到要求的地方
125. 说十个字词^R	观察或询问小儿有意识讲话的情况并记录	有意识说 10 个或以上单字或词（爸、妈除外）
126. 白天能控制大小便^R	观察或询问小儿大小便控制情况，或询问白天是否尿湿裤子	经人提醒或主动示意大小便，白天基本不尿湿裤子
127. 会用匙^R	观察或询问小儿是否会自己用匙	小儿能自己用匙吃饭，允许少量遗洒
128. 脚尖走^R	主试者示范用脚尖行走，鼓励小儿照样做	小儿能用脚尖连续行走三步以上，脚跟不得着地
129. 扶楼梯上楼	在楼梯上放一玩具，鼓励小儿上楼去取	小儿能扶楼梯扶手，熟练地上三阶以上台阶
130. 水晶线穿扣眼	主试者示范用水晶线穿过扣眼，鼓励小儿照样做	小儿能将水晶线穿过扣眼 0.5cm 以上
131. 模仿拉拉锁	示范拉拉锁，拉上、拉下各一次。主试者固定拉锁两端，鼓励小儿照样做	小儿能双手配合将锁头来回移动，超过全拉锁的一半

续表

测查项目	操作方法	测查通过要求
132. 积木搭高7～8块	示范搭高两块积木，推倒后一块一块出示积木，鼓励小儿搭高	小儿搭高 7～8 块积木，三试一成
133. 知道红色	出示红、黄、蓝、绿四色图片，问小儿"哪个是红色？"	小儿能在四色图片中正确指出红色
134. 回答简单问题	主试者问"这是什么（球）？""那是谁（带小儿者）？""爸爸干什么去了（上班）？"	小儿均能正确回答
135. 说 3～5 个字的句子[R]	观察或询问小儿有意识说话的情况	小儿能有意识地说出 3～5 个字的句子，有主谓语
136. 能表示个人需要[R]	观察或询问小儿是否会明确表示自己的需要	小儿会说出三种或以上的需要，如"吃饭、喝水、玩汽车、上街"等，可伴手势
137. 想象性游戏[R]	观察或询问小儿是否有想象性游戏，如假装给娃娃或动物玩具喂饭、盖被子、打针等	小儿有想象性游戏
138. 双足跳离地面	主试者示范双足同时离地跳起，鼓励小儿照样做	小儿会双足同时跳离地面，同时落地，两次以上
139. 穿过扣眼后拉线	主试者示范用水晶线穿过扣眼，并将线拉出，鼓励小儿照样做	小儿能将水晶线穿过扣眼，并能将线拉出
140. 一页页翻书	主试者示范一页页翻书，鼓励小儿照样做	小儿会用手捻书页，每次一页，连续翻书三页或以上
141. 倒放圆积木入型板	在小儿能正放圆积木入型板的基础上，将型板倒转 180°。圆积木仍在原处，主试者对小儿说"这是小朋友的家（指型板），请帮这个小朋友（指圆积木）找到自己的家"，不示范	型板倒转后，小儿能正确将圆积木一次性放入圆孔内
142. 说两句以上诗或儿歌	鼓励小儿说唐诗或儿歌	小儿能自发或稍经提示开头后完整说出两句或以上唐诗或儿歌
143. 说常见物用途（碗笔凳球）	主试者分别提问小儿碗、笔、板凳、球的用途	小儿会说出三种或以上物品的用途
144. 会打招呼	示范或不示范小儿见人打招呼	小儿会自发或模仿说"你好""再见"等
145. 问"这是什么？"[R]	观察或询问，小儿在见到某物时，是否能自发提问"这是什么？"	小儿会自发提出问题，主动问"这是什么？"
146. 独自上楼	鼓励小儿不扶扶手上楼梯，可示范	不扶扶手，稳定地上楼梯三阶或以上
147. 独自下楼	鼓励小儿不扶扶手下楼梯，可示范	不扶扶手，稳定地下楼梯三阶或以上
148. 模仿画竖道	主试者与小儿同向，示范画一垂直线，注意测查纸张放正，鼓励小儿模仿	小儿能画竖线，长度＞2.5cm，所画线与垂直线的夹角应＜30°
149. 对拉锁	出示打开的拉锁，示范将拉锁对好，鼓励小儿照样做	小儿能将拉锁头部分或全部插进锁孔

续表

测查项目	操作方法	测查通过要求
150. 认识大小	主试者向小儿出示大小圆片，请小儿把大的给妈妈或阿姨	小儿会正确把大的给妈妈或阿姨，三试二成
151. 正放型板	将圆、方、三角形三块积木放在与型板相应的孔旁，主试者对小儿说"这是小朋友的家（指型板），请帮这些小朋友（指三块积木）找到自己的家"，不示范。放置三角形积木方向要与型板一致	小儿能一次性正确放入相应孔内，仅等腰三角形可提示
152. 说 7～10 个字的句子	主试者说一句话"星期天妈妈带我去公园"，可重复一遍，鼓励小儿复述	小儿能复述出 7 个字及以上，不影响句意表达
153. 理解指令	主试者对小儿说"请举举你的手"和"请抬抬你的脚"，可重复指令一遍，但不能有示范的动作，观察小儿反应	小儿能按指令做出举手或抬脚动作
154. 脱单衣或裤[R]	观察或询问小儿是否会自己脱上衣或裤子	小儿不用帮忙，自己脱掉单衣或单裤
155. 开始有是非观念	主试者问小儿"打人对不对?"，观察小儿的反应或回答	小儿摇头或说出不对
156. 独脚站 2s	主试者示范用独脚站立，鼓励小儿照样做	小儿不扶任何物体可单脚站立 2s 或以上
157. 穿扣子 3～5 个	主试者示范连续穿扣 3～5 个，鼓励小儿照样做	小儿能较熟练穿扣并拉过线 3 个或以上
158. 模仿搭桥	示范用下面二块、上面一块共三块积木搭成有孔的桥，并保留模型，鼓励小儿照样做。主试者不得提示桥孔	小儿能搭出有孔的桥
159. 知道 1 与许多	一块和数块积木分放两边，请小儿指出哪边是多的，再指另一边问"这是几个?"	小儿先正确指出哪一边多，后回答"是 1 个"
160. 倒放型板	在小儿正放三块积木入型板的基础上，将型板倒转 180°，三块积木仍在原处，主试者对小儿说"这是小朋友的家（指型板），请帮这些小朋友（指三块积木）找到自己的家"，不示范	小儿能一次性正确放入翻转后型板的相应孔内，仅等腰三角形可提示
161. 说出图片 10 样	出示图片，依次指给小儿看，鼓励其说出图片名称	小儿能正确说出 10 样及以上。记录 1. 北极熊 2. 树叶 3. 小鸡 4. 青蛙 5. 螳螂 6. 猕猴桃 7. 树 8. 房子 9. 雨伞 10. 壶 11. 铅笔 12. 钥匙 13. 打印机 14. 刀 15. 电脑 16. 管钳 17. 轮船 18. 毛笔和砚台 19. 国旗 20. 脚 21. 嘴唇 22. 步枪 23. 雪花 24. 中国结
162. 说自己名字	主试者问小儿"你叫什么名字?"	小儿能正确回答自己的大名

0~3 岁婴幼儿发展与照护

续表

测查项目	操作方法	测查通过要求
163. 来回倒水不洒	在一个无把儿的杯中注入 1/3 杯水，主试者示范将水倒入另一杯中，来回各倒一次，鼓励小儿照样做	小儿会将水来回倒两次，不洒水
164. 女孩扔果皮	出示图片，问小儿"乱扔垃圾是不对的，你看这个小女孩吃完的果皮应该扔哪儿？"，鼓励小儿回答	小儿能正确回答或指出应该扔垃圾筐
165. 立定跳远	主试者示范跳过 16 开白纸（20cm 宽），鼓励小儿照样做	小儿双足同时离地跳起跃过纸，不得踩到纸
166. 模仿画圆	主试者示范画一圆形，鼓励小儿模仿	小儿所画圆二头相交，为闭合圆形，不能明显成角
167. 拉拉锁	出示打开的拉锁，示范将拉锁对好并拉上，鼓励小儿照样做	小儿能将拉锁头全部插进锁孔，并有拉的意识
168. 积木搭高 10 块	示范搭高二块积木，推倒后一块一块出示积木，鼓励小儿搭高。允许试三次	小儿能搭高积木 10 块。三试一成
169. 连续执行三个命令	嘱小儿做三件事擦桌子、摇铃、把门打开，可再重复命令一遍。小儿开始做后，不能再提醒或给予暗示	小儿会做每件事情，没有遗忘任何一项，但顺序可颠倒
170. 说出性别	主试者问小儿性别，若是女孩问"你是女孩还是男孩？"；若是男孩问"你是男孩还是女孩？"	小儿能正确说出自己的性别
171. 分清"里""外"	主试者将一小丸放入 30 毫升广口试剂瓶内问"小丸是在瓶里？还是在瓶外？"	小儿会正确说出是在里边
172. 会穿鞋	主试者将小儿鞋脱下，鞋尖对着小儿，鼓励其穿上	小儿会穿进鞋并将鞋提上，不要求分左右
173. 解扣子	出示娃娃，鼓励小儿解扣子，主试者应辅助小儿固定娃娃衣服	小儿会自己解开某一个扣子
174. 双脚交替跳	主试者示范以高抬腿姿势原地交替跳起，鼓励小儿照样做	小儿可双足交替跳起，双脚离地 5cm
175. 模仿画交叉线	主试者与小儿同向示范画交叉线，鼓励小儿模仿	小儿能画出两直线并相交成角，直线线条较连续
176. 会拧螺丝	主试者出示螺丝、螺母，嘱其拧上。如小儿不会，可示范	小儿能双手配合将螺丝、螺母组装起来
177. 懂得"3"	主试者出示三块积木，问小儿"这是几块？"	小儿能正确说出"三块"
178. 认识两种颜色	出示红、黄、蓝、绿四色图片，先从非红色开始问，避免顺口溜出，请小儿说出各为何种颜色	能正确说出两种或以上颜色

续表

测查项目	操作方法	测查通过要求
179. 说出图片 14 样	出示图片，依次指给小儿看，鼓励其说出图片名称	小儿能正确说出 14 样及以上。记录 1. 北极熊 2. 树叶 3. 小鸡 4. 青蛙 5. 螳螂 6. 猕猴桃 7. 树 8. 房子 9. 雨伞 10. 壶 11. 铅笔 12. 钥匙 13. 打印机 14. 刀 15. 电脑 16. 管钳 17. 轮船 18. 毛笔和砚台 19. 国旗 20. 脚 21. 嘴唇 22. 步枪 23. 雪花 24. 中国结
180. 发音基本清楚	观察小儿在说话时的发音情况	小儿会发清楚大多数语音，不影响交流
181. 懂得"饿了、冷了、累了"	主试者依次问"饿了怎么办？冷了怎么办？累了怎么办？"	小儿能正确回答两问或以上吃饭、穿衣、休息等
182. 扣扣子	出示娃娃，鼓励小儿扣扣子，主试者应辅助小儿固定娃娃衣服	小儿能自己扣上娃娃的某一个扣子
183. 交替上楼	主试者示范不扶扶手，双足交替上楼，鼓励小儿照样做	小儿上台阶交替用脚，一步一台阶，可交替上楼三阶或以上
184. 并足从楼梯末级跳下	主试者示范站在楼梯末级，双足并拢跳至地面，鼓励小儿照样做	小儿双足并拢跳至地面，双足落地后两脚间距离小于 10cm
185. 拼圆形、正方形	主试者让小儿用 4 块塑料板拼圆形，用 2 块等边三角形板拼正方形，共限时 2min	两个图形均要拼对
186. 会用剪刀	主试者示范用打印纸剪一直线，鼓励小儿照样做	小儿能够剪出直线，长度大于 10cm，与主剪方向角度小于 15°
187. 懂得"5"	主试者出示五块积木，问小儿"这是几块？"	小儿能正确说出"五块"
188. 认识四种颜色	主试者出示红、黄、蓝、绿四色图片，先从非红色开始问，避免顺口溜出，请小儿说出各为何种颜色	四种颜色全部答对
189. 会说反义词	主试者分别问（1）火是热的，冰呢？（2）大象的鼻子是长的，小兔的尾巴呢？（3）头发是黑的，牙齿呢？（4）木头是硬的，棉花呢？	四题中答对两个或以上
190. 说出图形（△○□）	主试者依次出示积木△ ○ □，问小儿"这是什么形状？"	小儿能正确回答三个图形的名称
191. 会穿上衣[R]	观察小儿是否会穿上衣	小儿无须大人帮忙，会穿上衣并将扣子扣好或拉锁拉好
192. 吃饭之前为什么要洗手？	主试者问小儿"吃饭之前为什么要洗手"？	小儿能回答出原因"为避免生病"等
193. 独脚站 5s	主试者示范用独脚站立，鼓励小儿照样做	小儿独脚站立 5s 或以上，身体稳定

续表

测查项目	操作方法	测查通过要求
194. 并足从楼梯末级跳下稳	主试者示范站在楼梯末级，双足并拢跳至地面，鼓励小儿照样做	小儿双足并拢跳至地面，双足落地后两脚间距离小于 5cm，并站稳
195. 模仿画方形	主试者示范画一正方形，鼓励小儿模仿	小儿能基本模仿画出，所画图形允许稍有倾斜，有一个角可以 <45°
196. 照图组装螺丝	主试者出示组装好的螺丝图片 5s 后收起，将分开的螺丝、平垫和螺母交给小儿，请小儿凭记忆组装。主试者可针对落下的零件提示"还有呢？"	小儿无须提示或稍经提示后自行将螺丝、平垫、螺母按顺序组装起来
197. 找不同（3 个）	出示找不同图画，主试者问小儿两张图画有什么不同之处？小熊示教，限时 2min	能找到包括示教内容的 3 处不同或以上
198. 图画补缺（3/6）	出示补缺图片，主试者问小儿各图中缺什么？第一幅图示教	要求说对包括示教内容的三幅图或以上
199. 模仿说复合句	主试者说一句话"妈妈叫我一定不要和小朋友打架"，可重复一遍，鼓励小儿复述	小儿能够复述较完整的复合句，偶尔漏字/错字
200. 锅、手机、眼睛的用途	主试者问（1）锅是做什么用的？（2）手机是干什么用的？（3）眼睛有什么作用？	三问均正确
201. 会做集体游戏R	观察或询问小儿能否做集体游戏	小儿能主动参加集体游戏，并能遵守游戏规则
202. 分辨男女厕所	出示男女厕所标识图片，问小儿应该进哪个厕所，并提问"为什么"	小儿能正确识别标志并用语言表达出性别意义
203. 独脚站 10s	主试者示范用独脚站立，鼓励小儿照样做	小儿独脚站立 10s 或以上，身体稳定
204. 足尖对足跟向前走 2m	主试者示范，脚跟对脚尖向前走直线，鼓励小儿照样做	小儿能脚跟对脚尖向前走 2m（六步），允许身体有小幅晃动
205. 折纸边角整齐	主试者示范用一长方形纸横竖对齐各折一次，鼓励小儿照样做	小儿折纸基本成长方形，折纸边差距<1cm，纸边夹角<15°
206. 筷子夹花生米	主试者鼓励小儿用筷子夹花生米，从桌子上夹到盒子里，连做三遍	小儿熟练地夹起三次以上，过程中无掉落
207. 类同	主试者给小儿一个圆形扣子，然后出示第一组模板（包括圆形、方形、三角形），问"你手里的东西和我这些东西哪些是一类的？为什么？"然后收起，再出示第二组模版（包括方形纽扣、三角形、方形），提问同上	两问均答对
208. 图画补缺（4/6）	出示补缺图片，主试者问小儿各图中缺什么？第一幅图示教	要求说对包括示教内容的四幅图或以上
209. 会漱口	观察小儿是否会漱口	小儿能灵活左右漱口并将水吐出

续表

测查项目	操作方法	测查通过要求
210. 会认识数字	主试者出示图片，随意指出 10 以内数字，让小儿认	小儿全部正确答出
211. 懂得上午、下午	如在上午测试，主试者问（1）现在是上午还是下午？（2）太阳落山是在下午还是上午？如在下午测试，则主试者问（1）现在是下午还是上午？（2）太阳升起是在上午还是下午？	两问均回答正确
212. 数手指	主试者问小儿一只手有几个手指，如答对，再问两只手有几个手指	小儿会心算出两手有十个手指
213. 单脚跳	主试者示范原地单脚跳，鼓励小儿照样做	小儿能单脚连续跳 3 次或以上，可伸开双臂保持平衡，允许小儿在一脚范围内跳动
214. 踩踏板	主试者示范在一级台阶上以同一只脚上下台阶，鼓励小儿照样做	小儿以同一只脚能稳当并较熟练地完成 3 组，可稍有停顿
215. 照图拼椭圆形	将事先画好的椭圆形放在小儿面前，嘱其将 6 块塑料片按图分别放进去，不予提醒，限时 2min	小儿全部拼对
216. 试剪圆形	主试者给小儿出示一张已画好圆形（直径 7.5cm）的 1/2A4 打印纸，鼓励小儿将圆形剪下	小儿能剪出大致圆形，允许出角
217. 找不同 5 个	出示找不同图画，主试者问小儿两张图画有什么不同之处？小熊示教。限时 2min	能找到包括示教内容的 5 处或以上
218. 图画补缺（5/6）	出示补缺图片，主试者问小儿各图中缺什么？第一幅图示教	要求说对包括示教内容的五幅图或以上
219. 你姓什么？	主试者问小儿"你姓什么？"	小儿正确回答出姓，连名带姓不能通过
220. 说出两种圆形的东西	主试者让小儿说出两种圆形的东西	小儿能说出两种或以上圆形的东西
221. 你家住哪里？	主试者问小儿"你家住在哪里？"，或追问"你再说详细些，我怎么送你回家呢？"	小儿说出的住址可使他人较容易找到
222. 接球	主试者示范用双手而非前胸接球，然后与小儿相距一米，将球拍给小儿，鼓励小儿用手接住球	小儿用手接住球，三次中接住一次即可，用双臂或用前胸接球不通过
223. 足尖对足跟向后走 2m	主试者示范，脚跟对脚尖向后走直线，鼓励小儿照样做	小儿能脚跟对脚尖向后走 2m（六步），允许身体有小幅晃动
224. 会写自己的名字	主试者让小儿写出自己的名字	小儿能正确写出自己的名字

续表

测查项目	操作方法	测查通过要求
225. 剪平滑圆形	主试者给小儿出示一张已画好圆形（直径7.5cm）的 1/2 A4 打印纸，鼓励小儿将圆形剪下（附原图）	小儿能剪出平滑的圆形，无成角、毛边
226. 树间站人	主试者问小儿"两棵树之间站一个人，一排三棵树之间站几个人？"	小儿回答"两个人"
227. 十字切苹果	主试者问小儿"将一个苹果十字切开是几块？"如小儿不理解，主试者可用手势比画提示	不经提示或仅在主试者手势比画提示后答"四块"
228. 知道自己属相	主试者问小儿"你是属什么的?"	小儿能正确说出自己的属相
229. 倒数数字	主试者先示教"你会倒着数数吗？1、2、3 倒数就是 3、2、1，现在请你从 24 开始倒数，24、23、22、21……"，鼓励小儿完成倒数	小儿能较流利地正确数出 13～1
230. 人为什么要走人行横道?	主试者问小儿："过马路为什么要走人行横道？"	小儿能正确回答。为了安全，如怕被汽车撞了等
231. 鸡在水中游	出示鸡在水中游图画，主试者问小儿画的对不对，如回答"不对"，问哪里画错了	小儿能正确回答鸡不能在水里游泳
232. 抱肘连续跳	主试者示范原地抱肘单脚跳，鼓励小儿照样做	小儿抱肘单脚原地连续跳 3 次或以上，基本在原地跳动
233. 拍球 2 个	主试者示范拍球，鼓励小儿照样做（向下扔落地的第一下不算拍球）。允许试三次	小儿连续拍球 2 个或以上
234. 拼长方形	主试者让小儿用 2 块非等边三角形板拼长方形，出示时要求短边相对，限时 2min	小儿拼对长方形
235. 临摹组合图形	主试者出示正方形和圆形的组合图形，鼓励小儿临摹。	小儿能画出，无转向
236. 找不同（7 个）	出示找不同图画，主试者问小儿两张图画有什么不同之处？小熊示教。限时 2min	能找到包括示教内容的 7 处不同或以上
237. 知道左右	主试者让小儿用左手摸右耳朵，右手摸左耳朵，右手摸右腿	小儿全部做对
238. 描述图画内容	主试者出示三幅连环画，然后对小儿说"这三幅图连起来讲了一个故事，请你给我讲一讲故事的内容是什么？小猴子为什么哭了？"若小儿回答第一问后不再答，可再追问"小猴子为什么哭了？"	能分别描述每张图画的基本内容
239. 上班，窗，苹果，香蕉（2/3）	主试者问（1）人为什么要上班？—挣钱或建设国家（2）房子为什么要有窗户？—透光或通风（3）苹果和香蕉有什么共同点？—水果	答对两题或以上。（1）挣钱或建设国家；（2）透光或通风；（3）水果
240. 一年有哪四个季节？	主试者问小儿一年有哪四个季节	春、夏、秋、冬，顺序可以颠倒

续表

测查项目	操作方法	测查通过要求
241. 认识标识	依次出示两组标识图片，问"哪一个是代表危险的标志？为什么？"	两组图均正确指出危险的标志，并说对理由
242. 踢带绳的球	主试者示范用一手提绳，将球停稳，以内踝及足弓内侧来踢球，鼓励小儿照样做。如小儿用足外侧踢，可示范更正一次姿势	小儿连续用足内踝踢球 2 个或以上
243. 拍球（5个）	主试者示范拍球，鼓励小儿照样做（向下扔落地的第一下不算拍球）。允许试三次	小儿连续拍球 5 个或以上
244. 临摹六边形	主试者出示六边形图形，鼓励小儿临摹	小儿可临摹出六边形，6 个角均画得好，连接线平直
245. 试打活结	出示一双筷子和一根绳，主试者示范用绳将筷子以活结方式捆上，鼓励小儿照样做。小儿打结时主试者应辅助固定筷子	经示范后，小儿能用活结将筷子捆上
246. 图形类比	主试者出示图形，问右边的 4 幅图中哪一幅放在左边空白处合适。第一题示教	小儿能指对包括第一题在内的三道题或以上
247. 面粉的用途	主试者问小儿"面粉能做哪些东西？"	小儿能回答两种或以上
248. 归纳图画主题	主试者出示三幅连环画，然后对小儿说"这三幅图连起来讲了一个故事，请你给我讲一讲故事的内容是什么？小猴子为什么哭了？"若小儿回答第一问后不再答，可再追问"小猴子为什么哭了？"	能明确理解故事的主题
249. 认识钟表	主试者请小儿看钟表图辨认时间	小儿能辨认两张图或以上所表示的时间
250. 懂得星期几	主试者先告诉小儿今天是星期几，然后提问"请告诉我后天是星期几？明天是星期几？"	小儿均能正确说出
251. 雨中看书	出示雨中看书图片，主试者问小儿画的对不对，如回答"不对"，问哪里画错了	小儿能正确回答下雨了，不能在雨里看书，会淋湿、生病、书湿了
252. 连续踢带绳的球	主试者示范用一手提绳，将球停稳，以内踝及足弓内侧来踢球，鼓励小儿照样做。如小儿用足外侧踢，可示范更正一次姿势	小儿用足内踝踢球 3 个或以上，踢一下落地一下
253. 交替踩踏板	主试者示范在一级台阶上交替换脚上下共 3 组（示范时主试者要边喊口号边示范），请小儿照样做，若小儿不会两脚交替可提醒小儿"换脚"	小儿能稳当并较熟练地两脚交替完成 3 组，可稍有停顿
254. 学翻绳	主试者示范将一根绳子做翻绳最初级模式，鼓励小儿跟着做	小儿能跟着主试者一步一步，或在主试者示范后自行做到中指挑绳

续表

测查项目	操作方法	测查通过要求
255. 打活结	出示一双筷子和一根绳，鼓励其用绳将筷子以活结方式捆上，小儿打结时主试者应辅助固定筷子	无须示范，小儿能用活结将筷子捆上
256. 数字类比	主试者出示图形，问下边的 4 幅图中哪一幅放在上边空白处合适。第一题示教	小儿能指对包括第一题在内的三道题或以上
257. 什么动物没有脚？	主试者问小儿"什么动物没有脚？"（脚定义为走路用的）	小儿回答蛇、鱼等两类或以上没有脚的动物
258. 为什么要进行预防接种	主试者问小儿"小朋友为什么要打预防针？"	小儿能表达出预防生病/感冒或打预防针可以不生病等
259. 毛衣、裤、鞋共同点？	主试者问小儿"毛衣、长裤和鞋有什么共同之处？"	小儿回答都是穿的、能保暖
260. 紧急电话	主试者分别问小儿火警、匪警（找警察帮助）、急救电话是多少？	小儿能正确回答出两种或以上电话号码
261. 猫头鹰抓老鼠	出示猫头鹰抓老鼠图片，主试者问小儿画的对不对，如回答"不对"，问哪里画错了	小儿能正确回答猫头鹰白天睡觉，不会在白天出来抓老鼠

注1：标注 R 的测查项目表示该项目的表现可以通过询问家长获得。

注2：标注 ∗ 的测查项目表示该项目如果未通过需要引起注意。

附录二：国务院办公厅关于促进 3 岁以下婴幼儿照护服务发展的指导意见

国办发〔2019〕15 号

各省、自治区、直辖市人民政府，国务院各部委、各直属机构：

3 岁以下婴幼儿（以下简称婴幼儿）照护服务是生命全周期服务管理的重要内容，事关婴幼儿健康成长，事关千家万户。为促进婴幼儿照护服务发展，经国务院同意，现提出如下意见。

一、总体要求

（一）指导思想。以习近平新时代中国特色社会主义思想为指导，全面贯彻党的十九大和十九届二中、三中全会精神，按照统筹推进"五位一体"总体布局和协调推进"四个全面"战略布局要求，坚持以人民为中心的发展思想，以需求和问题为导向，推进供给侧结构性改革，建立完善促进婴幼儿照护服务发展的政策法规体系、标准规范体系和服务供给体系，充分调动社会力量的积极性，多种形式开展婴幼儿照护服务，逐步满足人民群众对婴幼儿照护服务的需求，促进婴幼儿健康成长、广大家庭和谐幸福、经济社会持续发展。

（二）基本原则。

家庭为主，托育补充。人的社会化进程始于家庭，儿童监护抚养是父母的法定责任和义务，家庭对婴幼儿照护负主体责任。发展婴幼儿照护服务的重点是为家庭提供科学养育指导，并对确有照护困难的家庭或婴幼儿提供必要的服务。

政策引导，普惠优先。将婴幼儿照护服务纳入经济社会发展规划，加快完善相关政策，强化政策引导和统筹引领，充分调动社会力量积极性，大力推动婴幼儿照护服务发展，优先支持普惠性婴幼儿照护服务机构。

安全健康，科学规范。按照儿童优先的原则，最大限度地保护婴幼儿，确保婴幼儿的安全和健康。遵循婴幼儿成长特点和规律，促进婴幼儿在身体发育、动作、语言、认知、情感与社会性等方面的全面发展。

属地管理，分类指导。在地方政府领导下，从实际出发，综合考虑城乡、区域发展特点，根据经济社会发展水平、工作基础和群众需求，有针对性地开展婴幼儿照护服务。

（三）发展目标。

到 2020 年，婴幼儿照护服务的政策法规体系和标准规范体系初步建立，建成一批具有示范效应的婴幼儿照护服务机构，婴幼儿照护服务水平有所提升，人民群众的婴幼儿照护服务需求得到初步满足。

到 2025 年，婴幼儿照护服务的政策法规体系和标准规范体系基本健全，多元化、多样化、覆盖城乡的婴幼儿照护服务体系基本形成，婴幼儿照护服务水平明显提升，人民群众的婴幼儿照护服务需求得到进一步满足。

二、主要任务

（一）加强对家庭婴幼儿照护的支持和指导。

全面落实产假政策，鼓励用人单位采取灵活安排工作时间等积极措施，为婴幼儿照护创造便利条件。

支持脱产照护婴幼儿的父母重返工作岗位，并为其提供信息服务、就业指导和职业技能培训。

加强对家庭的婴幼儿早期发展指导，通过入户指导、亲子活动、家长课堂等方式，利用互联网等信息化手段，为家长及婴幼儿照护者提供婴幼儿早期发展指导服务，增强家庭的科学育儿能力。

切实做好基本公共卫生服务、妇幼保健服务工作，为婴幼儿家庭开展新生儿访视、膳食营养、生长发育、预防接种、安全防护、疾病防控等服务。

（二）加大对社区婴幼儿照护服务的支持力度。

地方各级政府要按照标准和规范在新建居住区规划、建设与常住人口规模相适应的婴幼儿照护服务设施及配套安全设施，并与住宅同步验收、同步交付使用；老城区和已建成居住区无婴幼儿照护服务设施的，要限期通过购置、置换、租赁等方式建设。有关标准和规范由住房城乡建设部于 2019 年 8 月底前制定。鼓励通过市场化方式，采取公办民营、民办公助等多种方式，在就业人群密集的产业聚集区域和用人单位完善婴幼儿照护服务设施。

鼓励地方各级政府采取政府补贴、行业引导和动员社会力量参与等方式，在加快推进老旧居住小区设施改造过程中，通过做好公共活动区域的设施和部位改造，为婴幼儿照护创造安全、适宜的环境和条件。

各地要根据实际，在农村社区综合服务设施建设中，统筹考虑婴幼儿照护服务设施建设。

发挥城乡社区公共服务设施的婴幼儿照护服务功能，加强社区婴幼儿照护服务设施与社区服务中心（站）及社区卫生、文化、体育等设施的功能衔接，发挥综合效益。支持和引导社会力量依托社区提供婴幼儿照护服务。发挥网格化服务管理作用，大力推动资源、服务、管理下沉到社区，使基层各类机构、组织在服务保障婴幼儿照护等群众需求上有更大作为。

加大对农村和贫困地区婴幼儿照护服务的支持，推广婴幼儿早期发展项目。

（三）规范发展多种形式的婴幼儿照护服务机构。

举办非营利性婴幼儿照护服务机构的，在婴幼儿照护服务机构所在地的县级以上机构编制部门或民政部门注册登记；举办营利性婴幼儿照护服务机构的，在婴幼儿照护服务机构所在地的县级以上市场监管部门注册登记。婴幼儿照护服务机构经核准登记后，应当及时向当地卫生健康部门备案。登记机关应当及时将有关机构登记信息推送至卫生健康部门。

地方各级政府要将需要独立占地的婴幼儿照护服务设施和场地建设布局纳入相关规划，新建、扩建、改建一批婴幼儿照护服务机构和设施。城镇婴幼儿照护服务机构建设要充分考虑进城务工人员随迁婴幼儿的照护服务需求。

支持用人单位以单独或联合相关单位共同举办的方式，在工作场所为职工提供福利性婴幼儿照护服务，有条件的可向附近居民开放。鼓励支持有条件的幼儿园开设托班，招收 2 至 3 岁的幼儿。

各类婴幼儿照护服务机构可根据家庭的实际需求，提供全日托、半日托、计时托、临时托等多样化的婴幼儿照护服务；随着经济社会发展和人民消费水平提升，提供多层次的婴幼儿照护服务。

落实各类婴幼儿照护服务机构的安全管理主体责任，建立健全各类婴幼儿照护服务机构安全管理制度，配备相应的安全设施、器材及安保人员。依法加强安全监管，督促各类婴幼儿照护服务机构落实安全责任，严防安全事故发生。

加强婴幼儿照护服务机构的卫生保健工作。认真贯彻保育为主、保教结合的工作方针，为婴幼儿创造良好的生活环境，预防控制传染病，降低常见病的发病率，保障婴幼儿的身心健康。各级妇幼保健机构、疾病预防控制机构、卫生监督机构要按照职责加强对婴幼儿照护服务机构卫生保健工作的业务指导、咨询服务和监督检查。

加强婴幼儿照护服务专业化、规范化建设，遵循婴幼儿发展规律，建立健全婴幼儿照护服务的标准规范体系。各类婴幼儿照护服务机构开展婴幼儿照护服务必须符合国家和地方相关标准和规范，并对婴幼儿的安全和健康负主体责任。运用互联网等信息化手段对婴幼儿照护服务机构的服务过程加强监管，让广大家长放心。建立健全婴幼儿照护服务机构备案登记制度、信息公示制度和质量评估制度，对婴幼儿照护服务机构实施动态管理。依法逐步实行工作人员职业资格准入制度，对虐童等行为零容忍，对相关个人和直接管理人员实行终身禁入。婴幼儿照护服务机构设置标准和管理规范由国家卫生健康委制定，各地据此做好婴幼儿照护服务机构核准登记工作。

三、保障措施

（一）加强政策支持。充分发挥市场在资源配置中的决定性作用，梳理社会力量进入的堵点和难点，采取多种方式鼓励和支持社会力量举办婴幼儿照护服务机构。鼓励地方政府通过采取提供场地、减免租金等政策措施，加大对社会力量开展婴幼儿照护服务、用人单位内设婴幼儿照护服务机构的支持力度。鼓励地方政府探索试行与婴幼儿照护服务配套衔接的育儿假、产休假。创新服务管理方式，提升服务效能水平，为开展婴幼儿照护服务创造有利条件、提供便捷服务。

（二）加强用地保障。将婴幼儿照护服务机构和设施建设用地纳入土地利用总体规划、城乡规划和年度用地计划并优先予以保障，农用地转用指标、新增用地指标分配要适当向婴幼儿照护服务机构和设施建设用地倾斜。鼓励利用低效土地或闲置土地建设婴幼儿照护服务机构和设施。对婴幼儿照护服务设施和非营利性婴幼儿照护服务机构建设用地，符合《划拨用地目录》的，可采取划拨方式予以保障。

（三）加强队伍建设。高等院校和职业院校（含技工院校）要根据需求开设婴幼儿照护相关专业，合理确定招生规模、课程设置和教学内容，将安全照护等知识和能力纳入教学内容，加快培养婴幼儿照护相关专业人才。将婴幼儿照护服务人员作为急需紧缺人员纳入培训规划，切实加强婴幼儿照护服务相关法律法规培训，增强从业人员法治意识；大力开展职业道德和安全教育、职业技能培训，提高婴幼儿照护服务能力和水平。依法保障从业人员合法权益，建设一支品德高尚、富有爱心、敬业奉献、素质优良的婴幼儿照护服务队伍。

（四）加强信息支撑。充分利用互联网、大数据、物联网、人工智能等技术，结合婴幼儿照护服务实际，研发应用婴幼儿照护服务信息管理系统，实现线上线下结合，在优化服务、加强管理、统计监测等方面发挥积极作用。

（五）加强社会支持。加快推进公共场所无障碍设施和母婴设施的建设和改造，开辟服务绿色通道，为婴幼儿出行、哺乳等提供便利条件，营造婴幼儿照护友好的社会环境。企业利用新技术、新工艺、新材料和新装备开发与婴幼儿照护相关的产品必须经过严格的安全评估和风险监测，切实保障安全性。

四、组织实施

（一）强化组织领导。各级政府要提高对发展婴幼儿照护服务的认识，将婴幼儿照护服务纳入经济社会发展相关规划和目标责任考核，发挥引导作用，制定切实管用的政策措施，促进婴幼儿照护服务规范发展。

（二）强化部门协同。婴幼儿照护服务发展工作由卫生健康部门牵头，发展改革、教育、公安、民政、财政、人力资源社会保障、自然资源、住房城乡建设、应急管理、税务、市场监管等部门要按照各自职责，加强对婴幼儿照护服务的指导、监督和管理。积极发挥工会、共青团、妇联、计划生育协会、宋庆龄基金会等群团组织和行业组织的作用，加强社会监督，强化行业自律，大力推动婴幼儿照护服务的健康发展。

（三）强化监督管理。加强对婴幼儿照护服务的监督管理，建立健全业务指导、督促检查、考核奖惩、安全保障和责任追究制度，确保各项政策措施、规章制度落实到位。按照属地管理和分工负责的原则，地方政府对婴幼儿照护服务的规范发展和安全监管负主要责任，制定婴幼儿照护服务的规范细则，各相关部门按照各自职责负监管责任。对履行职责不到位、发生安全事故的，要严格按照有关法律法规追究相关人员的责任。

（四）强化示范引领。在全国开展婴幼儿照护服务示范活动，建设一批示范单位，充分发挥示范引领、带动辐射作用，不断提高婴幼儿照护服务整体水平。

国务院办公厅

2019 年 4 月 17 日

附件

促进 3 岁以下婴幼儿照护服务发展工作部门职责分工

发展改革部门负责将婴幼儿照护服务纳入经济社会发展相关规划。

教育部门负责各类婴幼儿照护服务人才培养。

公安部门负责监督指导各类婴幼儿照护服务机构开展安全防范。

民政部门负责非营利性婴幼儿照护服务机构法人的注册登记，推动有条件的地方将婴幼儿照护服务纳入城乡社区服务范围。

财政部门负责利用现有资金和政策渠道，对婴幼儿照护服务行业发展予以支持。

人力资源社会保障部门负责对婴幼儿照护服务从业人员开展职业技能培训，按规定予以职业资格认定，依法保障从业人员各项劳动保障权益。

自然资源部门负责优先保障婴幼儿照护服务机构和设施建设的土地供应，完善相关规划规范和标准。

住房城乡建设部门负责规划建设婴幼儿照护服务机构和设施，完善相关工程建设规范和标准。

卫生健康部门负责组织制定婴幼儿照护服务的政策规范，协调相关部门做好对婴幼儿照护服务机构的监督管理，负责婴幼儿照护卫生保健和婴幼儿早期发展的业务指导。

应急管理部门负责依法开展各类婴幼儿照护服务场所的消防监督检查工作。

税务部门负责贯彻落实有关支持婴幼儿照护服务发展的税收优惠政策。

市场监管部门负责营利性婴幼儿照护服务机构法人的注册登记，对各类婴幼儿照护服务机构的饮食用药安全进行监管。

工会组织负责推动用人单位为职工提供福利性婴幼儿照护服务。

共青团组织负责针对青年开展婴幼儿照护相关的宣传教育。

妇联组织负责参与为家庭提供科学育儿指导服务。

计划生育协会负责参与婴幼儿照护服务的宣传教育和社会监督。

宋庆龄基金会负责利用公益机构优势，多渠道、多形式参与婴幼儿照护服务。

附录三：托育机构设置标准（试行）

第一章　总则

第一条　为建立专业化、规范化的托育机构，根据《中华人民共和国未成年人保护法》等法律法规以及《国务院办公厅关于促进3岁以下婴幼儿照护服务发展的指导意见》，制定本标准。

第二条　坚持政策引导、普惠优先、安全健康、科学规范、属地管理、分类指导的原则，充分调动社会力量积极性，大力发展托育服务。

第三条　本标准适用于经有关部门登记、卫生健康部门备案，为3岁以下婴幼儿提供全日托、半日托、计时托、临时托等托育服务的机构。

第二章　设置要求

第四条　托育机构设置应当综合考虑城乡区域发展特点，根据经济社会发展水平、工作基础和群众需求，科学规划，合理布局。

第五条　新建居住区应当规划建设与常住人口规模相适应的托育机构。老城区和已建成居住区应当采取多种方式完善托育机构，满足居民需求。

第六条 城镇托育机构建设要充分考虑进城务工人员随迁婴幼儿的照护服务需求。

第七条 在农村社区综合服务设施建设中，应当统筹考虑托育机构建设。

第八条 支持用人单位以单独或联合其他单位共同举办的方式，在工作场所为职工提供福利性托育服务，有条件的可向附近居民开放。

第九条 鼓励通过市场化方式，采取公办民营、民办公助等多种形式，在就业人群密集的产业聚集区域和用人单位建设完善托育机构。

第十条 发挥城乡社区公共服务设施的婴幼儿照护服务功能，加强社区托育机构与社区服务中心（站）及社区卫生、文化、体育等设施的功能衔接。

第三章 场地设施

第十一条 托育机构应当有自有场地或租赁期不少于 3 年的场地。

第十二条 托育机构的场地应当选择自然条件良好、交通便利、符合卫生和环保要求的建设用地，远离对婴幼儿成长有危害的建筑、设施及污染源，满足抗震、防火、疏散等要求。

第十三条 托育机构的建筑应当符合有关工程建设国家标准、行业标准，设置符合标准要求的生活用房，根据需要设置服务管理用房和供应用房。

第十四条 托育机构的房屋装修、设施设备、装饰材料等，应当符合国家相关安全质量标准和环保标准，并定期进行检查维护。

第十五条 托育机构应当配备符合婴幼儿月龄特点的家具、用具、玩具、图书和游戏材料等，并符合国家相关安全质量标准和环保标准。

第十六条 托育机构应当设有室外活动场地，配备适宜的游戏设施，且有相应的安全防护设施。

在保障安全的前提下，可利用附近的公共场地和设施。

第十七条 托育机构应当设置符合标准要求的安全防护设施设备。

第四章 人员规模

第十八条 托育机构应当根据场地条件，合理确定收托婴幼儿规模，并配置综合管理、保育照护、卫生保健、安全保卫等工作人员。

托育机构负责人负责全面工作，应当具有大专以上学历、有从事儿童保育教育、卫生健康等相关管理工作 3 年以上的经历，且经托育机构负责人岗位培训合格。

保育人员主要负责婴幼儿日常生活照料，安排游戏活动，促进婴幼儿身心健康，养成良好行为习惯。保育人员应当具有婴幼儿照护经验或相关专业背景，受过婴幼儿保育相关培训和心理健康知识培训。

保健人员应当经过妇幼保健机构组织的卫生保健专业知识培训合格。

保安人员应当取得公安机关颁发的《保安员证》，并由获得公安机关《保安服务许可证》的保安公司派驻。

第十九条　托育机构一般设置乳儿班（6～12 个月，10 人以下）、托小班（12～24 个月，15 人以下）、托大班（24～36 个月，20 人以下）三种班型。

18 个月以上的婴幼儿可混合编班，每个班不超过 18 人。

每个班的生活单元应当独立使用。

第二十条　合理配备保育人员，与婴幼儿的比例应当不低于以下标准：乳儿班 1：3，托小班 1：5，托大班 1：7。

第二十一条　按照有关托儿所卫生保健规定配备保健人员、炊事人员。

第二十二条　独立设置的托育机构应当至少有 1 名保安人员在岗。

第五章　附　则

第二十三条　各省、自治区、直辖市卫生健康行政部门可根据本标准制订具体实施办法。

第二十四条　本标准自发布之日起施行。

附录四：托育机构管理规范（试行）

第一章　总　则

第一条　为加强托育机构管理，根据《中华人民共和国未成年人保护法》等法律法规以及《国务院办公厅关于促进 3 岁以下婴幼儿照护服务发展的指导意见》，制定本规范。

第二条　坚持儿童优先的原则，尊重婴幼儿成长特点和规律，最大限度地保护婴幼儿，确保婴幼儿的安全和健康。

第三条　本规范适用于经有关部门登记、卫生健康部门备案，为 3 岁以下婴幼儿提供全日托、半日托、计时托、临时托等托育服务的机构。

第二章　备案管理

第四条　托育机构登记后，应当向机构所在地的县级以上卫生健康部门备案，提交评价为"合格"的《托幼机构卫生评价报告》、消防安全检查合格证明、场地证明、工作人员资格证明等材料，填写备案书（见附件 1）和承诺书（见附件 2）。提供餐饮服务的，应当提交《食品经营许可证》。

第五条　卫生健康部门应当对申请备案的托育机构提供备案回执（见附件 3）和托育机构基本条件告知书（见附件 4）。

第六条　托育机构变更备案事项的，应当向原备案部门办理变更备案。

第七条　托育机构终止服务的，应当妥善安置收托的婴幼儿和工作人员，并办理备案注销手续。

第八条　卫生健康部门应当将托育服务有关政策规定、托育机构备案要求、托育机构有关信息在官方网站公开，接受社会查询和监督。

第三章　收托管理

第九条　婴幼儿父母或监护人（以下统称婴幼儿监护人）应当主动向托育机构提出入托申请，并提交真实的婴幼儿及其监护人的身份证明材料。

第十条　托育机构应当与婴幼儿监护人签订托育服务协议，明确双方的责任、权利义务、服务项目、收费标准以及争议纠纷处理办法等内容。

第十一条　婴幼儿进入托育机构前，应当完成适龄的预防接种，经医疗卫生机构健康检查合格后方可入托离开机构3个月以上的，返回时应当重新进行健康检查。

第十二条　托育机构应当建立收托婴幼儿信息管理制度，及时采集、更新，定期向备案部门报送。

第十三条　托育机构应当建立与家长联系的制度，定期召开家长会议，接待来访和咨询，帮助家长了解保育照护内容和方法。

托育机构应当成立家长委员会，事关婴幼儿的重要事项，应当听取家长委员会的意见和建议。

托育机构应当建立家长开放日制度。

第十四条　托育机构应当加强与社区的联系与合作，面向社区宣传科学育儿知识，开展多种形式的服务活动，促进婴幼儿早期发展。

第十五条　托育机构应当建立信息公示制度，定期公示收费项目和标准、保育照护、膳食营养、卫生保健、安全保卫等情况，接受监督。

第四章　保育管理

第十六条　托育机构应当科学合理安排婴幼儿的生活，做好饮食、饮水、喂奶、如厕、盥洗、清洁、睡眠、穿脱衣服、游戏活动等服务。

第十七条　托育机构应当顺应喂养，科学制定食谱，保证婴幼儿膳食平衡。有特殊喂养需求的，婴幼儿监护人应当提供书面说明。

第十八条　托育机构应当保证婴幼儿每日户外活动不少于2小时，寒冷、炎热季节或特殊天气情况下可酌情调整。

第十九条　托育机构应当以游戏为主要活动形式，促进婴幼儿在身体发育、动作、语言、认知、情感与社会性等方面的全面发展。

第二十条　游戏活动应当重视婴幼儿的情感变化，注重与婴幼儿面对面、一对一的交流互动，动静交替，合理搭配多种游戏类型。

第二十一条　托育机构应当提供适宜刺激，丰富婴幼儿的直接经验，支持婴幼儿主动探索、操作体验、互动交流和表达表现，发挥婴幼儿的自主性，保护婴幼儿的好奇心。

第二十二条　托育机构应当建立照护服务日常记录和反馈制度，定期与婴幼儿监护人沟通婴幼儿发展情况。

第五章　健康管理

第二十三条　托育机构应当按照有关托儿所卫生保健规定，完善相关制度，切实做好婴幼儿和工作人员的健康管理，做好室内外环境卫生。

第二十四条　托育机构应当坚持晨午检和全日健康观察，发现婴幼儿身体、精神、行为异常时，应当及时通知婴幼儿监护人。

第二十五条　托育机构发现婴幼儿遭受或疑似遭受家庭暴力的，应当依法及时向公安机关报案。

第二十六条　婴幼儿患病期间应当在医院接受治疗或在家护理。

第二十七条　托育机构应当建立卫生消毒和病儿隔离制度、传染病预防和管理制度，做好疾病预防控制和婴幼儿健康管理工作。

第二十八条　托育机构工作人员上岗前，应当经医疗卫生机构进行健康检查，合格后方可上岗。

托育机构应当组织在岗工作人员每年进行 1 次健康检查。在岗工作人员患有传染性疾病的，应当立即离岗治疗；治愈后，须持病历和医疗卫生机构出具的健康合格证明，方可返岗工作。

第六章　安全管理

第二十九条　托育机构应当落实安全管理主体责任，建立健全安全防护措施和检查制度，配备必要的安保人员和物防、技防设施。

第三十条　托育机构应当建立完善的婴幼儿接送制度，婴幼儿应当由婴幼儿监护人或其委托的成年人接送。

第三十一条　托育机构应当制订重大自然灾害、传染病、食物中毒、踩踏、火灾、暴力等突发事件的应急预案，定期对工作人员进行安全教育和突发事件应急处理能力培训。

托育机构应当明确专兼职消防安全管理人员及管理职责，加强消防设施维护管理，确保用火用电用气安全。

托育机构工作人员应当掌握急救的基本技能和防范、避险、逃生、自救的基本方法，在紧急情况下必须优先保障婴幼儿的安全。

第三十二条　托育机构应当建立照护服务、安全保卫等监控体系。监控报警系统确保 24 小时设防，婴幼儿生活和活动区域应当全覆盖。

监控录像资料保存期不少于 90 日。

第七章　人员管理

第三十三条　托育机构工作人员应当具有完全民事行为能力和良好的职业道德，热爱婴幼儿，身心健康，无虐待儿童记录，无犯罪记录，并符合国家和地方相关规定要求的资格条件。

第三十四条 托育机构应当建立工作人员岗前培训和定期培训制度，通过集中培训、在线学习等方式，不断提高工作人员的专业能力、职业道德和心理健康水平。

第三十五条 托育机构应当加强工作人员法治教育，增强法治意识。对虐童等行为实行零容忍，一经发现，严格按照有关法律法规和规定，追究有关负责人和责任人的责任。

第三十六条 托育机构应当依法与工作人员签订劳动合同，保障工作人员的合法权益。

第八章　监督管理

第三十七条 托育机构应当加强党组织建设，积极支持工会、共青团、妇联等组织开展活动。

托育机构应当建立工会组织或职工代表大会制度，依法加强民主管理和监督。

第三十八条 托育机构应当制订年度工作计划，每年年底向卫生健康部门报告工作，必要时随时报告。

第三十九条 各级妇幼保健、疾病预防控制、卫生监督等机构应当按照职责加强对托育机构卫生保健工作的业务指导、咨询服务和监督执法。

第四十条 建立托育机构信息公示制度和质量评估制度，实施动态管理，加强社会监督。

第九章　附则

第四十一条 各省、自治区、直辖市卫生健康行政部门可根据本规范制订具体实施办法。

第四十二条 本规范自发布之日起施行。

附件：1. 托育机构备案书

　　　2. 备案承诺书

　　　3. 托育机构备案回执

　　　4. 托育机构基本条件告知书

附件 1

托育机构备案书

_____卫生健康委（局）：

经_____（登记机关名称）批准，_____（托育机构名称）已于_____年____月____日依法登记成立，现向你委（局）进行备案。本机构备案信息如下：

机构名称：

机构住所：

登记机关：

统一社会信用代码：

机构负责人姓名：

机构负责人身份证件号码：

机构性质：□营利性　□非营利性

服务范围：□全日托　□半日托　□计时托　□临时托

服务场所性质：□自有　□租赁

机构建筑面积：

室内使用面积：

室外活动场地面积：

收托规模：　　　　　　人

编班类型：□乳儿班　□托小班　□托大班　□混合编班

联系人：

联系方式：

请予以备案。

备案单位：（章）

年　月　日

附件 2

备案承诺书

本单位承诺如实填报备案信息，并将按照有关要求，及时、准确报送后续重大事项变更信息。

承诺已了解托育机构管理相关法律法规和标准规范，承诺开展的服务符合《托育机构基本条件告知书》要求。

承诺按照诚实信用、安全健康、科学规范、儿童优先的原则和相关标准及规定，开展3岁以下婴幼儿托育服务，不以托育机构名义从事虐待伤害婴幼儿、不正当关联交易等损害婴幼儿及其监护人合法权益和公平竞争市场秩序的行为。

承诺主动接受并配合卫生健康部门和其他有关部门的指导、监督和管理。

承诺不属实，或者违反上述承诺的，依法承担相应法律责任。

备案单位：（章）

机构负责人签字：

年　月　日

附件 3

托育机构备案回执

编号：＿＿＿＿＿＿＿＿＿＿＿＿

＿＿＿＿年＿＿＿月＿＿＿日报我委（局）的《托育机构备案书》收到并已备案。

备案项目如下：

机构名称：

机构住所：

机构性质：

机构负责人姓名：

＿＿＿＿＿＿＿＿卫生健康委（局）（章）

年 月 日

附件 4

托育机构基本条件告知书

托育机构应当依照相关法律法规和标准规范开展服务活动，并符合下列基本条件：

一、应当符合《中华人民共和国未成年人保护法》《中华人民共和国建筑法》《中华人民共和国消防法》《托儿所幼儿园卫生保健管理办法》等法律法规，以及《托儿所、幼儿园建筑设计规范》《建筑设计防火规范》等国家标准或者行业标准。

二、应当符合《托育机构设置标准（试行）》《托育机构管理规范（试行）》等要求。

三、提供餐饮服务的，应当符合《中华人民共和国食品安全法》等法律法规，以及相应的食品安全标准。

四、法律法规规定的其他条件。

附录五：托育机构保育指导大纲（试行）

国卫人口发〔2021〕2 号

第一章　总则

一、为贯彻《国务院办公厅关于促进 3 岁以下婴幼儿照护服务发展的指导意见》，依据国家卫生健康委《托育机构设置标准（试行）》《托育机构管理规范（试行）》，指导托育机构为 3 岁以下婴幼儿（以下简称婴幼儿）提供科学、规范的照护服务，促进婴幼儿健康成长，特制定本大纲。

二、本大纲适用于经有关部门登记、卫生健康部门备案，为婴幼儿提供全日托、半日托等照护服务的托育机构。提供计时托、临时托等照护服务的托育机构可参照执行。

三、托育机构保育是婴幼儿照护服务的重要组成部分，是生命全周期服务管理的重要内容。通过创设适宜环境，合理安排一日生活和活动，提供生活照料、安全看护、平衡膳食和早期学习机会，促进婴幼儿身体和心理的全面发展。

四、托育机构保育应遵循以下基本原则：

（一）尊重儿童。坚持儿童优先，保障儿童权利。尊重婴幼儿成长特点和规律，关注个体差异，促进每个婴幼儿全面发展。

（二）安全健康。最大限度地保护婴幼儿的安全和健康，切实做好托育机构的安全防护、营养膳食、疾病防控等工作。

（三）积极回应。提供支持性环境，敏感观察婴幼儿，理解其生理和心理需求，并及时给予积极适宜的回应。

（四）科学规范。按照国家和地方相关标准和规范，合理安排婴幼儿的生活和活动，满足婴幼儿生长发育的需要。

第二章　目标与要求

托育机构保育工作应当遵循婴幼儿发展的年龄特点与个体差异，通过多种途径促进婴幼儿身体发育和心理发展。保育重点应当包括营养与喂养、睡眠、生活与卫生习惯、动作、语言、认知、情感与社会性等。

一、营养与喂养

（一）目标。

1. 获取安全、营养的食物，达到正常生长发育水平；

2. 养成良好的饮食行为习惯。

（二）保育要点。

1. 7～12 个月

（1）继续母乳喂养，不能继续母乳喂养的婴儿使用配方奶喂养。

（2）及时添加辅食，从富含铁的泥糊状食物开始，遵循由一种到多种、由少到多、由稀到稠、由细到粗的原则。辅食不添加糖、盐等调味品。

（3）每引入新食物要密切观察婴儿是否有皮疹、呕吐、腹泻等不良反应。

（4）注意观察婴儿所发出的饥饿或饱足的信号，并及时、恰当回应，不强迫喂食。

（5）鼓励婴儿尝试自己进食，培养进餐兴趣。

2. 13～24 个月

（1）继续母乳或配方奶喂养，可以引入奶制品作为辅食，每日提供多种类食物。

（2）鼓励和协助幼儿自己进食，关注幼儿以语言、肢体动作等发出进食需求，顺应喂养。

（3）培养幼儿使用水杯喝水的习惯，不提供含糖饮料。

3. 25～36 个月

（1）每日提供多种类食物。

（2）引导幼儿认识和喜爱食物，培养幼儿专注进食习惯、选择多种食物的能力。

（3）鼓励幼儿参与协助分餐、摆放餐具等活动。

（三）指导建议。

1. 制定膳食计划和科学食谱，为婴幼儿提供与年龄发育特点相适应的食物，规律进餐，为有特殊饮食需求的婴幼儿提供喂养建议。

2. 为婴幼儿创造安静、轻松、愉快的进餐环境，协助婴幼儿进食，并鼓励婴幼儿表达需求、及时回应，顺应喂养，不强迫进食。

3. 有效控制进餐时间，加强进餐看护，避免发生伤害。

二、睡眠

（一）目标。

1. 获得充足睡眠；

2. 养成独自入睡和作息规律的良好睡眠习惯。

（二）保育要点。

1. 7～12 个月

（1）识别婴儿困倦的信号，通过常规睡前活动，培养婴儿独自入睡。

（2）帮助婴儿采用仰卧位或侧卧位姿势入睡，脸和头不被遮盖。

（3）注意观察婴儿睡眠状态，减少抱睡、摇睡等安抚行为。

2. 13～24 个月

（1）固定幼儿睡眠和唤醒时间，逐渐建立规律的睡眠模式。

（2）坚持开展睡前活动，确保幼儿进入较安静状态。

（3）培养幼儿独自入睡的习惯。

3. 25～36 个月

（1）规律作息，每日有充足的午睡时间。

（2）引导幼儿自主做好睡眠准备，养成良好的睡眠习惯。

（三）指导建议。

1. 为婴幼儿提供良好的睡眠环境和设施，温湿度适宜，白天睡眠不过度遮蔽光线，设立独立床位，保障安全、卫生。

2. 加强睡眠过程巡视与照护，注意观察婴幼儿睡眠时的面色、呼吸、睡姿，避免发生伤害。

3. 关注个体差异及睡眠问题，采取适宜的照护方式。

三、生活与卫生习惯

（一）目标。

1. 学习盥洗、如厕、穿脱衣服等生活技能；

2. 逐步养成良好的生活卫生习惯。

（二）保育要点。

1. 7～12个月

（1）及时更换尿布，保持臀部和身体干爽清洁。

（2）生活照护过程中，注重与婴儿互动交流。

（3）识别及回应婴儿哭闹、四肢活动等表达的需求。

2. 13～24个月

（1）鼓励幼儿及时表达大小便需求，形成一定的排便规律，逐渐学会自己坐便盆。

（2）协助和引导幼儿自己洗手、穿脱衣服等。

（3）引导和帮助幼儿学会咳嗽和打喷嚏的方法。

3. 25～36个月

（1）培养幼儿主动如厕。

（2）引导幼儿餐后漱口，使用肥皂或洗手液正确洗手，认识自己的毛巾并擦手。

（3）鼓励幼儿自己穿脱衣服。

（三）指导建议。

1. 保持生活场所的安全卫生，预防异物吸入、烧烫伤、跌落伤、溺水、中毒等伤害发生。

2. 在生活中逐渐养成婴幼儿良好习惯，做好回应性照护，引导其逐步形成规则和安全意识。

3. 注意培养婴幼儿良好的用眼习惯，限制屏幕时间。

4. 注意培养婴幼儿良好的口腔卫生习惯，预防龋齿。

5. 在各生活环节中，做好观察，发现有精神状态不良、烦躁、咳嗽、打喷嚏、呕吐等表现的婴幼儿，要加强看护，必要时及时隔离，并联系家长。

四、动作

（一）目标。

1. 掌握基本的大运动技能；

2. 达到良好的精细动作发育水平。

（二）保育要点。

1. 7～12个月

（1）鼓励婴儿进行身体活动，尤其是地板上的游戏活动。

（2）鼓励婴儿自主探索从躺位变成坐位，从坐位转为爬行，逐渐到扶站、扶走。

（3）提供适宜的玩具，促进抓、捏、握等精细动作发育。

2. 13～24个月

（1）鼓励幼儿进行形式多样的身体活动，为幼儿提供参加爬、走、跑、钻、踢、跳等活动的机会。

（2）提供多种类活动材料，促进涂画、拼搭、叠套等精细动作发育。

（3）鼓励幼儿自己喝水、用小勺吃饭、自己翻书等。

3. 25～36个月

（1）为幼儿提供参加走直线、跑、跨越低矮障碍物、双脚跳、单足站立、原地单脚跳、上下楼梯等活动的机会。

（2）提供多种类活动材料，促进幼儿搭建、绘画、简单手工制作等精细动作发育。

（3）鼓励幼儿自己用水杯喝水、用勺吃饭、协助收纳等。

（三）指导建议。

1. 在各个生活环节中，创造丰富的身体活动环境，确保活动环境和材料安全、卫生。

2. 充分利用日光、空气和水等自然条件，进行身体锻炼，保证充足的户外活动时间。

3. 安排类型丰富的活动和游戏，并保证每日有适宜强度、频次的大运动活动。做好运动中的观察及照护，避免发生伤害。

4. 关注患病婴幼儿。处于急慢性疾病恢复期的婴幼儿，及时调整活动强度和时间；发现运动发育迟缓婴幼儿，给予针对性指导，及时转介。

五、语言

（一）目标。

1. 对声音和语言感兴趣，学会正确发音；

2. 学会倾听和理解语言，逐步掌握词汇和简单的句子；

3. 学会运用语言进行交流，表达自己的需求；

4. 愿意听故事、看图书，初步发展早期阅读的兴趣和习惯。

（二）保育要点。

1. 7～12个月

（1）经常和婴儿说话，引导其对发音产生兴趣，模仿和学习简单的发音。

（2）向婴儿复述生活中常见物品和动作，帮助其逐渐理解简单的词汇。

（3）引导婴儿使用简单的声音、表情、动作、语言表达自己的需求。

（4）为婴儿选择合适的图画书，朗读简单的故事或儿歌。

2. 13～24 个月

（1）培养幼儿正确发音，逐步将语言与实物或动作建立联系。

（2）鼓励幼儿模仿和学习使用词语或短句表达自己的需求。

（3）引导幼儿学会倾听并乐意执行简单的语言指令，积极使用语言进行交流。

（4）提供机会让幼儿多读绘本、多听故事、学念儿歌。

3. 25～36 个月

（1）指导幼儿正确地运用词语说出简单的句子。

（2）鼓励幼儿用语言表达自己的需求和感受。

（3）创造条件和机会，使幼儿多听、多看、多说、多问、多想，谈论生活中的所见所闻。

（4）培养幼儿阅读的兴趣和能力，学讲故事、学念儿歌。

（三）指导建议。

1. 创设丰富和应答的语言环境，提供正确的语言示范，保持与婴幼儿的交流与沟通，引导其倾听、理解和模仿语言。

2. 为不同月龄婴幼儿提供和阅读适合的儿歌、故事和图画书，培养早期阅读兴趣和习惯。

3. 关注语言发展迟缓的婴幼儿，并给予个别指导。

六、认知

（一）目标。

1. 充分运用各种感官探索周围环境，有好奇心和探索欲；

2. 逐步发展注意、观察、记忆、思维等认知能力；

3. 学会想办法解决问题，有初步的想象力和创造力。

（二）保育要点。

1. 7～12 个月

（1）提供有利于视、听、触摸等材料，激发婴儿的观察兴趣。

（2）鼓励婴儿调动各种感官，感知物体的大小、形状、颜色、材质等。

（3）引导婴儿观察周围的事物，模仿所看到的某些事物的声音和动作。

2. 13～24 个月

（1）引导幼儿运用各种感官探索周围环境，逐步发展注意、记忆、思维等认知能力。

（2）鼓励幼儿辨别生活中常见物体的大小、形状、颜色、软硬、冷热等明显特征。

（3）鼓励幼儿在操作、摆弄、模仿等活动中想办法解决问题。

3. 25～36 个月

（1）引导幼儿运用各种感官反复持续探索周围环境，逐步巩固和加深对周围事物的认识。

（2）启发幼儿观察辨别生活中常见物体的特征和用途，进行简单的分类，并感受生活中的数学。

（3）培养幼儿在感兴趣的事情上能够保持一定的专注力。

（4）通过各种游戏和活动，鼓励幼儿主动思考、积极提问并大胆猜想，激发幼儿的想象力和创造力。

（三）指导建议。

1. 创设环境，促进婴幼儿通过视、听、触摸等多种感觉活动与环境充分互动，丰富认识和记忆经验。

2. 保护婴幼儿对周围事物的好奇心和求知欲，耐心回应婴幼儿的问题，鼓励自己寻找答案。

3. 在确保安全健康的前提下，支持和鼓励婴幼儿的主动探索。

七、情感与社会性

（一）目标。

1. 有安全感，能够理解和表达情绪；

2. 有初步的自我意识，逐步发展情绪和行为的自我控制；

3. 与成人和同伴积极互动，发展初步的社会交往能力。

（二）保育要点。

1. 7～12 个月

（1）观察了解不同月龄婴儿的需要，把握其情绪变化，尊重和满足其爱抚、亲近、搂抱等情感需求。

（2）引导婴儿理解和辨别高兴、喜欢、生气等不同情绪。

（3）敏感察觉婴儿情绪变化，理解其情感需求并及时回应。

（4）创设温暖、愉快的情绪氛围，促进婴儿交往的积极性。

2. 13～24 个月

（1）引导幼儿用表情、动作、语言等方式表达自己的情绪。

（2）培养幼儿愉快的情绪，及时肯定和鼓励幼儿适宜的态度和行为。

（3）拓展交往范围，引导幼儿认识他人不同的想法和情绪。

（4）引导幼儿理解并遵守简单的规则。

3．25～36个月

（1）谈论日常生活中幼儿感兴趣的人和事，引导其通过语言和行为等方式表达情绪情感。

（2）鼓励幼儿进行情绪控制的尝试，指导其学会简单的情绪调节策略。

（3）创设人际交往的机会和条件，使幼儿感受与人交往的愉悦。

（4）帮助幼儿理解和遵守简单的规则，初步学习分享、轮流、等待、协商，尝试解决同伴冲突。

（三）指导建议。

1．观察了解每个婴幼儿独特的沟通方式和情绪表达特点，正确判断其需求，并给予及时、恰当的回应。

2．与婴幼儿建立信任和稳定的情感联结，使其有安全感。

3．建立一日生活和活动常规，开展规则游戏，帮助婴幼儿理解和遵守规则，逐步发展规则意识，适应集体生活。

4．创造机会，支持婴幼儿与同伴和成人的交流互动，体验交往的乐趣。

第三章　组织与实施

一、托育机构是实施保育的场所，应当提供健康、安全、丰富的生活和活动环境，配置符合婴幼儿月龄特点的家具、用具、玩具、图书、游戏材料和安全防护措施，并根据场地条件合理确定收托规模，配备符合要求的保育人员。

二、托育机构负责人负责保育的组织与管理，指导、检查和评估保育人员的工作。

三、托育机构保育人员是保育工作的主要实施者，应当具有良好的职业道德和业务能力，身心健康。负责婴幼儿日常生活照料和活动组织，主动了解和满足婴幼儿不同的发展需求，平等对待每一个婴幼儿，呵护婴幼儿健康成长。

四、保育工作应当根据婴幼儿身心发展特点和规律，制订科学的保育方案，合理安排婴幼儿饮食、饮水、如厕、盥洗、睡眠、游戏等一日生活和活动，支持婴幼儿主动探索、操作体验、互动交流和表达表现，丰富婴幼儿的直接经验。

五、托育机构应当建立信息管理、健康管理、疾病防控和安全防护监控制度，制定安全防护、传染病防控等应急预案，切实做好室内外环境卫生，注意防范和避免伤害，确保婴幼儿的安全和健康。

六、托育机构应当与家庭、社区密切合作，充分整合各方资源支持托育机构保育工作，向家庭、社区宣传科学的育儿理念和方法，提供照护服务和指导服务，帮助家庭增强科学育儿能力。

附录六：国家卫生健康委办公厅关于印发托育机构婴幼儿伤害 预防指南（试行）的通知

国卫办人口函〔2021〕19 号

各省、自治区、直辖市及新疆生产建设兵团卫生健康委：

为进一步加强对托育机构的指导，提高托育机构服务质量，保障婴幼儿安全健康成长，国家卫生健康委组织编写了《托育机构婴幼儿伤害预防指南（试行）》。现印发给你们，供参考。

国家卫生健康委办公厅

2021 年 1 月 12 日

（信息公开形式：主动公开）

托育机构婴幼儿伤害预防指南（试行）

为贯彻落实《国务院办公厅关于促进 3 岁以下婴幼儿照护服务发展的指导意见》（国办发〔2019〕15 号）精神，我委依据《托育机构设置标准（试行）》和《托育机构管理规范（试行）》（国卫人口发〔2019〕58 号）、《托儿所、幼儿园建筑设计规范（2019 年版）》、《儿童伤害预防与控制工作指南》等，组织编写了《托育机构婴幼儿伤害预防指南（试行）》。本指南适用于经有关部门登记、卫生健康部门备案，为 3 岁以下婴幼儿提供全日托、半日托、计时托、临时托等托育服务的机构。

伤害是儿童面临的重要健康威胁，造成了沉重的疾病负担。婴幼儿伤害的发生与其自身生理和行为特点、被照护情况、环境等诸多因素有关。常见的伤害类型包括窒息、跌倒伤、烧烫伤、溺水、中毒、异物伤害、道路交通伤害等。大量证据表明，伤害不是意外，可以预防和控制。

托育机构应当最大限度地保护婴幼儿的安全健康，切实做好伤害防控工作，建立伤害防控监控制度，制定伤害防控应急预案，重点开展五方面工作：第一，根据现有法律和相关规定要求，落实安全管理的主体责任，健全细化安全防护制度，认真执行各项安全措施。第二，排查并去除托育机构内环境安全隐患，提升环境安全水平。第三，规范和加强对婴幼儿的照护。第四，开展针对工作人员、家长以及幼儿的伤害预防教育和技能培训。第五，加强对工作人员的急救技能培训，配备基本的急救物资。

本指南主要针对窒息、跌倒伤、烧烫伤、溺水、中毒、异物伤害、道路交通伤害等 3 岁以下婴幼儿常见的伤害类型，为托育机构管理者和工作人员在安全管理、改善环境、加强照护等方面开展伤害预防提供技术指导和参考。

一、婴幼儿窒息预防

窒息是指呼吸道内部或外部障碍引起血液缺氧的状态。常见的婴幼儿窒息原因包括被床上用品、成人身体、塑料袋等罩住口鼻；吸入和咽下食物、小件物品、呕吐出的胃内容物等阻塞气道；绳带等绕颈造成气道狭窄；长时间停留在密闭空间导致缺氧等。

（一）安全管理。

制定和落实预防婴幼儿窒息的管理细则，主要内容包括：婴幼儿生活环境和娱乐运动设备导致窒息风险的定期排查和清除；婴幼儿睡眠、喂养照护与管理；婴幼儿服饰、玩具安全管理；工作人员预防婴幼儿窒息的安全教育和技能培训。

（二）改善环境。

1. 将绳带、塑料袋、小块食物、小件物品等可造成婴幼儿绕颈或窒息的物品放在婴幼儿不能接触的位置。

2. 使用玩具、儿童用品等前后，检查有无零件、装饰物、扣子等破损、脱落或丢失。

3. 排除护栏、家具、娱乐运动设备中可能卡住婴幼儿头颈部的安全隐患。

4. 在橱柜、工具房等密闭空间设置防护设施，防止婴幼儿进入。

（三）加强照护。

1. 婴幼儿睡眠时，检查其口鼻是否被床上用品、衣物等覆盖，并及时清除。

2. 不喂食易引起窒息的食物；婴幼儿进食时保持安静，避免跑跳、打闹等行为。

3. 婴幼儿在娱乐运动设备上玩耍时，加强看护，避免拉绳、网格等造成窒息。

二、婴幼儿跌倒伤预防

跌倒伤是指一个人因倒在地面、地板或其他较低平面上的非故意事件造成的身体损伤。常见的婴幼儿跌倒伤原因包括：滑倒；从家具、楼梯或娱乐运动设备上跌落；从阳台坠楼等。婴幼儿正处于运动能力的发展过程中，跌倒较常见，托育机构应加强防护，预防婴幼儿跌倒伤。

（一）安全管理。

制定和落实预防婴幼儿跌倒伤的管理细则，主要内容包括：严格执行《托儿所、幼儿园建筑设计规范（2019年版）》相关条文；婴幼儿生活环境和娱乐运动设备跌倒伤风险的定期排查和清除；婴幼儿玩耍娱乐、上下楼、睡眠等活动的安全照护与管理；婴幼儿服饰、玩具安全管理；工作人员预防婴幼儿跌倒伤的安全教育和技能培训。

紧急联系卡、急救毯、冰袋、退热贴；有条件可配备转运婴幼儿用的担架或平板。

（二）改善环境。

1. 地面应平整、防滑、无障碍、无尖锐突出物，并宜采用软质地坪；清除可能绊倒婴幼儿的家具、电线、玩具等物品。

2. 楼梯处装有楼梯门，确保婴幼儿不能打开。

3. 规范安装娱乐运动设备，设备周围地面使用软质铺装。

4. 婴幼儿床有护栏。

5. 在窗户、楼梯、阳台等周围不摆放可攀爬的家具或设施。

6. 墙角、窗台、暖气罩、窗口竖边等阳角处应做成圆角，家具选择圆角或使用保护垫。

（三）加强照护。

1. 工作人员与家长沟通，为婴幼儿选择适宜活动的鞋、衣服等服饰。

2. 为婴幼儿换尿布、衣物时，工作人员应专心看护，始终与其保持近距离，中途不能离开。

3. 婴幼儿使用娱乐运动设备过程中或上下楼梯时，工作人员应加强看护，与其保持较近距离并确保婴幼儿在视线范围内。

4. 婴幼儿玩耍运动前，对玩耍运动环境、设备设施进行安全性检查。

三、婴幼儿烧烫伤预防

烧烫伤是由热辐射导致的对皮肤或者其他机体组织的损伤，包括皮肤或其他组织中的部分或全部细胞因热液（烫伤）、热的固体（接触烧烫伤）、火焰（烧伤）等造成的损伤以及由放射性物质、电能、摩擦或接触化学物质造成的皮肤或其他器官组织的损伤。常见的婴幼儿烧烫伤原因包括热粥、热水等烫伤，取暖设备等烫伤，蒸汽高温等烫伤，火焰烧伤等。

（一）安全管理。

制定和落实预防婴幼儿烧烫伤的管理细则，主要内容包括：严格执行《托儿所、幼儿园建筑设计规范（2019 年版）》相关条文；婴幼儿生活环境烧烫伤风险的定期排查和清除；婴幼儿进食、玩耍娱乐、洗浴清洁等活动照护与管理；婴幼儿玩具用品、电器、取暖设备安全管理；工作人员预防婴幼儿烧烫伤的安全教育和技能培训。

（二）改善环境。

1. 设置热水器出水最高温度应低于 45 摄氏度。

2. 设置专门区域存放热水、热饭菜、温奶器、消毒锅等物品，专用房间放置开水炉，并设置防护措施防止婴幼儿接触；使用门栏或护栏等防止婴幼儿误入厨房、浴室等可能造成烧烫伤的区域。

3. 桌子、柜子不使用桌布等覆盖物，以避免婴幼儿拉扯桌布，热源物倾倒、坠落。

4. 化学用品、打火机、火柴等物品专门保管并上锁；不使用有明火的蚊香驱蚊。

（三）加强照护。

1. 婴幼儿饮食、盥洗前检查温度。

2. 加热、取放热物时观察周围有无婴幼儿，避免因碰撞、泼洒造成烫伤。

3. 安全使用暖水袋等可能造成婴幼儿烫伤的用品。

四、婴幼儿溺水预防

溺水为一个因液体进入而导致呼吸损伤的过程。常见的婴幼儿溺水地点包括：浴缸、水盆、水桶等室内设施；池塘、游泳池等室外场所。

（一）安全管理。

制定和落实预防婴幼儿溺水的管理细则，主要内容包括：婴幼儿生活环境溺水风险的定期排查和清除；婴幼儿洗浴清洁、玩耍等活动照护与管理；工作人员预防婴幼儿溺水的安全教育和技能培训。

（二）改善环境。

1. 托育机构内的池塘、沟渠、井、鱼缸、鱼池、涉水景观等安装护栏、护网。

2. 水缸、盆、桶等储水容器加盖，并避免婴幼儿进入储水容器所在区域。使用完水池、浴缸、盆、桶后及时排水。

（三）加强照护。

1. 保持婴幼儿在工作人员的视线范围内，避免婴幼儿误入盥洗室、厨房、水池边等有水区域。

2. 婴幼儿在水中或水边时，工作人员应专心看护，始终与其保持近距离，中途不能离开。

五、婴幼儿中毒预防

中毒是指因暴露于一种外源性物质造成细胞损伤或死亡而导致的伤害。常见的毒物包括：农药、药物、日用化学品、有毒植物、有毒气体等。本指南的中毒指急性中毒，不包括慢性中毒。

（一）安全管理。

制定和落实预防婴幼儿中毒的管理细则，主要内容包括：婴幼儿生活环境中毒风险的定期排查和清除；婴幼儿安全用药；工作人员预防婴幼儿中毒的安全教育和技能培训。

（二）改善环境。

1. 将药物、日用化学品等存放在婴幼儿无法接触的固定位置。

2. 规范使用消毒剂、清洁剂。

3. 使用煤火取暖的房间应有窗户、风斗等通风结构，并保证正常工作；正确安装、使用符合标准的燃气热水器。

4. 托育机构内不种植有毒植物，不饲养有毒动物。

（三）加强照护。

1. 玩具及生活用品应安全无毒，同时工作人员要关注婴幼儿的啃咬行为，避免婴幼儿因啃咬而导致中毒。

2. 避免有毒食物引起婴幼儿中毒，例如有毒蘑菇、未彻底加热煮熟的扁豆等。

六、婴幼儿异物伤害预防

异物伤害是指因各种因素导致异物进入体内，并对机体造成一定程度损伤，出现了各种症状和体征，如食道穿孔、气道梗阻、脑损伤等。婴幼儿异物伤害多因异物通过口、鼻、耳等进入身体造成损伤，常见的异物包括：食物、硬币、尖锐异物、电池、小磁铁、气球、玩具零件及碎片等。

（一）安全管理。

制定和落实预防婴幼儿异物伤害的管理细则，主要内容包括：婴幼儿生活环境异物伤害风险的定期排查和清除；婴幼儿饮食、玩耍等活动照护与管理；婴幼儿食物、玩具、儿童用品安全管理；工作人员预防婴幼儿异物伤害的安全教育和技能培训。

（二）改善环境。

1. 将硬币、电池、小磁铁、装饰品（例如项链、皮筋、耳环等）、文具（例如笔帽、别针）等小件物品放置在婴幼儿接触不到的区域。

2. 使用玩具、儿童用品等前后，检查有无零件、装饰物、扣子等破损、脱落或丢失。

3. 定期检查家具、娱乐运动设备有无易掉落的零件、装饰物（例如螺丝钉、螺母等），并固定。

（三）加强照护。

1. 及时收纳可能被婴幼儿放入口、鼻、耳等身体部位的小件物品。

2. 及时制止婴幼儿把硬币、电池等小件物品放入口、鼻、耳等身体部位的行为。

3. 选择适龄玩具，不提供含有小磁铁、小块零件的玩具。

4. 不提供易导致异物伤害的食物，如含有鱼刺、小块骨头的食物。

七、婴幼儿道路交通伤害预防

道路交通伤害是指道路交通碰撞造成的致死或非致死性损伤。道路交通碰撞是指发生在道路上至少牵涉一辆行进中车辆的碰撞或事件。

（一）安全管理。

制定和落实预防婴幼儿道路交通伤害的管理细则，主要内容包括：托育机构车辆安全要求和管理制度，携带婴幼儿出行安全管理制度；托育机构内车辆行驶、停放安全管理制度，运输婴幼儿出行车辆驾驶员的资质要求，儿童安全座椅安全使用要求；工作人员预防婴幼儿道路交通伤害的安全教育和技能培训。

（二）改善环境。

1. 托育机构内将婴幼儿活动区域与车辆行驶和停靠区域隔离。

2. 托育机构出入口设立专门安全区域。

3. 托育机构出入口与道路间设置隔离设施。

（三）加强照护。

1. 携带婴幼儿出行时，应严格遵守道路交通法规。

2. 携带婴幼儿出行时，密切看管并限制婴幼儿随意活动。

3. 携带婴幼儿出行时，给婴幼儿穿戴有反光标识的衣物。

4. 婴幼儿乘坐童车出行时，规范使用童车安全带。

八、其他伤害预防

除上述伤害类型以外，还要注意动物伤、锐器伤、钝器伤、冻伤、触电等其他类型伤害的预防控制。托育机构应针对本地区 3 岁以下婴幼儿实际面临的伤害问题，开展伤害防控工作，最大限度地确保婴幼儿健康安全。

九、婴幼儿伤害紧急处置提示

1. 日常加强工作人员的急救知识培训，掌握基本急救技能。

2. 发生严重婴幼儿伤害时，立即呼救并拨打 120 急救电话。等待救援期间，密切关注婴幼儿的生命体征，在掌握急救技能的前提下先予以现场急救。

3. 非严重婴幼儿伤害可先自行处置，并根据伤害情况决定是否送医。

4. 通知监护人。

附件：托育机构急救物资配置建议

1. 消毒物品：碘伏或碘伏棉签，酒精或酒精棉片，生理盐水或生理盐水湿巾、消毒湿巾。

2. 包扎固定物品：纱布绷带，医用胶带，三角巾，有条件可配备自粘绷带、止血带、网状弹力绷带、不同型号夹板等。

3. 敷料：医用无菌纱布（大方纱、小方纱）、创可贴、干净方巾、棉签。

4. 器械：医用剪刀、镊子、体温计、一次性无菌手套、安全别针。

5. 常用药：退热药、抗生素软膏、补液盐、抗过敏药。

6. 其他：手电筒、急救手册、急救电话卡、紧急联系卡、急救毯、冰袋、退热贴；有条件可配备转运婴幼儿用的担架或平板。

参考文献

中华人民共和国卫生部妇幼保健与社区卫生司. 中国 7 岁以下儿童生长发育参照标准 [Z]. 2009-09

中华人民共和国上海市教育委员会. 上海市 0～3 岁婴幼儿教养方案 [Z]. 2008-05-08

中华人民共和国福建省教育厅. 福建省 0～3 岁儿童早期教育指南（试行）[Z]. 2008-10-26

中华人民共和国卫生部妇幼卫生局. 三岁前小儿教养大纲（草案）[Z]. 1981-06

全国妇联，教育部，等. 全国家庭教育指导大纲（修订）[Z]. 2019-05-14

中华人民共和国青岛市教育局. 青岛市 0～3 岁婴幼儿教养指导纲要（试行）[Z]. 2014-11-17

陈帼眉. 学前心理学 [M]. 北京：人民教育出版社，2003

蒙台梭利. 童年的秘密 [M]. 金晶，孔伟，译. 北京：中国发展出版社，2007

特拉威克-史密斯. 儿童早期发展：基于多元文化视角 [M]. 鲁明易，张豫，张凤，译. 南京：南京师范大学出版社，2012

谢尔弗. 美国儿科学会育儿百科 [M]. 陈铭宇，周莉，池丽叶，译. 北京：北京科学技术出版社，2015

李甦. 学前儿童心理学 [M]. 北京：高等教育出版社，2013

高振敏. 0～1 岁儿童智能测评与促进方案 [M]. 上海：第二军医大学出版社，2001

蒙台梭利. 蒙台梭利早教方案 [M]. 薛莎莎，译. 北京：北京理工大学出版社，2012

上海市宝山区早教指导中心. 0～3 岁亲子活动方案 [M] 上海：华东师范大学出版社，2010

杨丽珠. 儿童心理学纲要 [M]. 北京：社会科学文献出版社，1996

王穗芬，马梅，陈莺. 婴幼儿教养活动（0～6 月）[M]. 上海：复旦大学出版社，2010

王美芳，等．发展与教育心理学实验指导［M］．济南：山东人民出版社，2009

金星明．上海市 0～3 岁婴幼儿家庭科学育儿指导手册［M］．上海：上海科学技术出版社，2018

中国营养学会．中国居民膳食指南［M］．拉萨：西藏人民出版社，2008

周念丽．0～3 岁儿童心理发展［M］．上海：复旦大学出版社，2017

奥斯特洛夫斯卡娅．婴幼儿的正确教养［M］．吴风岗，刘海英，译．北京：科学普及出版社，1985

徐小妮．0～3 岁婴幼儿教养教程［M］．上海：复旦大学出版社，2011

祝泽舟，乔芳玲．0～3 岁婴幼儿语言发展与教育［M］．上海：复旦大学出版社，2011

北京市朝阳区教育委员会，北京市朝阳社区学院．让生命起航：0～3 岁婴幼儿篇［M］．北京：中国商务出版社，2016

何茶英．0～3 岁婴幼儿健康成长指导手册：优养篇［M］．杭州：浙江教育出版社，2015

冈萨雷斯-米纳，埃尔．婴幼儿及其照料者：尊重及回应式的保育和教育课程（第八版）［M］．张和颐，张萌，译．北京：商务印书馆，2016

罗秋英．学前儿童心理学［M］．上海．复旦大学出版社，2017

吕云飞，钟暗华．婴幼儿心理发展与教育［M］．开封：河南大学出版社，2010

李石君．婴幼儿心理和教育［M］．北京：北京出版社，1982

张明红．婴幼儿语言发展与教育［M］．上海：上海科技教育出版社，2017

韦钰．0～3 岁孩子家庭教育［M］．桂林：广西师范大学出版社，2015

陈宝英，刘宏，王书荃，等．新生儿婴儿护理养育指南［M］．北京：中国妇女出版社，2018

许环环．0～3 岁儿童保健与营养［M］．上海：复旦大学出版社，2014

张秀丽．婴幼儿科学喂养［M］．北京：中国人口出版社，2010

薛亦男．图解小儿常见病照护 0～3 岁婴幼儿常见疾病居家照护指南［M］．济南：济南出版社，2017

王丹．0～3 岁婴幼儿家庭亲子游戏［M］．福州：福建人民出版社，2015

陈雅芳．0～3 岁儿童心理发展与潜能开发［M］．上海：复旦大学出版社，2014

乌焕焕，李焕稳．0～3 岁婴幼儿教育概论［M］．北京：北京师范大学出版社，2019

边玉芳，等．儿童发展心理学［M］．杭州：浙江教育出版社，2015

庞丽娟．幼儿心理学［M］．北京：北京少年儿童出版社，1985

赵凤兰．0～3 岁婴幼儿智能开发与训练［M］．上海：复旦大学出版社，2011

张梅，马梅. 婴幼儿教养活动（7～12 月）[M]. 上海：复旦大学出版社，2010

张文新. 儿童社会性发展 [M]. 北京：北京师范大学出版社，1999

赫尔，斯文. 美国早教创意课程 [M]. 李颖妮，译. 上海：华东师范大学出版社，2010

姚伟. 中外幼儿教育名著解读 [M]. 南京：南京师范大学出版社，2007

但菲. 0～3 岁婴儿的保育与教育 [M]. 北京：高等教育出版社，2013

何慧华. 0～3 岁婴幼儿保育与教育 [M]. 上海：上海交通大学出版社，2013

岳贤伦. 抓住孩子成长的 8 大关键期 [M]. 北京：北京工业大学出版社，2009

洪秀敏. 儿童发展理论与应用 [M]. 北京：北京师范大学出版社，2015

施柏. 一岁就领先 [M]. 北京：科学普及出版社，2005

王玉萍. 婴幼儿养育大百科 [M]. 北京：中国妇女出版社，2016

于康. 如何喂养婴幼儿 [M]. 北京：人民军医出版社，2010

边玉芳. 读懂孩子：心理学家实用教子宝典（0～6 岁）[M]. 北京：北京师范大学出版社，2014

布朗利. 与我心灵共舞：满足婴幼儿的成长需求：安全感、被爱和被尊重 [M]. 范忆，刘梦然，译. 南京：南京师范大学出版社，2009

卢越，徐晓燕，赵威. 0～3 岁婴幼儿抚育与教育 [M]. 长春：东北师范大学出版社，2016

孙瑞雪. 捕捉儿童的敏感期 [M]. 北京：中国妇女出版社，2013

沈雪梅. 0～3 岁婴幼儿心理学发展 [M]. 北京：北京师范大学出版社，2019

包丽珍，曾天德. 学前心理学 [M]. 长沙：湖南师范大学出版社，2016

吕爽. 3 岁前儿童教养指南 [M]. 北京：中国少年儿童出版社，1987

焦敏，李群芳. 小活动 大智慧：0～3 岁婴幼儿活动 150 例 [M]. 北京：北京师范大学出版社，2019

李俊，马梅. 婴幼儿教养活动（13～18 个月）[M]. 上海：复旦大学出版社，2010

张秀丽. 婴幼儿科学喂养 [M]. 北京：中国人口出版社，2010

孔宝刚，盘海鹰. 0～3 岁婴幼儿的保育与教育 [M]. 上海：复旦大学出版社，2012

车怀文，中国儿童早期能力训练方案：0～3 岁 [M]. 上海：中国妇女出版社，2009

罗斯德蒙. 可怕的两岁 [M]. 张凯飞，侯卫蔚，译. 北京：北京科学技术出版社，2017

姚念玖. 0～3 岁婴幼儿的教养 [M]. 上海：上海科学技术出版社，1983

赫尔，斯温，认图形，说出来：13～24 个月婴幼儿教养方案 [M]. 北京：北京师范大学出版社，2007

岳贤伦. 抓住孩子成长的 8 大关键期 [M]. 北京：北京工业大学出版社，2009

吴光驰. 0～3 岁育儿百科 [M]. 长春：吉林科学技术出版社，2009

钱峰，汪乃铭. 学前心理学 [M]. 上海：复旦大学出版社，2012

张丽华，张梅，李俊，等. 婴幼儿教养活动（25～36 月龄）[M]. 上海：复旦大学出版社，2010

洪秀敏. 婴幼儿托育机构设置标准的国际经验与启示 [M]. 北京：北京师范大学出版社，2020

"养育未来"项目编写组. 婴幼儿早期发展活动指南 1（6～12 月龄）[M]. 上海：上海科学技术出版社，2017

丁春锁，孙莹. 婴幼儿营养与配餐 [M]. 上海：复旦大学出版社，2016

王友爱. 0～3 岁科学育儿 800 问 [M]. 北京：人民邮电出版社，2012

张思莱. 张思莱育儿手记（下）[M]. 北京：中国妇女出版社，2011

岳然. 育儿全程专家热线解答 [M]. 北京：中国人口出版社，2012

王立科，孙忠福. 婴幼儿早期教育概论 [M]. 北京：中央广播电视大学出版社，2014

吴光池. 儿研所主任教你 0～3 岁育儿经 [M]. 长春：吉林科学技术出版社，2018

曲丽丽. 0～3 岁育儿方案 [M]. 长春：北方妇女儿童出版社，2008

洪秀敏，朱文婷. 全面两孩政策下婴幼儿照护家庭支持体系的构建：基于育儿压力、母职困境与社会支持的调查 [J]. 教育学报，2020（1）：35

王旭峰. 给宝宝添加辅食一定要等到 6 个月吗？[J]. 家庭科学·新健康，2018（6）：59

罗芮. 两岁宝宝社交计划 [J]. 家庭育儿，2018（2）：47-48

陈礼伟. 宝宝不分享，父母莫勉强 [J]. 健康博览，2012（10）：26

芮慧强. 有效养育建议，保护新生儿小肚肚 [J]. 家庭 & 育儿，2018（6）：30

田代菊，马静. 一个月新生儿护理知识 [J]. 养生保健指南，2019（39）：154

谢萌，施玲玲，周丽娜，等. 音乐配合先俯后仰卧位抚触在新生儿护理中的研究 [J]. 护士进修杂志，2017，32（11）：974-976

朱丹. 如何正确护理新生儿 [J]. 妇幼天地，2019，7（19）：133

左春蓉. 新生儿常见问题有哪些 [J]. 特别健康，2019（24）：216

高花兰. 宝宝趴着睡好吗 [J]. 家庭医学，2018（12）：15

黄征宇. 给宝宝冲奶粉要避免六大误区 [J]. 农村百事通，2019（24）：56-57

高爽. 新生小宝宝需要叫醒喂奶吗 [J]. 伴侣，2019（4）：62

张茜. 宝宝七八个月还不会爬，怎么办 [J]. 祝你健康，2019（6）：57

周念丽，樊红俊. 解读宝宝的依恋 [J]. 健康人生，2013 (08)：35

周念丽，陈锦荣. 0～1 岁婴儿社会行为异常的早期发现与干预 [J]. 中国计划生育杂志，2014，5 (22)：358

刘晓晔. 乱扔东西？一起来玩游戏吧！[J]. 父母必读，2019 (10)：86

程祥玮. 离不开的小兔子 [J]. 父母必读，2019 (2-3)：126

贾蕾. 初探格赛尔的"成熟势力"心理发展理论对现代教育的启发 [J]. 大学时代·论坛，2006 (2)

牟书. 宝宝爱翻抽屉 [J]. 父母必读，2020 (3)：87

赵红梅. 爱说粗话 [J]. 父母必读，2019 (12)：90

晏红. 婴幼儿喜欢说"屎尿屁"[J]. 学前教育，2016 (11)：4

刘晓晔. 输不起的宝宝 [J]. 父母必读，2019 (8)：89

许玉玲. 我的，你的，我们的：宝宝物权意识发展关键词 [J]. 父母必读，2016 (7)：95

张仙峰. 立规则，不简单 [J]. 父母必读，2016 (6)：90

陈彤颖，陈靖宇，冀萍，等. 国内外婴幼儿睡眠状况研究进展 [J]. 中国妇幼健康研究，2016：7

马丽娜，杨燕霞. 美国佐治亚州 0～3 岁婴幼儿早期学习标准的内容分析及启示 [J]. 早教特教，2017 (3)：19

梁芙蓉. 给宝贝断乳的 5 个小细节 [J]. 妈咪宝贝（孕 0～3 岁），2011 (11)：79

徐琴美. 儿童是怎样学会说话的 [J]. 教育导刊（幼儿教育），2000 (S2)：47

杨梅凤，江瑞芬，王小林，等. 18～42 月龄语言发育迟缓儿童 161 例临床分析 [J]. 牡丹江医学院学报，2011 (5)：46-47

华爱华. "早期关心与发展"的内涵与 0～3 岁婴幼儿教养理念 [J]. 理论建设，2004 (11)：8

卢丹丹. 怎样应对宝宝的十万个为什么 [J]. 幼儿教育，2010 (7-8)：69

马丽娜，杨燕霞. 美国佐治亚州 0～3 岁婴幼儿早期学习标准的内容分析及启示 [J]. 早教特教，2017 (3)：18

杨恩华. 0～3 岁婴幼儿语言能力的发展及其影响因素 [J]. 科技信息，2011 (12)：407-408

施红卫. 2～3 岁幼儿小肌肉动作发展初探 [J]. 上海教育科研，2004 (10)：72-73

张艺伟. "唠叨"的两岁宝宝 [J]. 教育新概念，2007 (8)：20

胡悦欣. 为什么宝宝两岁就会说谎了 [J]. 儿童保健，2019：33

平婕. 宝宝争辩、顶嘴，到底是为何？[J]. 家庭育儿，2016 (2)：40

流动人口服务中心. 国家婴幼儿托育服务 [EB/OL]. [2020-03-10]. https://mp. weixin. qq. com/s/yH3P4iTxGlk63UVgn_sh9A

游戏与玩具专委会. 中国学前教育研究会公众号 [EB/OL]. [2020-02-08]. https://mp. weixin. qq. com/s/GxOnDiRbBkKMPWsAVjYQSg

亲子"防疫"学堂：适合 0～3 岁宝宝的亲子游戏. 国家婴幼儿托育服务 [EB/OL]. [2020-03-04]. https://mp. weixin. qq. com/s/Z2U_QmHXFbzRB9XEdWeiTA

国家婴幼儿托育服务. 国家卫健委《婴幼儿辅食添加营养指南》(WS/T678—2020) [EB/OL]. [2020-08-12]. https://mp. weixin. qq. com/s/cymuY8-Ze2eRyjxM6X_Afg

United States Agency for International Development. Nurturing care framework [R]. 2019-09

World Health Organization. Implementation guidance: protecting, promoting and supporting breast feeding in facilities providing maternity and newborn services: the revised baby-friendly hospital initiative [R]. Geneva: World Health Organization, 2018: 1-20

United Nations International Children Fund & World Health Organization. Nurturing care for early childhood development: a framework for helping children survive and thrive to transform health and human potential [R]. 2018

教学支持说明

（教学课件）

中国人民大学出版社教育学科秉承"出教材学术精品，育人文社科英才"的出版宗旨，多年来，出版了大批高质量的教育学、小学教育、学前教育专业教材和学术著作。

我们为本教材制作了相应的 PPT 教学课件，任何一位采用本书作为授课教材的教师均可免费获得该课件。为了确保该课件仅为授课教师获得，烦请您填写如下材料，并将相关信息通过 E-mail 发送给我们，我们将在收到相关信息后通过 E-mail 给您发送该课件。欢迎您加入我们的 QQ 群（教育新视野交流群，群号为 159813080），或登录我社官方网站（www. crup. com. cn），注册并认证成为教师会员，以获得更好的服务。

    我们的联系方式：

地址：（100872）北京市中关村大街甲 59 号文化大厦 1202 室

中国人民大学出版社

电话：（010）82502724 62514775（传真）

E-mail：ggglcbfs@vip. 163. com

QQ 群：159813080

兹证明_____大学/学院_____院/系_____专业_____学年第_____学期开设的_____课程，采用中国人民大学出版社出版的_____（书名、作者）作为本课程教材。授课教师为_____，授课班级共_____个、学生_____人。授课教师需要与本书配套的教学课件。

联 系 人：_____

通信地址：_____

邮   编：_____

电   话：_____

E-mail：_____

系/院主任：_____（签字）

（系/院办公室章）

_____年____月____日